本书获深圳大学教材出版资助

汉语儿童
语言障碍精准筛查

Precise Screening of Language Disorders in
Chinese Children

陆 烁 丘国新／著

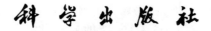

北 京

内 容 简 介

　　语言障碍是儿童最常见的发展性障碍，儿童语言障碍服务的关键环节是精准筛查。本书基于汉语语言特征和汉语儿童语言习得规律，综合采纳语言学、神经科学、数据科学、医学、心理学等学科研究方法和技术，开拓多种创新性、综合性儿童语言发展的评估方案；在概述汉语儿童语言发展和语言障碍的基础上，从听、说、读、写四个方面介绍了儿童语言障碍精准评估的方法和技术路线。

　　本书为相关科研和实践从业人员提供充足的知识背景和技术支撑，适合语言学及应用语言学、康复医学、心理学等学科的高等教育学习者，也适合面向汉语母语儿童提供语言发展评估和语言障碍筛查和矫治的从业人员，如医疗机构语言康复治疗师、特殊教育机构语言训练师、一般社会幼儿园及中小学教师等。

图书在版编目（CIP）数据

　汉语儿童语言障碍精准筛查 / 陆烁，丘国新著. —北京：科学出版社，2022.9

　ISBN 978-7-03-072273-7

　Ⅰ. ①汉⋯　Ⅱ. ①陆⋯　②丘⋯　Ⅲ. ①儿童语言–汉语–语言障碍–研究　Ⅳ. ①R767.92

　中国版本图书馆 CIP 数据核字（2022）第 082656 号

责任编辑：张　宁　王　丹 / 责任校对：贾伟娟
责任印制：李　彤 / 封面设计：有道文化

科 学 出 版 社 出版
北京东黄城根北街 16 号
邮政编码：100717
http://www.sciencep.com

北京建宏印刷有限公司 印刷
科学出版社发行　各地新华书店经销

*

2022 年 9 月第 一 版　开本：720×1000　1/16
2022 年 11 月第二次印刷　印张：19
字数：383 000

定价：98.00 元
（如有印装质量问题，我社负责调换）

前　言

儿童语言障碍是最常见的儿童发展性障碍，主要表现为患儿的语言能力大幅度落后于同龄儿童。由于语言是儿童发展的核心能力，是儿童认知能力和社交能力发展的基础，儿童语言障碍会严重影响患儿的身心发育，甚至引发学习障碍、智力障碍，或心理和社会行为异常，若不能及时纠正，会对患儿未来发展产生巨大阻碍。国内外业界公认，解决儿童发展障碍最关键的就是尽早检出，在精准诊断的基础上实施高效矫正。但是，我国目前儿童语言障碍筛查服务缺失，有效检出率低。主要原因在于缺乏科学专业的评估规范，很多服务指南存在生搬硬抄其他国家的问题。汉语和英语等语言有很大不同，缺乏对汉语本体特征和汉语母语儿童语言习得规律的充分把握，是无法科学、高效地筛查汉语母语儿童的语言障碍的。

由于儿童语言障碍的表现纷繁复杂，儿童的行为能力又不完善，低龄幼儿还普遍存在不配合的问题，对于非明确生理疾病导致的语言障碍，精准判定障碍等级和类型是非常困难的。但是，最新研究显示，儿童的语言发育障碍存在神经物质基础，即语言行为异常伴随相应的脑功能发育上的异常，通过高水平神经探测技术有望找到客观的障碍定位"金标准"。这些技术有助于解决儿童行为观测困难的问题。因此，综合采用语言行为和语言神经功能检测方法，可以精准筛查和定位儿童语言障碍的具体症结，从而制定靶向性的介入方案，实现及时、高效的矫正。大量语言发育障碍儿童的"不幸"人生，因此可能重回正轨。

本书的作者和编写团队长期从事汉语语言障碍的研究和实践工作。高乐妍、杨靖雯、钱思宇、罗琴芹、邱怀瑶、陈锶慧、陈晓琳、陈信杰、芦大鹏、杨智锐、杨子绍、李翔羽参与了本书相关研究、数据采集和文字编修工作。基于语言学、神经科学、数据科学、康复医学等多学科大跨度交叉研究路线，我们建设了大规模多模态汉语儿童语言障碍数据库，已收集逾千名汉语儿童的语言障碍相关神经探测数据和行为测试数据，涵盖不同地区、年龄段、方言和民族语，以及音视频和神经活动等多种数据类型。本书介绍的技术方法和路线均在团队的实践中进行过实际的探索，有较好的理论基础并得到有力的实践验证。值得指出的是，本书的部分技术可能存在样本不够丰富、缺乏常模的问题，一些技术细节尚需在更加广阔的儿童群体中进行深入的论证。本书旨在提供精准筛查的整体思路和技术路线，供相关学习者借鉴和参考，我们诚挚地欢迎广大读者、同行专家给予反馈和指正。任何意见和建议可联系邮箱：inquiry@languagedisorder.cn 或者作者电子邮箱。

本书的研究和实践工作得到了北京大学陆俭明教授、中山大学黄天骥教授、林华勇教授、中山大学附属第三医院胡昔权教授、陈壮桂教授，暨南大学赵春利教授，复旦大学附属华山医院吴劲松教授、冯睿副教授，上海交通大学汪玉霞副教授，深圳大学外国语学院李毅研究员、郑华勇研究员等专家的指导。特此致以诚挚的感谢！

最后，谨以此书缅怀中山大学中文系李炜教授，李炜教授是这项交叉创新研究工作的开创者和设计师。

目　　录

第一章

儿童语言发展概述

　　语言是人类在人生的最初几年获得的一项重要技能。儿童往往能在日常生活中快速、高效地习得第一语言，因而似乎所有人都具备语言习得的能力。那么儿童语言的发展有何规律？语言和大脑的关系是什么？该如何观察儿童语言、获取儿童语言数据？又如何评估汉语母语儿童（以下简称"汉语儿童"）的语言发育进程？本章将围绕儿童语言习得的理论基础展开，对儿童语言发展的规律、语言数据的获取与评估方法进行介绍。

第一节　儿童语言习得基础

一、儿童语言习得的基本概念

（一）什么是语言

　　语言（language）是人类社会生活的纽带，也是人类区别于其他动物的一个重要能力。语言是一种人类用来交流的、具有任意性的语音符号系统。尽管不同的语言学家从不同的角度出发对语言有不同的界定，我们依然可以归纳出语言的几个基本特点。

1. 从结构属性上看，语言是一个严密的符号系统，具有任意性和规约性

　　任何语言都是由语音、语义、词汇、语法构成的规则系统，亦可称为音义结合的系统。作为符号，一方面，语言具有任意性，语言符号的形式与意义没有天然的联系，例如，我们无法解释为什么一条小狗的英文读作 a/dɒg/，而一本书则读作 a/bʊk/。另一方面，语言又具有规约性，即语言的形式与意义的联系是人们约定俗成的，语言学习者不能任意否认和改变这种规则。

2. 从功能属性上看，语言是交际的工具，是人类社会特有的产物

语言在人类社会发展过程中产生，人类借助语言进行信息传达、思想交流与人际互动。尽管一些社会性的动物如大猩猩、鲸鱼发展出模拟学习新声音的能力，并借此进行一定程度的交际，然而这不等同于掌握语言。这些动物的交际能力非常受限，更重要的是它们并不能自发地、创造性地使用语言符号来表达多种多样的思想。

3. 从神经生理基础上看，语言以人类的大脑为基础

人类独特的语言能力依赖于人类大脑的特殊结构与功能。传统研究发现语言的接收、理解、加工、储存、表达等功能总体呈现出大脑左半球偏侧化特性，但是现代脑科学研究又证明了右半球与语言的韵律、语调、情感表达有关，所以大脑的正常发育对人的语言能力发展至关重要。关于语言习得与大脑发育的关系详见本章第二节。

因此，语言可以说是人类特有的、用于交流的符号工具。按照结构主义语言学家费尔迪南·德·索绪尔（Ferdinand de Saussure）的观点，"语言本身就是一个整体、一个分类的原则"（索绪尔，1980）。换言之，语言是宏观性、社会性的，不能和具体的、个人的言语（parole）混淆在一起，研究语言需要系统性地把握语言系统的规律和特征。

费尔迪南·德·索绪尔（1857—1913）

　　人物简介：瑞士语言学家，结构主义语言学的开创者，现代语言学奠基人，被誉为"现代语言学之父"。他曾先后在日内瓦大学、莱比锡大学、巴黎语言学会、巴黎高等研究所从事语言学研究和教学工作，于1906—1907年、1908—1909年和1910—1911年三度讲授普通语言学，课程内容由他的两名学生整理出版为《普通语言学教程》（1916年），对后世影响深远。

　　学术观点：提出语言是一个符号系统，符号由能指和所指两部分构成，能指和所指的关系是任意的，也是约定俗成的；符号系统内部存在"组合关系"和"聚合关系"；区分了"语言"和"言语"、"内部语言学"和"外部语言学"、"历时语言学"和"共时语言学"等概念。

（二）语言的表现形式

语言的表现形式可分为口语（spoken language）、书面语（written language）和手语（sign language）三种。

（1）口语：口语是指以听觉渠道建立的语言系统，通俗一点可叫作"说话"。

语言的口头形态是任何语言的唯一天然物质基础。我们谈论儿童语言习得，一般儿童在幼年时期主要习得的就是口语。口语以具体的交际情境为背景，可以通过语音直接地表达思想、态度和情感，具有生动形象的特点。

（2）书面语：书面语是记录口语的视觉符号，以文字为形态。

语言的书面形态并不是所有语言都具备的，只有比较发达的语言在创立自己的文字语言后才有书面语。但书面语不像口语那样依赖时空环境，其视觉编码比较容易保存和传播。学习书面语通常涉及阅读和书写表达两个层面。相较于口语，书面语更不易掌握，一般儿童在入学识字后才开始正式学习书面语，而文盲或一些文化程度较低的人则可能难以掌握和使用书面语系统。图 1-1 展示了早期汉字的不同形态。

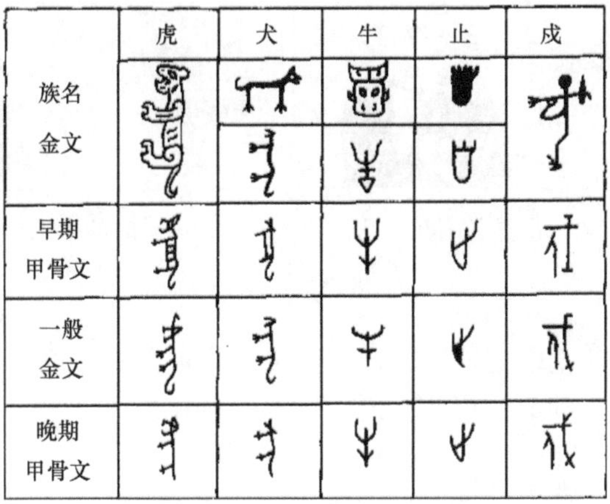

	虎	犬	牛	止	戉
族名金文					
早期甲骨文					
一般金文					
晚期甲骨文					

图 1-1　早期汉字的不同形态举例（裘锡圭，2013）

（3）手语：手语是指利用手势、身体动作和面部表情进行交流的表达系统，是听觉障碍人群使用的特殊语言。

手语的表达方法多种多样，最常用的方法是比画和指点，通过手势将物体的典型局部特征表现出来。手语作为一种无声语言，由位置、手形、方向、动作四个成分构成，具有具体、直观、形象的特点，对语法成分的顺序有特定规则（例如，一般宾语在前、谓语在后，否定手势放在被否定对象之后，等等）。但手语的表现内容是存在局限的，仅能满足听障患者的基本表达需要。各个国家、地区使用的手语不同，例如，图 1-2 展现了世界各国在表达"什么"（what）时的手语动作。

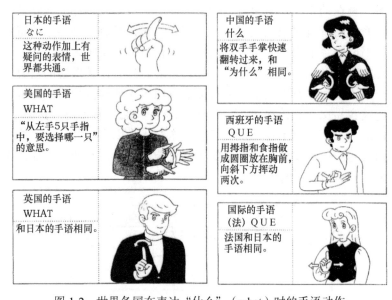

图 1-2　世界各国在表达"什么"（what）时的手语动作

（伊藤正雄、竹村茂，1991）

　　本书在讨论儿童语言障碍时，重点关注儿童在听、说、读、写四大方面的障碍，并在此基础上介绍儿童语言障碍的筛查方法。

（三）什么是儿童语言习得

　　著名的语言学家诺姆·乔姆斯基（Noam Chomsky）认为人类的语言能力是与生俱来的。事实上，不管语言之间多么千差万别，任何一个健康人类幼儿都能在人生的最初几年习得任何一种母语。所以在乔姆斯基（Chomsky，1972）看来，"当我们学习人类语言时，我们正在接近一种称为'人类的本质（human essence）'的东西"。换言之，具备掌握语言的能力才是人类区别于其他物种的本质属性。尽管这一观点可能存在争议，但人类如何熟练掌握一门语言，尤其是儿童如何习得自己的母语，是语言学、人类学、生物进化学等多个学科的重要研究议题。

在正常情况下，儿童在出生的那一刻就开始接触语言。父母温声细语地对他说话，在他面前互相交流，事实上他们的父母往往也并不了解语言的语音、形态、句法和语义规则。但儿童就像天生的优秀语言学家，倘若他们在日常生活中能正常地接触语言，他们并不需要刻意的语言教学指导，就能从外界庞杂的信息中找出语言规则，不自觉地顺利地学会说话。

由此可见，儿童语言习得是在合适的环境下自然发生的，是儿童自然发展的结果，正如儿童在合适的条件和环境刺激下身体发育和成熟一样。掌握第一语言和掌握第二语言的机制有很大不同：儿童第一语言是在语言运用中自然而然获得的，而第二语言则更需要主动地有意识地学习，且学习的效率和质量往往不如第一语言。一般情况下，人们掌握的第一语言就是母语。因此在本书中，我们仅讨论儿童母语的发展及发展过程中的语言障碍问题，在使用"语言学习"一词时实际上说的是"语言习得"，或称"语言发展"，这指的都是同一个概念。

语言学习（learning）和语言习得（acquisition）

学习：是有意识的、依赖于知识讲授的，例如通过课堂教授、阅读教材、模仿练习等形式进行学习。语言学习的目的性明确，其结果通常指向对具体的词汇、语法规则等的掌握。

习得：通常是无意识的、不自觉的，在适当的环境下自然而然地获得，也属于广义上的"学习"范畴。语言习得在语言交际中实现，其结果通常是潜意识地掌握语言能力。母语的掌握属于典型的语言习得，二语的掌握则存在争议——有人认为是"学习"，也有人认为是"习得"。

开展儿童语言学研究，首先要充分观察、了解、描述儿童的语言发展过程，探究儿童语言发展的一般规律。其次要重点关注那些非典型的儿童语言发展，通过语言能力测评、语言障碍筛查手段对儿童的语言发展进行精准评估，相关研究成果不仅能验证、完善已有的语言学理论，还能在儿童教育、语言康复等领域得到实际应用。

二、儿童语言习得机制的四大假说

对于儿童语言习得机制，研究者们的观点并不统一，大致可分为经验论、先验论、认知论、功能论四种。

（一）经验论：后天行为主义说

经验论关注语言环境的作用，其代表是行为主义理论，该理论盛行于 20 世纪上半叶，代表人物为约翰·布鲁德斯·华生（John Broadus Watson）、伯尔赫斯·弗雷德里克·斯金纳（Burrhus Frederic Skinner）等。传统行为主义者认为儿童习得的是语言行为（behaviour）而非语言能力（competence）。语言学习只不过是在一定环境刺激条件下，通过不断模仿、强化掌握语言规律的过程。1930 年，华生在《行为主义》（*Behaviorism*）一书中认为语言"虽然是很复杂的，然在它刚开始发生的时候，它其实是一种很简单的行为。实际上，也可以说它是一种玩耍的习惯"。

行为主义最有影响力的理论是斯金纳的强化说。强化说以刺激—反应论和模仿说为基础，认为强化是儿童习得语言的关键因素，儿童正是通过不断的强化学会语言。儿童通过模仿成人的语言，表现出与成人相似的行为模式，此时儿童往往得到父母的强化反应——奖励机制，于是儿童的语言行为就越来越接近成人。因此，行为主义者强调环境刺激、模仿强化等后天因素在儿童语言习得过程中的作用，而将儿童自身视作环境的"有趣的旁观者"（Skinner，1957）。换言之，儿童在语言行为的发展中没有任何主动性角色。

（二）先验论：先天语言能力说

与经验论针锋相对的是以乔姆斯基为代表的先验论，该理论在 20 世纪 60 年代提出。先验论以具有先天语言普遍性的语言规则系统来解释儿童语言习得过程，认为语言习得是一种本能和自然的过程。乔姆斯基提出了人类与生俱来的内部的语言习得机制（language acquisition device，LAD）。LAD 就像存在于人类大脑某处的一个想象中的黑匣子，具有人类语言普遍具有的特性。因此，语言能力通过生物基因遗传先天地存在于健康的个体的大脑中，正常儿童生下来就掌握一些被人类语言所共享的普遍规则。

对待经验论的态度方面，先验论者并非完全否认后天语言环境的作用，但认为这种作用是微不足道的。环境刺激儿童实际上只是起到激活 LAD 的作用，或者说设定儿童所习得的具体语言的具体参数，并没有塑造或训练语言行为。语言具有独立于语言行为之外的普遍结构和语法，并且儿童的语言环境是有限且糟糕的，因此语言习得必须依靠儿童内在能力才能实现。

（三）认知论：先天与后天相互作用说

语言习得的认知论，以瑞士心理学家让·皮亚杰（Jean Piaget）为代表，强调认知发展对语言发展的影响。认知论认为儿童习得语言需要后天经验与先天机制的相互作用，强调语言能力与认知、智力水平的相关性，即语言能力的获得以认知发展为基础，并在非语言的认知基础上能动地建构起来。认知论者所说的"先天机制"属于人类认知策略（cognitive strategies）的组成部分，而不是乔姆斯基所说的 LAD 或称为普遍语法（universal grammar）的内容。在皮亚杰看来，儿童学习语言和学习物理、数字、社会习俗等一样，具有一般的学习认知机制。儿童的语言发展能力既不是先天就有的，也不是后天学习得来的，是儿童的认知能力和外界环境相互作用的结果。

在此基础上，皮亚杰将个体从出生至青少年时期划分为四个认知发展阶段[①]：①感知—运动阶段（出生—2 岁左右），婴儿通过感觉运动接触、认识世界；②前运算阶段（2—7 岁左右），儿童的语言功能出现，能借助语言等表象符号进行表象性思维；③具体运算阶段（7—11 岁左右），儿童出现内化、可逆、有守恒前提和逻辑结构的动作；④形式运算阶段（11—15 岁左右），儿童利用语言文字在头脑中想象和思维，其思维能力也达到了成人的准备阶段。这一划分对后来的儿童语言研究产生了重大影响。

（四）功能论：社会中的语义建构说

功能论以系统功能语言学家韩礼德为代表。功能论从社会学、语言的社会功能出发去解释语言习得的过程和本质。他们认为儿童语言的发展实际上

---

① 详细内容可参见皮亚杰，英海尔德.1981.儿童心理学.吴福元，译.北京：商务印书馆.

就是对语言功能的逐渐掌握。韩礼德将语言看作是一种社会行为（social action），提出了语言发展（language development）的理论。

在韩礼德看来，儿童是主动的个体，他们学习语言是存在明确动机的，即让自己逐步发展成"一个社会的人"（a social man）。儿童需要掌握语言，以此来表达思想、情感和进行人际交往。总之，韩礼德认为学习语言就是学习如何表达意义，语言习得过程实质上就是在社会环境中学习如何表达意义的过程。

需要特别强调的是，以上理论学说大多都不是儿童语言学家为解决儿童语言发展问题、在充分观察获取第一手材料基础上得出的，而往往与一定的学术观念、学术派别相关联，有其片面性，也没有对儿童语言习得给出一个令人广泛接受和信服的解释。因此以上学说是推论性质的，其本质仍然是假说。

三、影响儿童语言习得的因素

儿童的语言习得过程实际上受到内部、外部多方面因素的影响。大致可分为三方面：生理基础与认知发展；语言环境与社会交往；社会生活背景与家庭观念。

（一）生理基础与认知发展

1. 感觉器官、发音器官的正常发育

良好的语音听辨是言语理解的前提条件，而发音器官的正常发育则是言语表达的生理基础。当儿童患有听力障碍、腭裂、舌系带过短等生理缺陷，便难以正常地理解、产出口语。例如，先天聋童虽然在 1 岁以前的牙牙学语阶段也能发出各种各样的声音，但听觉的异常发育大大阻碍了随后语言的发展进程。视觉加工能力的发展同样可能影响儿童习得语言，尤其是书面语的习得。例如，先天白内障患儿在阅读和书写方面存在更大的困难。

2. 大脑神经系统的发育

语言功能是人类神经系统的重要机能，神经系统的正常发育对儿童语言

习得起着重要作用。人的神经系统在胚胎发育中开始形成，婴儿出生时已具备成人神经系统的雏形，但神经联络网尚未形成；儿童时期大脑继续生长发育，树突和轴突大量产生。事实上，人类大脑的成熟是一个渐进的过程，神经系统发育异常的儿童可能在语言习得方面也存在困难，这些困难甚至会进一步影响儿童的智力认知、学习、心理健康等多方面的发展。关于大脑神经系统发育对语言的影响、语言的脑功能分区等问题将在下一节"语言习得与大脑发育"中详细介绍。

3. 智力—认知的发展

学龄前幼儿在倾听他人话语时常常会出现理解不当的情况，语言表达也总是条理不清、句子结构不完整，这与儿童智力—认知水平的发展高度相关。例如，3 岁以前的儿童对自我的认知还不够清晰，常常会混淆第一人称代词和第二人称代词，在听话和说话时都有指代不明的情况；6 岁以前儿童抽象思维的能力尚不足，因此习惯边想边说，语句表达琐碎、杂乱，缺乏核心思想。倘若儿童具有智力—认知方面的缺陷，他们的语言发展也往往受到阻碍。

（二）习得语言的时间

儿童语言习得存在关键期（critical period，又叫"临界期"或"窗口期"），即在人类生理发育的某个特定阶段，人可以在没有任何外部干预，也不需要任何教授的条件下，轻松、快速地习得语言。

"关键期假说"（critical period hypothesis，CPH）的起源可追溯到神经外科医生怀尔德·彭菲尔德（Wilder Penfield）与拉尔马·罗伯茨（Lamar Roberts），他们基于对失语症的研究认为儿童青春期前大脑可塑性高，学习语言具有优势，因此语言习得的最佳年龄（the optimum age）是 10 岁以前（Penfield & Roberts，1959）。1967 年，哈佛大学医学院洛菲尔德（Z. H. Lenneberg）教授在此基础上提出了"关键期假说"，认为儿童语言习得的关键期在 2—13 岁。尽管"关键期假说"尚缺乏神经学方面的支持证据，关键期的具体时段亦尚无定论，但年龄因素在儿童习得母语的过程中产生重要影响，这一点基本达成了共识。

（三）语言环境与社会交往

1. 语言输入刺激

语言输入是指儿童接触到的各种语言材料。语言输入可分为儿向语言（baby talk register，BTR；又称母亲语，motherese）、目标语言（成人之间交际的语言）和伙伴语言，其中儿向语言对儿童语言发展起着重要作用。在儿童习得语言的过程中，充分的言语刺激有助于言语感知功能的形成。生活在狼群中的人类弃婴虽然有正常的听觉和构音器官，但缺乏正常的语言输入刺激，仍然无法掌握语言。

> **什么是"儿向语言"？**
>
> 儿向语言，指的是儿童的照顾者与儿童对话时的话语。儿向语言的语调较为夸张，语速较慢，一般使用较短的单句，频繁重复、扩充儿童的话语，在词汇、语法方面都充分适应儿童的语言理解水平。儿向语言在儿童语言习得中的作用尚存争论。一派认为儿向语言对儿童语言习得没有显著影响，夸张的语调可能会吸引儿童的注意力，但这并非语言发展的驱动力，反倒是成人为了适应儿童日益增长的语言复杂性而调整自己的语言。另一派则肯定儿向语言对儿童语言产出的促进作用，尤其是对于5岁以下的幼儿而言，儿向语言的言语刺激有效地提升了他们语言发展的速度。

2. 适当的社会交往

儿童习得语言是在语言运用中实现的。因此儿童在接受语言输入刺激的基础上，还要在日常生活中进行语言输出，一般体现为言语交际。社交的对象包括但不限于父母家人、幼儿园老师、同龄玩伴。儿童只有在正常的社会交往中不断理解、练习、运用语言，在言语交际和游戏互动中输出语言，最终才能真正学会、掌握一门语言。

3. 辩证看待多语环境的影响

一般来说，多语环境对儿童语言、思维与认知能力的发展都有明显帮助，在未来的学业发展中也可能带来优势和机会。但多语习得需要在自然、兴趣、多引导、少强制的原则下发生，倘若父母强制要求儿童用自己不熟练的语言说话，不仅无法让儿童顺利习得这门语言，反倒可能引起儿童的心理不适，造成儿童对语言表达的抵触，长此以往对儿童的语言发展是不利的。对于存在语言发展问题的儿童而言，更应避免儿童在日常生活中接触两种及以上的语言或方言，以减轻儿童习得母语的负担。

（四）社会生活背景与家庭观念

1. 城乡、经济、教育水平差异

儿童在特定的社会生活背景下成长发育并习得语言，其生活的地域、经济发展、教育水平等社会因素对儿童的语言发展都或多或少地产生影响。早在 1995 年，贝蒂·哈特（Betty Hart）和托德·里斯利（Todd Risley）曾对大学教授、普通工薪家庭以及领取福利金家庭的孩子进行语言习得的比较研究，结果发现 3 岁时，大学教授的孩子平均词汇量为 1000 个，而领取福利金的贫困家庭的孩子平均词汇量仅有 500 个。事实上，城市儿童的语言发展水平可能优于农村儿童。这是因为城市儿童的家庭经济条件往往更优越，他们可能接受到更高水平的教育，他们的家庭对儿童的语言发展、学业表现等也更为关注。

2. 家庭对待儿童的态度与观念

家庭养育儿童的态度和观念也影响着儿童语言习得，家庭应该在充分考虑儿童自身能力和性格特点的基础上引导儿童习得语言。当今社会，许多父母忙于工作，忽视了对孩子的陪伴、教育和沟通，与孩子相处时缺乏耐心，一味用手机游戏、视频来安抚孩子。研究表明，接收到更多命令式语言的孩子学习语言的速度更慢（Corte et al.，1983），而话语经常被父母重复的孩子进步更快（Baker & Nelson，1984）。

另一个极端则是父母非常重视甚至过度担忧儿童未来的发展，对孩子有过高的要求。例如，强行让内向的孩子与他人进行社交，强迫孩子学习双语甚至三语，这对儿童的母语习得可能造成不利影响。

第二节　语言习得与大脑发育

一、语言的脑神经基础

人们普遍认为，语言是人类特有的功能，人之所以能习得并准确、流畅

地使用复杂的语言，最重要的因素是人类拥有更为复杂和高级的大脑。因此，语言习得的发生，具有深刻的脑神经基础。

（一）大脑的基本结构

脑（brain）是人的中枢神经系统中最高级的部分，由端脑、间脑、小脑、中脑、脑桥和延髓组成，其中端脑承担了最多的高级功能。图 1-3 为脑的结构。

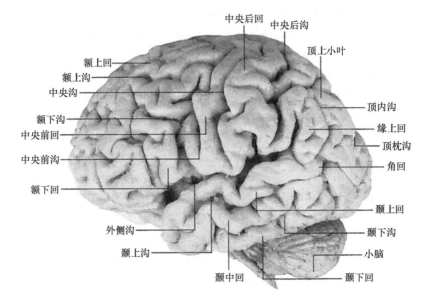

图 1-3　脑的结构（引自柏树令，2001）

端脑由左、右两个大脑半球组成，两半球间有横行的神经纤维相联系。端脑表面有很多往下凹的沟（裂），沟（裂）之间隆起的部分叫脑回，看起来像是一张为了强行塞入脑壳而被揉成一团的报纸。大脑半球借沟和回分为5叶，即额叶、颞叶、顶叶、枕叶和岛叶，如图 1-4 所示。

从断面上看，端脑分为灰质与白质。端脑的灰质是指表层的数厘米厚的称为大脑皮质的一层，大脑灰质是神经细胞聚集的部分，含有复杂的回路。大脑的皮层极为发达，是思维的器官，主导机体内一切活动过程，并调节机体与周围环境的平衡，是高级神经活动的物质基础。与灰质相对的脑白质是

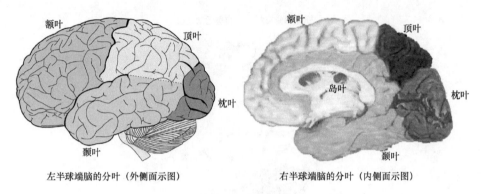

左半球端脑的分叶（外侧面示图）　　　　右半球端脑的分叶（内侧面示图）

图 1-4　端脑的分叶

大脑内部神经纤维聚集的地方，由于其区域比细胞体聚集的大脑表层颜色浅故称白质，医学上也称髓质，主要负责神经连接和传输。图 1-5 展示了大脑的灰质、白质和最主要的纤维束。

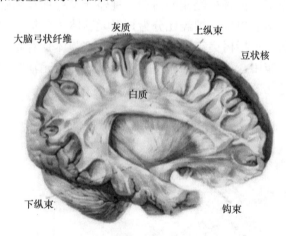

图 1-5　大脑的灰质、白质和最主要的纤维束

　　人体功能在大脑皮质上有定位关系，如感觉、运动、视觉、听觉等功能在大脑皮质上都有对应位置，如图 1-6 所示。人类的语言中枢偏于皮质左侧，称为**优势半球**。如果这些中枢受损，将产生与语言有关的症。右侧半球也有特殊的重要功能，如对空间的辨认、深度知觉、触觉、音乐欣赏等。大脑两半球具有机能不对称性。

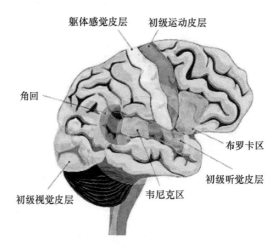

图 1-6　大脑皮质的主要功能分区

　　大脑的运作主要依赖神经元的活动。神经元又称神经细胞，是神经系统最基本的结构和功能单位。神经元分为神经元胞体（包括细胞核、细胞膜、细胞质）和突起（包括树突和轴突）两部分。细胞体具有联络和整合输入信息并传出信息的作用，而突起的作用是接受其他神经元轴突传来的冲动并传给细胞体。神经元的基本结构如图 1-7 所示。

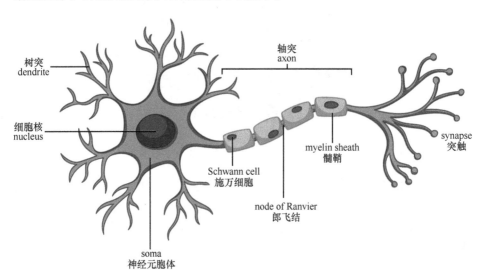

图 1-7　神经元的基本结构

根据机能不同，神经元可以分为：①感觉（传入）神经元：接受来自体内外的刺激，将神经冲动传到中枢神经；②运动（传出）神经元：神经冲动由胞体经轴突传至末梢，使肌肉收缩或腺体分泌；③联络（中间）神经元：接受其他神经元传来的神经冲动，然后再将冲动传递到另一神经元。

神经元间信息传递的接触点是突触。复杂的反射活动是由感觉神经元、联络神经元和运动神经元互相借突触连接而成的链条。人类大脑皮质的思维活动就是一种通过联络大量神经元实现的极其复杂的反射活动。联络神经元的复杂联系，是神经系统高度复杂化的结构基础。神经元之间的信号传递示意参见图1-8。

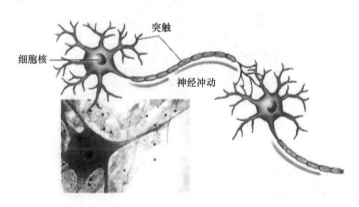

突触

细胞核

神经冲动

图 1-8　神经元之间的信号传递

（二）与语言有关的重要脑区

长期以来人们一般认为，大脑中存在专门负责语言功能的区域，称作语言中枢。就目前的研究成果来看，语言功能在大脑某些区域中确实可能相对更强，语言信息主要在这些组织中加工。人们很早就发现语言能力有着左侧脑区优势，特别是集中在布罗卡区（Broca's area）、韦尼克区（Wernicke's area）（图1-9）。

近来的研究告诉我们，人类的大脑在进行语言加工时，并不只是左半球负责语言的理解与产生,事实上语言加工过程中大脑左右半球活动联系紧密。有实验结果表明，语法功能主要在左脑中，而语义和音韵却受到右脑很大的影响，说明在语言的加工过程中两半球都参与了活动。脑功能成像研究表明，在语音加工中，左半球接近听觉系统，颞叶接近布罗卡区的部位激活程度最强；在词义加工中被激活的主要是左前额叶、前扣带回和右小脑等部位。另外，还有研究表明，右脑也参与了言语生成过程（Pugh et al.，1996）。在句子处理和语音语义信息分析的任务上，脑的右半球同样得到了激活，人类在进行语篇及句子理解的过程中，会不断调动大脑中的语义地图（semantic map），而这个语义地图在左右脑均有所体现，进一步说明人类语言活动离不开左右脑的协作。

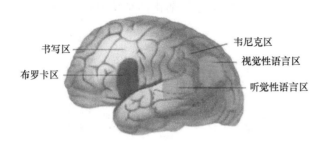

图 1-9　左侧大脑半球的语言中枢

布罗卡区和韦尼克区的发现

　　1861 年，法国医生皮埃尔·保罗·布罗卡（Pierre Paul Broca）接诊了一名不能说话的男性患者，经过检查发现其发音器官和喉头肌肉不足以造成目前的失语，且不存在智力缺陷和认知缺陷，能使用符号进行交流。经过解剖，他发现患者大脑左半球的第三个前额沟回有损伤，并通过对 15 例出现相关症状的患者进行检查，发现大脑左半球额叶损伤是言语丧失的主要原因，从而推测这一区域为大脑左半球的语言中枢。**他的研究开启了对大脑分区的功能定位，以脑沟回作为脑功能分区的标志，提出了通过研究语言障碍逆推语言神经机制的新思路。**为铭记他的贡献，大脑左半球额下回后部被后人命名为具有言语运动功能的布罗卡区。

　　1874 年，德国神经学家卡尔·韦尼克（Carl Wernicke）在解剖病体时发现大脑左半球颞上回病变的患者生前有严重的语言理解障碍，患者既无法听懂别人的话，也听不懂自己说的内容，其言语内容语量大，流利但无意义。此后，进一步的研究显示，影响言语感觉/理解功能的区域包括大脑颞上回、颞中回后部、缘上回以及角回，被称为韦尼克区。

一般认为，语言中枢可以进一步细分为以下四个部分。①运动语言中枢：位于额下回后部，即 Brodmann44 区（简称 BA44 区，下同）、BA45 区（又称布罗卡区）。②听觉语言中枢：位于颞上回 BA42 区、BA22 区皮质，该区具有能够听到声音并将声音理解成语言的一系列过程的功能。③视觉语言中枢：位于顶下小叶的角回，即 BA39 区。该区具有理解看到的符号和文字意义的功能。④书写中枢：位于额中回后部 BA6 区、BA8 区，即中央前回区的前方。

大脑的布罗德曼分区

布罗德曼分区是国际通行的大脑分区命名系统，最早由德国的神经解剖学家科比尼安·布罗德曼（Korbinian Brodmann）提出。布罗德曼主要依据大脑皮层的细胞组织结构和解剖形态，将大脑分为 52 个形态和结构相似的区域。其中一些区域今天已经被细分，例如 23 区被分为 23a 区和 23b 区等。这个分区系统也被应用在其他物种的大脑上，但是相同编号在不同物种之间并不一定代表相似的功能区域，且有些脑区只在非人类大脑中出现，如 Brodmann 15。人类大脑布罗德曼分区如下图所示（图中序号为脑区编号，左右脑编号对称一致）。

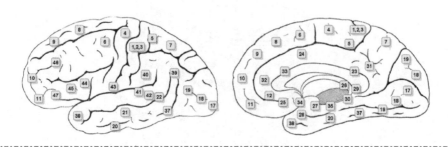

随着神经探测技术的进步，利用功能磁共振成像（functional magnetic resonance imaging，fMRI）和正电子发射计算机体层显像仪（positron emission computed tomography，PET）等技术，语言区功能定位有了更多新发现。综合多种研究看到，左半球的颞叶、顶叶、额叶仍是语言区所在的主要位置，另外右半球对语言功能也具有很大的支持作用。

近年来借助于新的神经活动探测技术，如弥散张量成像（diffusion tensor imaging，DTI）、高密度脑电图（High-density electroencephalogram，HD EEG）、立体脑电图（stereoelectroencephalography，SEEG）、皮层脑电图（electrocorticogram，ECoG）等神经影像、神经电生理技术，很多团队对这

一问题进行了更多深入细致的研究,体现出两个明显的倾向:一方面将语言加工的某一方面与更小的大脑区域相联系,如布罗卡区与语言的序列加工等(Sahin et al.,2009);另一方面更加重视不同脑区的神经联系对语言能力的贡献(Turken & Dronkers,2011;Price et al.,2012;Poeppel,2014)。

(三)语言相关的神经网络

以往我们对语言的神经基础的认知停留在,语言是一个由布罗卡区、韦尼克区以及联结二者的弓状束组成的简单模型。随着神经科学和认知神经科学的发展,研究者逐渐认识到,各种心理活动特别是一些高级复杂的认知活动,比如语言的产生,都是由不同脑区共同合作构成的神经网络来组织实现的(见图 1-10)。

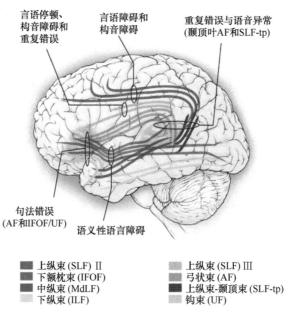

图 1-10　语言相关的主要神经网络(引自 Chang et al.,2015)

研究者提出,语言是通过两种不同的路径进行加工的,即背侧通路(dorsal path)和腹侧通路(ventral path)。背侧通路的核心是上纵束或弓状束,其与语音加工密切相关;语义加工则主要与腹侧通路(主要包括下额枕束）有关。此外，他们还发现了联结辅助运动区和布罗卡区的额斜束（frontal aslant tract），它在言语的发生和驱动中发挥着重要的作用。由于脑网络分析技术的不成熟以及多模态数据采集和认识不足，如何整合语言脑结构和功能的网络模型，如何解释相应的语言产生及发展等都有待进一步研究，传统语言脑区的观点尚未被完全替代。

二、语言习得的神经基础

（一）髓鞘及神经突触的发育

婴儿的大脑在出生后会发生许多变化。在婴儿出生之前，几乎所有的神经元（神经细胞）都已经形成，它们被分配到大脑的合适部位，但是头围、脑重以及大脑皮质的厚度却在出生后的一年内急速增长。长距离的神经连接（白质）要等到出生后的第 9 个月才能发育完成，而且在整个童年时期，它们都在不断生长并成为传导速度更快且具有绝缘作用的髓鞘。

神经突触也在不断增长，并在 9 个月到 2 岁之间达到峰值（依据大脑区域的不同而略有差异），在此期间，儿童的神经突触比成人多 50%。在 9—10 个月大的时候，婴儿大脑的代谢活动达到了成人的水平，而且很快就会超过这个水平，在 4 岁达到峰值。大脑的塑造不仅包括神经物质的增加，还包括神经物质的死亡。大量的神经元在子宫里就已经死亡，这种趋势一直持续到 2 岁左右，然后在 7 岁时逐渐稳定下来。婴儿的神经突触从 2 岁开始逐渐减少，并一直持续到青春期，此时孩子大脑的代谢率已经降到成人水平。因此，语言的发展就像牙齿的生长，有一个成熟的过程。也许只有等到脑容量、长距离连接以及特殊的突触发展到一定水平时，孩子才能咿呀乱语、说出单词和掌握语法。

（二）皮质语言区的形成

儿童的语言发展不是随机的，而是通过后天语言学习，对天生的语言机能进行母语化的培养和塑造。研究人员发现，并非在婴儿一出生，大脑左半球额叶负责处理语言表达的布罗卡区就与颞叶负责语言理解和语音辨别的听觉区有直接的联系。大脑处理语言理解和表达的功能区之间的联系，是随着后天在不断的语言输入和婴儿语音模仿的过程中逐渐建立起来的。

有关研究发现，婴幼儿的大脑在一些语言任务中表现出和成人同样的激活区域，特别是在被人们视为经典大脑语言区的布罗卡区和颞上回，他们的左侧脑区激活强度显著高于右侧脑区；单双语儿童在这些脑区的激活上同样具有一致性，比如语音处理上激活颞上回，单词处理上激活左额下回。这说明了儿童在语言习得过程中语言区的逐渐建立和形成。

右脑对语言任务的参与也是语言习得的重要基础，在句子处理和语音语义信息分析的任务上，脑的右半球同样得到了激活，双语儿童进行语言转换的时候，经典语言区和认知脑区（前扣带回、背外侧前额）都会激活。

（三）杏仁核的早期参与

大脑的杏仁核组织结构在婴幼儿的早期语言习得中也发挥着重要作用。研究者利用功能性磁共振成像技术研究发现，正常婴儿 6 个月时的右侧杏仁核体积与 2—4 岁的接受性语言和表达性语言能力相关，但 12 个月时的右侧杏仁核体积与语言能力不相关。据此认为婴儿初生的前 6 个月，会调动杏仁核组织参与处理环境中的语言信息；到 1 岁时，婴儿大脑的其他脑区将更多地参与到语言活动中来。

三、儿童语言习得与脑神经发育

不论是对脑损伤儿童和其语言恢复的研究还是对来自移民家庭儿童第二语言学习的研究，都证明学龄前是儿童语言习得的关键期。婴儿阶段儿童的神经元发育极为迅速，大脑皮质突触发展意味着突触的增殖和迅速产生，这代表学龄前儿童也处于大脑神经细胞快速发展的黄金期。儿童语言发展关键期与脑发育的机会窗口期高度重合，这也提示我们早期儿童大脑神经发育对儿童语言发展和教育不可忽视的重要意义。学龄前儿童语言习得的进程大致可以分为以下三个阶段。

在 1 岁前，儿童最主要的任务是建立语言意识以及确立母语的音位系统，还未形成真正意义上的语言。儿童出生 6 个月之内，大脑的神经通路和整体结构为儿童汲取周围环境中的语音和声音韵律模式奠定了良好的生理基础。家长有必要理解 1 岁前语言环境和语言输入对儿童语言神经突触和神经网络发展的重要意义，并提供适当的语言刺激和语言环境以促进儿童语言的良性发展。

　　1 岁以后，儿童进入语言快速发展的时期，开始清晰地发出真正表义明确的词汇，可以产出发声难度大的音位和简单句法结构的句子。一般认为，词汇结构表征位于大脑左半球，表征物体的知觉图式位于右半球，这时儿童语言发育的限制因素仍然是生理发育情况，大脑的功能成熟性将大大提高大脑左、右半球之间的信息传输效率，从而帮助儿童在看见物体时能正确地构音发声。这一时期儿童处于接受大量语言信息的阶段，可能会在语言表达上出现各种错误，如在语音方面有音位缺失、语音串分解错误、自主造词等；语义方面有语义模糊、专指和泛指混乱等。

　　3 岁直至学龄前（6 岁左右），儿童语言发展进入稳定期，在此阶段儿童大脑的结构和功能发展日趋完善，词汇量呈现爆发式增长，语音的准确性和句子的复杂性也得到提升。

　　随着神经科学和认知科学的发展，人们逐渐认识到如语言等高级的认知心理活动不只由单一的脑区负责，而是通过不同脑区共同合作构成的神经网络来组织实现的。儿童语言网络的脑皮质发展可以分成两个阶段，第一阶段是从出生到 3 岁，婴幼儿的语言脑区遵循从下往上的发展路径，两侧颞叶迅速发展，听觉皮层作为颞叶重要的皮层区，这可能跟儿童需要在早期建立语音系统有关。第二阶段为 3 岁之后，从上往下的发展路径逐渐显现，左侧前额的功能选择和结构连接性逐渐增强，词汇和句法的习得日益成熟。

　　儿童脑发育的机会窗口期对应了语言发展不同方面的敏感期，尽管目前的研究还未能给出每一种语言范畴发展的准确时期，但儿童大脑活动的语言研究告诉我们，儿童语言发展的不同范畴如语音、语义和句法习得的关键期存在差异。研究发现，儿童语音学习的关键期在出生后一年之内，尤其是 6—12 个月；儿童词汇发展的黄金时期是在 18 个月左右，这一时期儿童的词汇量有了第一个突飞猛进式的增长，但同时有研究表明，儿童词汇的发展有持续性增长的发展态势，个体学习新的词汇并不受年龄的影响；儿童母语句法习得的关键期是 18—36 个月，儿童可以快速习得各种语法要素。

　　另外儿童脑发育具有一定可塑性，语言习得对儿童的脑发育可能产生良好的塑造性。比如手势语的习得可以增强儿童的大脑视觉神经通路的激活；对某些听障儿童而言，早期阅读和读写学习，有可能改变他们的大脑结构和大脑激活水平，读写训练能帮助他们发展语音意识，弥补听障导致的语音通路缺陷。

大脑的可塑性

虽然大脑的大部分结构在出生前已经成形，但是出生后，乃至整个人生过程中，我们大脑的结构和功能却可以在外界环境和经验的作用下被改造，这就叫作大脑的"可塑性"。特别是通过主动的学习和训练，大脑某一代表区的功能可以获得增强，也就是被"塑造"得更加优良。同理，脑损伤患者在经过学习、训练后，其受损的脑功能可以在一定程度上得到恢复，比如脑损伤破坏了语言脑功能区的话，会导致语言障碍，但是障碍者后续进行语言训练，可能会激活原本不参与语言任务的脑区，使其代偿受损脑区，从而重新"塑造"了患者的大脑。

脑发育的机会窗口期不仅与儿童语言发展关键期高度重合，还对应了语言发展不同方面的敏感期，这提示我们要更加注重利用机会窗口为儿童提供有利的语言环境和语言输入刺激。随着非侵入性神经探测技术的发展和应用，我们有望在儿童语言习得和大脑发育之间的关系上获得更多有价值的发现。

第三节　如何观察儿童语言

儿童语言发展会对儿童未来的学业发展、人际交往、社会适应能力等方面产生影响。因此在儿童语言发育的关键期，留心观察儿童语言，及时了解儿童语言发育的进程是必要的。首先，儿童在与成人和同伴交谈时的语言往往呈现出不同的特征，因此要平行地观察儿童在与不同社会角色交往时的口语表现。其次，学龄期儿童还通过书面语来表达观点，因此观察儿童口语和书面语的发展水平是否一致也是了解儿童语言发展水平的重要窗口。

本节介绍观察儿童语言的常见方法并提供一些观察指标，主要适用于家长、教师在日常家庭、教学活动中了解儿童的语言发展面貌，也适用于语言研究人员对儿童语言行为的观察与研究。对于一些专业性较强的观察方法，例如通行度较高的语言发育评估量表、大脑神经探测技术等，我们将在本章第五节进行详细介绍。

一、社会环境中的儿童语言

（一）儿童语言发展的社会环境

语言交际是儿童语言发展的核心动因，而儿童语言也正是在传递信息、交流思想的过程中发展起来的。在语前期，儿童便会通过发声、手势等形式表达自己的喜好和意图，但这种形式的局限性是显而易见的。当儿童具备语言发展的生理条件，在他人语言的不断刺激下，他们就会产生真正的语言，并主动地参与语言交际活动。借助语言这一强有力的工具，儿童才真正开始与社会建立联结，在语言交际中真正掌握一门语言。儿童语言发展的社会背景见图 1-11。

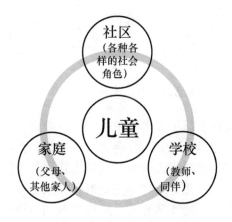

图 1-11　儿童语言发展的社会背景

儿童语言发展的社会环境是多样的。一般 2 岁前的儿童在语言发展的初期总是自言自语，或仅与熟悉的家庭成员进行简单的语言交流，尽管有时发音不太清晰，经常重复一些词句，但父母还是能大致理解儿童想要表达的语义。大约在 3 岁前，大部分儿童会进入幼儿园，在学校里他们会接触到教师和同伴。随着年龄的增长，在家庭、学校、社区等不同的社会环境中，儿童越来越频繁地与不同社会角色的人进行语言交流，儿童的语言和社会能力都会不断发展，也就渐渐掌握了语言交际的技巧。但是，儿童自身可能并没有意识到，他们与成人、同伴交流时的语言可能不同，他们在口语和书面语的表达上可能也存在差异。

（二）不同角色关系中的儿童言语

皮亚杰将儿童早期的语言功能分为"自我中心言语"和"社会化言语"两大类（见图 1-12）。他发现 3—4 岁儿童的自我中心言语超过社会化言语，5—6 岁儿童自我中心言语的比例有所下降，略低于 50%，到 7 岁时下降至 28%。

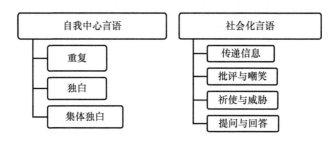

图 1-12　儿童自我中心言语和社会化言语的特征

尽管皮亚杰的观点引起了许多争论，但可以确定，儿童言语中确实存在自我中心言语和社会化言语之分，社会化言语比例的提高意味着儿童参与语言交际能力的发展。儿童与成人交流时，成人往往处于控制地位，引导着谈话内容的走向。在早期，儿童的言语主要发生在亲子互动中，由于父母或照顾者对儿童有很高的容忍度和熟悉度，所以儿童的言语产出比较随性，也会比较没有顾虑地产出重复、不标准甚至无意义的语音。但是随着儿童进入家庭以外的社交，和一些不熟悉的人（如老师、同学甚至陌生人）交谈时，儿童使用语言的态度会变得更加谨慎，语言使用也更加正规。

3 岁左右，儿童开始掌握围绕一个话题进行交谈的能力。但这时仅限于和成人交谈，交谈过程很大程度依赖成人的引导和支持。在 5 岁以前，儿童与同龄人很难围绕一个话题展开顺畅的交流。在幼儿时期，会话中断、话题跳跃是儿童与同龄人交流的正常现象。大部分 6 岁以上的儿童则能够完成成功的同龄人言语交流。这与皮亚杰的研究基本一致，随着年龄增长，儿童言语中的社会化言语比例逐渐超过自我中心言语。

在观察儿童言语时，应当根据年龄段关注儿童的言语交际发展，既不能过早对儿童提出流畅社交的要求，也要在适当的时期关注儿童能否在家庭以外的环境顺利完成语言沟通。

（三）儿童的书面语发展

读写能力是儿童语言能力发展的重要方面，尤其是直接影响学龄儿童的学习能力和在校成绩，因此对书面阅读和书写的观察是不可缺少的儿童语言观察窗口。

汉语儿童的书面语发展可分为汉字感知、阅读理解、汉字书写与表达三大能力的发展。正常情况下学龄期儿童的汉字感知服从知觉整体性原则，也就是说整体字形轮廓帮助儿童辨认汉字，个别笔画脱落和畸变往往不影响字形辨认。在阅读理解方面，基于对汉字字形的正确感知辨认，儿童一般能阅读适龄的儿童读物，对课文大意、考试题目的理解应是较为容易的。在汉字书写与表达方面，儿童一般具备正确书写汉字的能力，尽管在学业表现中偶尔书写错别字，但无意识地遗漏汉字部件、出现镜像书写（左右或上下颠倒）的情况应该是较为罕见的。随着年龄的发展，儿童的书面语表达能力会逐步发展，甚至掌握不同文体的写作，这表现在书写语段的用词更为丰富、句长和句法复杂性增加，表达逻辑更为严谨等。

二、观察儿童语言的方法

观察儿童语言的方法大致可分为自然观察法、语料记录法、语言实验与测评法三种。

（一）自然观察法

自然观察法是指在自然状态条件下，观察人对被观察的儿童语言不进行任何暗示和控制，自然而然地直接观察儿童在日常活动中的语言。这个方法十分适用于早期儿童语言行为观察，也是最简便易行的观察方法。父母在家庭环境中，教师在班级集体中，都可以观察到儿童的语言情况，例如表达逻辑是否正常，表达的流畅性和积极性如何等。

自然观察法同样适用于了解儿童书面语的发展，一般通过观察学业表现进行。家长、教师通过儿童平时的家庭作业、考试试卷等材料，可以观察到儿童的书面语发展情况，例如听写生词时是否经常混淆形近字、音近字，书写语段的逻辑性和规范性如何等。

自然观察法的优点在于能够比较直接地获得儿童最自然的语言表现。但由于在自然状态下进行，常常会出现突发事件，因而有时难以排除其他干扰因素对观察结果的影响。在观察过程中，口语信息往往转瞬即逝，倘若无法时刻保持敏锐，自然观察也可能失败。因此，虽然自然观察法具有较大的灵活性，但观察人同样需要确定具体的观察问题，并且留心捕捉儿童的语言信息。出于不同的观察目的，自然观察也应有不同的侧重。父母留意到儿童发音含混，那么就要注意观察哪些音发得不准，是完全无法正确发音还是发音时对时错。教师发现有些儿童不主动与同伴交谈，那就要在平时的教学活动中去观察目标儿童的言语行为和其他行为，例如儿童是否具有谨慎内向的性格特点，是否在集体中注意听老师和同伴讲话，是否经常说话磕磕绊绊，通过观察明确儿童不愿意参与言语交际的根本原因。

（二）语料记录法

语料记录法是研究儿童早期语言表达能力的重要方法，可视为自然观察法的补充。在儿童语言研究的初期，已为人父母的心理学家和语言学家所写的日记是收集儿童语言数据的主要方法。20世纪初，陈鹤琴对其子陈一鸣0—3岁长达808天的观察是我国儿童语言发展研究的开端，他用日记法记录儿童的言语发展，并出版了《儿童心理之研究》一书。到20世纪60年代，书面记录逐渐被音频记录所替代，随后录像形式也得到了广泛应用。研究人员定期访问被观察儿童的家庭，持续性地追踪儿童的口语表达，并通过计算机文件来传播、检索和自动分析。这些数据不仅记录儿童说了什么，也记录下儿童的语调、偏误等细节信息。

语料记录法能相对全面地收集儿童语言数据，尤其是视频记录提供了更为丰富的语境信息，便于对儿童语言行为进行深入的分析。不足在于工作量大，收集、记录和分析语言数据的过程十分耗时和费力。研究人员出于不同的研究目的，在转写编码时可能采取不同的规则，这也不利于数据的共享使用。

（三）语言实验与测评法

研究人员当前使用较多的是语言实验与测评法。语言实验方法包括行为实验和仪器实验两类，行为实验是指给予儿童预先设计的固定语言任务，例如描述图片内容、听句子选图等任务，根据儿童的语言反应来探究儿童的语言理解和表达能力。随着科学技术的发展，儿童语言的观察也更多地借助科学仪器进行。例如，借助眼动仪阅读实验，观察儿童在阅读理解时的阅读效率、阅读模式；借助近红外光谱仪听辨实验，观察儿童的言语感知能力是否正常等。

语言测评法，是指通过儿童语言测验量表对儿童语言进行全面测评，是一种观察儿童语言的专业方法。儿童语言测验量表是由心理学家通过一定程序编制的，以测验儿童的语言能力为目的的，由一定数量测验题组成的量表。大部分儿童语言测验量表经常与其他一些量表混合在一起使用或作为一些量表的分量表，如皮博迪图画词汇测验（Peabody Picture Vocabulary Test，PPVT）；还有的测评是间接性质的，例如麦克阿瑟沟通发展量表（the MacArthur communicative development inventories，MCDI）通过父母填写问卷来了解儿童的语言发展。

相较于前两种方法，实验法与测评法的目的性、可控性较强，实验结果的解释力度高。尤其是仪器实验观察大大提高了观察的广度、深度和精确程度，许多单靠肉眼观察难以得出精确结论的语言现象，借助仪器就能轻易实现。不足在于一些固定的实验和测评任务耗时较长或任务难度大，仪器的出现可能会影响儿童的情绪，尤其是低龄儿童容易产生不安、焦躁、抗拒测试的情绪，这对最终的观察结果也会产生不良影响。

观察儿童语言的不同方法各有利弊，适用对象和适用条件也有所不同。在观察儿童语言时，家长、教师和研究人员应根据实际需要选择观察方法，必要时结合多种观察和研究的方法，对儿童语言进行横向比较和纵向追踪，才能更好地把握儿童语言发育进程，推进儿童语言研究的广度和深度。

三、儿童语言的观察指标

由于儿童的语言发展具有显著的个体差异性，在观察儿童语言时，还需要特别关注儿童语言的各方面能力发展是否均衡。儿童语言的观察指标大致可分为语言理解、发音清晰度、表意清晰度、言语流畅性和交际积极性五大方面。

（一）语言理解

良好的语言理解能力为儿童语言发展打下坚实基础。自出生之始，人就会接触到各种各样的声音，并在成长过程中学会辨认语音、理解语言。父母、教师往往更多地关注儿童的言语表达，而言语理解是言语表达的前提。当儿童能理解听到的话语，他才有可能学会运用不同的语言成分，真正习得一门语言。根据语言的形式，一般儿童的语言理解可分为口语理解和书面语理解。以下语言行为与语言理解有关。

1. 口语的感知理解

- 能否听辨音节和词，例如听到"妈妈"知道是指谁。
- 能否理解他人的话语，例如对父母的话语指令作出回应。

2. 书面语的感知理解

- 是否具备辨认汉字字形的能力，例如低学龄儿童能区分"大"和"天"，能分辨汉字的结构。
- 是否能够理解书面字词的意思。
- 是否具备阅读适龄的纸质图书的能力，例如一年级儿童可以读懂注音版带图片的童话故事，六年级儿童可以读懂 500 字的记叙文。

（二）发音清晰度

发音清晰度是指发声母、韵母、声调的准确程度。倘若汉语儿童发音时的声母、韵母、声调均较为标准，听话人能轻易地理解其发音含义，则表明儿童发音清晰度良好。以下语言行为往往预示着较差的发音清晰度。

- 构音困难：语言系统里的一些声母或韵母无法发音，例如发不出声母 g 音。
- 语音混淆：出现系统性的语音替代，例如声母 zh/ch/sh 全发为 j/q/x；

或只是偶尔出现个别音发音不准，例如能正确发出韵母 e 但有时会用 o 来替代 e，一般来说声母混淆的影响大于韵母混淆。

- 吞音：单独发音正常，在语流中连续说多个音时出现吞音情况，例如"增加"发为"ze1ia1"（省略前字韵尾-ng 和后字声母 j）。

（三）表意清晰度

表意清晰度是指在语言表达时的逻辑、语义是否清晰。这对儿童的词汇—语义、语法、语用知识都有一定的要求。表意清晰度方面可关注以下四大指标。

- 词汇：表达时能否正确使用词汇，有无用词不当、找词困难的情况。
- 逻辑：话语逻辑是否正常，有无因果颠倒等造成听理解困难的情况。
- 语法：是否具备组织成句的能力，有无语序颠倒、缺乏句子成分等语病出现。
- 语义信息量：是否足量表达出了交际所需要的信息。

（四）言语流畅性

言语流畅性是指言语表达的整体流利程度。言语流畅性方面可关注以下四大指标。

- 语速：表达时的语速是否适中，说话节奏是否恰当。
- 停顿：表达时停顿是否自然，是否存在大量长时间停顿思考的情况以至于影响言语沟通。
- 重复：表达时是否总是重复刚刚说过的词、句，是否有口吃的表现。
- 改述：表达时是否总是修正刚刚说过的内容。

（五）交际积极性

交际积极性也是观察儿童语言的重要窗口。此处的交际既包括语言方面的，也包括动作、表情等形式的非语言交际行为。以下儿童行为与交际积极性有关。

- 能否在日常生活中主动发起一个话题。

- 能否与他人围绕一个话题展开交谈。
- 能否参与到学校课堂活动、同伴游戏互动中去。
- 是否通过语言和非语言行为对他人的话语作出回应。

对于不同年龄、性格、成长环境中的儿童，要充分考虑语言能力的各个方面，从不同维度去观察他们的实际语言表现，同时考虑相关背景因素的影响，这样才能对儿童的语言水平进行全面、准确的把握。例如，同样是看似语言表达落后的儿童，他们的实际语言能力和语言表现可能差异巨大。有的孩子可能是因为语言理解困难，所以无法进行表达；有的孩子能听懂别人的话，但是构音能力有限导致表达落后；有的孩子只是性格内向，实际上语言发育情况良好，只是在集体中发言较少，可能被误认为语言能力差；还有的孩子可能患有孤独症、注意缺陷等疾病，他们无法与他人建立正常社交关系，表现出语言表达障碍的特点。

第四节　汉语儿童语言发展的一般规律

一、儿童语言发展的基本特征

（一）儿童语言发展的顺序性与阶段性

儿童语言发展的顺序性，是指儿童语言发展进程是有序的，儿童语言习得基本遵循由简单到复杂、由低级到高级的规律。这体现在儿童语音、词汇、语法等多方面能力的获得上。不同母语儿童语言发展都具有顺序性，例如英语儿童在语音方面一般先掌握区分元音的能力，后掌握区分辅音的能力，且在最后阶段才能区别清浊辅音。汉语儿童一般先掌握声调系统，然后是元音系统，最后才是辅音系统。即便是存在语言障碍的儿童，他们也只是在发展速度上偏慢，可能达不到正常儿童语言发展序列的终点，但总体语言发展的顺序与正常儿童基本一致。

儿童语言学是在心理学中发展起来的。早期心理学倾向于根据儿童的自然年龄和生理发育水平来划分儿童语言发展的阶段，随后又曾按照心理认知水平进行划分。事实上，儿童语言发展的阶段划分应充分参考儿童的实际语言表现，即参照语言学的标准来划分儿童语言发展的阶段。儿童的语言发展大致可分为以下四个阶段。

1. 第一阶段：声音发展阶段（0—1岁）

婴儿从出生开始，就会接触到包括人类语言在内的各种各样的声音，并且能简单地发出无意义的声音。随后儿童渐渐能将语言从不同的声音中区分出来，甚至能重复模仿成人的语音。此时儿童还不能和成人进行语言交流，只是通过发声来自娱（例如发出一连串的"咕咕咕"），有时表达一定的意义（例如喊叫"啊啊啊"表达自己不舒适）。半岁以后，儿童频繁地咿呀学语，也会通过简单的体态语来表达意义。

2. 第二阶段：早期口语发展阶段（1岁—2岁半）

1岁左右，儿童开始说话，有意识地运用语言，以主动的方式参与语言交际活动。在这一时期，儿童开始习得语言系统几乎所有的音节以及高频的词汇，并通过词语组合初步掌握简单的语法规则。但是，儿童产出的一般是独词句或电报句，话语内容基本局限于眼前的事物。

> **什么是"电报句"？**
>
> 电报句，一般也叫电报式语言（telegraphic speech），包含双词句和结构不完整的二字以上的话语。电报句的特点是，使用的词类以名词、动词等实词为主，而连词、介词、助词等虚词很少出现。例如，2岁的儿童说"手套捡"，实际要表达"手套掉了，捡起来"的意思。这类句子在表意上比单词句要明确，但过于简洁，句子结构不完整，省略细节，类似于电报文体。

3. 第三阶段：目标口语发展阶段（2岁半—6岁）

在这一阶段，儿童的语言发展已纳入目标语言的轨道，已经掌握语音系统和基本的语法规则，词汇量迅速增长，语用能力也得到发展。此时儿童已经具备基本的语感，对于正确和错误的语言表达是有意识的，能进行一般的日常语言交际，话语也不限于眼前的事物，逐渐拓展到过去的事件、未来的计划甚至虚构的故事等内容。

4. 第四阶段：成熟阶段（6 岁—14 岁）

这一阶段大致是从 6 岁到青春期。一方面，学龄期儿童不断完善自己的语言系统和语言运用能力，词汇量进一步增长，能掌握一些较难的、特殊的语法现象。另一方面，在正常的教育条件下儿童的书面语也会有较为可观的发展，掌握一定的阅读和书写能力，并使得口语和书面表达渐趋规范化。此时儿童语言已经与目标语言没有多大差别，语言发展趋于成熟。

值得注意的是，以上划分有助于我们从宏观上了解儿童的语言发展进程，但这一划分并不是绝对的，每个儿童实际的语言发展受到多方面因素的影响（见本章第一节）。儿童语言的发展遵循一定的顺序，但没有绝对的年龄界限。而不同语言的语音、词汇、语法又有自身的顺序性和阶段性发展特征，可以进一步进行划分。

（二）儿童语言发展的连续性

儿童语言发展的连续性，是指在语言发展过程中，不同阶段之间并不存在一个明确的界线，在新的发展阶段中仍然表现出旧阶段的某些特点，在旧阶段中又孕育着未来新阶段的一些重要现象。因此，儿童语言正是在不断的整合重构中向前发展的。

儿童在语言习得过程中，会接收到各种各样来自语言环境的信息，他们并不会全盘接受，而是主动地把一些新的语言现象引入到自己已有的语言系统中，但这是建立在儿童自身语言发展的基础之上的。例如，1 岁多的儿童尚处于"独词句"阶段，当他听到成人所说的复杂的句子时，并不会产出同样复杂的句子；但经过数月的发展，他很可能在语言刺激下产出"双词句"和较短的单句，这也为儿童产出更为复杂的句子打下基础。这就呈现出儿童语言发展的连续性特征，儿童语言发展是一个渐进而非突进过程。

（三）不同语言的儿童语言发展的特殊性与个体差异性

一方面，语言本身的性质也影响着儿童语言发展的基本面貌。例如，印欧语系的大多数语言属于屈折语，在语言类型上比较接近，习得这些语言的儿童在语言发展上的共性更多。汉语属于孤立语，与屈折语在类型学上差异较大，汉语儿童的语言发展也就具有更多的特殊性。可见，西方儿童语言学的研究无法代替汉语儿童的语言学研究，从汉语自身出发去研究汉语儿童语言发展尤为重要。

儿童的"咿呀学语期"（babbling stage）

　　1960 年，奥维尔·霍巴特·莫瑞尔（Orval Hobart Mowrer）认为儿童在咿呀学语阶段学会发的声音会逐步缩小范围，被巩固下来的是儿童在环境中听到的人类所说的声音，儿童语言的发展是父母强化的结果，这被称为"连续说"。

　　1968 年，罗曼·雅各布森（Roman Jakobson）提出儿童在咿呀学语期发出的各种不同的声音在本质上是非言语性的，这些声音的出现是杂乱无章的，和儿童日后的语言发展联系不大。因此，咿呀学语期与语言发展阶段是截然分开的、非连续的，这被称为"非连续说"。

　　事实上，咿呀学语和言语的关系可能是间接的。一方面，儿童的咿呀发音与成人的发音在音节形式（syllabic pattern）上有很多相似之处，且当儿童真正进入到产出言语的阶段时咿呀学语也并未就此停止。因此，儿童早期的咿呀发音是语言习得的一个自然的必要的部分，并且和早期语言交叠出现，这体现出儿童语言发展的连续性。另一方面，咿呀学语往往是缺乏语言意识的，在无意识模仿成人语音时轻松发出的声音，可能在正式学习词汇发音时反倒感觉有困难了，这一特殊表现也值得关注。

　　另一方面，儿童的语言发育具有个体差异性，其发展速度并不均衡。有的儿童说话较早、发展较快，在 3 岁时的言语产出就达到 5 岁儿童的平均水平；有的儿童说话较晚，在 3 岁以前语言发育相对落后，但可能会在 4—5 岁时迎头赶上，语言发展同样能在学龄前达到正常水平；还有一部分儿童确实存在语言障碍，并长期影响其交际、学习和心理健康。因此，我们在了解汉语儿童语言发育的一般规律时，同样也要关注每名儿童的特殊性，以发展的眼光看待儿童的语言水平。

二、汉语儿童的语音发展

　　语音是指由人类发音器官发出的表达一定语言意义的声音，是口语的物质载体。儿童的语言发展起始于语音发展，准确来说是语音感知能力的形成和语音的产生。儿童从无意识地发声过渡到产生语音、学会说话，语音系统得以发展。

（一）最初的语音知觉与声音发生

语音知觉，即人通过听觉辨认、感知语音的能力。事实上，从生命之始语音就对婴儿具有天然的吸引力。例如85%的新生儿都喜欢自己母亲的声音，一听到这种声音，在出生36小时内就可以学会控制自己吮吸奶嘴的速度。2个月的婴儿听到成人之间谈话时会出现非自控音和咕咕音的增多，听到噪声时却没有这种反应。4个月的婴儿能区分出男声和女声的不同。6—7个月，婴儿已经能理解一些简单的词、句，例如问"妈妈呢？"时婴儿会将目光转向妈妈或者用手指向妈妈。

婴儿刚出生就会大声哭叫，随后也会时常发出叹气、咕哝、大笑等各种声音。1个月左右的婴儿会尝试"玩弄"声音，这个阶段儿童发出的声音不限于母语系统中的语音。到半岁左右，儿童的模仿能力逐渐增强，开始产出大量的"咿呀语"，此时儿童在发音活动和听觉刺激之间逐步建立联系，发音也从偶然走向稳定，例如接近1岁的儿童会稳定地发出"baba"或"mama"，但事实上他们尚未理解其真正含义。直到1岁以后，儿童才开始有意识地理解词义、产出口语。因此，最初的语音知觉和声音发生可以视作语言发展的准备期。

（二）语音的发展规律

在1岁以前，儿童已经偶然或有意识地发出大量母语音位系统中的声音，只是这些声音往往不具有表达一定语言意义的功能，严格来说不算"语音"。但这为儿童在1岁后习得母语的语音系统打下了良好基础，也应当纳入汉语儿童语音发展进程中去。总体来说，汉语儿童语音发展呈现如下规律。

1. 辅音声母

按发音部位来看一般是部位靠前、靠后的优先习得（如双唇音 b、p、m，舌根音 g、k、h）；按发音方法来看鼻音、擦音、塞音优先习得（可对照表1-1）。

表 1-1 普通话辅音声母表（黄伯荣、李炜，2012）

发音方法			发音部位										
			唇音				舌尖前音	舌尖中音		舌尖后音		舌面音		舌根音
			双唇音		唇齿音									
			上唇	下唇	上齿	下唇	舌尖	齿背	舌尖	上齿龈	舌尖	硬腭前	舌面前	硬腭中	舌根	软腭
塞音	清音	不送气音	b[p]						d[t]						g[k]	
		送气音	p[pʰ]						t[tʰ]						k[kʰ]	
塞擦音	清音	不送气音					z[ts]				zh[tʂ]		j[tɕ]		
		送气音					c[tsʰ]				ch[tʂʰ]		q[tɕʰ]		
擦音	清音				f[f]		s[s]				sh[ʂ]		x[ɕ]		h[x]
	浊音										r[ʐ]				
鼻音	浊音		m[m]						n[n]						
边音	浊音								l[l]						

2. 韵母

在元音韵母的习得方面，舌面元音早于舌尖元音[①]，不卷舌元音早于卷舌元音（er），不圆唇元音早于圆唇元音，低元音早于高元音，前元音早于后元音。相较而言，an、ing 等鼻韵母的习得时间稍晚，可能是由于韵尾辅音（-n、-ng）的发音难于元音，因此儿童发音容易出错。图 1-13 为汉藏通用元音舌位图。

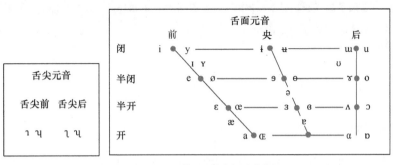

图 1-13 汉藏通用元音舌位图

---

① 在汉语普通话中，舌尖元音包括[ɿ]（例如"自、词、丝"的韵母）和[ʅ]（例如"指、吃、时"的韵母）。

3. 声调

汉语儿童的声调发展较早，1 岁前儿童就能模仿母语的声调，对声调的发音控制在习得元音和辅音之前就已经完成。相关研究表明，汉语声调在儿童 9 个月时就可以观察到，除阳平调（二声）以外其他三个声调都已经出现。在声调感知方面，汉语儿童在 4 岁前辨认阳平、上声调（三声）存在困难，4 岁以上儿童基本能区分汉语的四个声调[①]。

4. 汉语儿童的发音水平随着年龄增长逐步提高

在语音发展前期，儿童经常出现"fis"现象和"假失"现象。随后语音得以继续发展，2—3 岁儿童基本能发出母语语音系统中的所有音节，但发音可能不准确、时有混淆；一般到 4—5 岁有明显进步，此时声调一般发音无误，韵母发音的准确性高于声母。

> **"fis"现象和"假失"现象：由非语音发音过渡到语音发音阶段的表现**
>
> 布朗和伯科（Brown & Berko, 1960）发现，儿童把他的玩具鱼叫作 fis（实际为 fish），但当成人故意模仿其发音 fis 时，该儿童却试图纠正成人的发音，激动地说"不是 fis，是 fis"，直至成人改正过来才肯罢休。汉语儿童中也存在这种现象，13 个月的儿童 D 把"爸爸"叫作[wawa]，但当爸爸让她叫[wawa]时儿童并不理解，只有要求她叫"爸爸"时她才转向爸爸，同时仍然发的是[wawa]音。
>
> 儿童对过去能发出的音又出现发音障碍，这叫作"假失"现象。比如某汉语儿童在乳儿期已经多次发出[pa]音，但到 13 个月时却发不出[pa]音，而用[wa]来代替，过一段时间才又能正确发出[pa]。

三、汉语儿童的词汇—词义发展

（一）词汇的发展规律

儿童的词汇发展首先体现在对词汇的理解上，1 岁以前的幼儿已能理解

[①] 参考杨婉晴，肖容，梁丹丹. 2020. 2～4 岁普通话儿童前注意阶段的声调感知机制. 心理学报，（6）：730-741.

少量高频实词，并通过手势、眼神等作出回应。1 岁以后儿童开始产出词语，但早期儿童语言发展的差异性显著。例如，同样是 14 个月的汉语儿童，语言发展较慢的儿童可能还没有真正的言语产出，语言发展较快的儿童却能达到 80—100 个词。尽管如此，汉语儿童词汇发展仍然存在一定的规律特征。

①汉语儿童的词汇量随着年龄增长而增长，在 2—6 岁出现快速增长。

汉语儿童 1 岁时词汇量在 10 个词以内，1 岁—1 岁半为 50—100 个，1 岁半—2 岁为 300 个左右，2 岁—2 岁半为 600 个左右，2 岁半—3 岁为 1100 个左右，3 岁—4 岁 1600 个左右，4 岁—5 岁为 2300 个左右，5 岁—6 岁为 3500 个左右。

②儿童优先习得实词，在儿童的语言发展阶段中实词的比例在 90% 左右。

实词的意义比较具体，所表示的往往是日常生活中常见的人和事物，因而儿童容易掌握。在实词内部，名词产出比例最高，其次是动词、形容词、数量词。名词和动词在词汇中的比例占 50%—70%，具体名词早于抽象名词的发展，表动作、行为的动词早于其他类别动词的发展。量词、代词的习得相对较晚，儿童早期会出现泛用量词（如"个"）、人称代词相混的情况。虚词的习得则大多依赖于句法结构的发展，其习得时间普遍晚于实词，一般认为 5 岁以后虚词数量才显著增长[①]。

③相较于语音、语法，儿童词汇量的个体差异性更显著，词汇的习得是一个漫长而复杂的过程。

词汇是一个较为开放的系统，词汇量的增长、词义的深化和词语用法的掌握与儿童的语言环境、接受教育的程度等因素非常相关。随着日常经验的积累和语言运用能力的提高，儿童的词汇会不断得到发展，一般持续至成人期。

（二）词义的发展规律

儿童对语义的习得往往是从词汇习得开始的，即正确理解和表达词义。词义的发展呈现如下规律。

①儿童最初把握词义是通过利用原型（prototype）来提取词的语义特征（semantic features）实现的，常常出现词义的过度窄化（underextension）、

[①] 就汉语儿童词汇习得的普遍情况来看确是如此，但一些特殊情况值得关注。儿童对一些典型的虚词（如助词"了₁"、语气词"啊"）习得时间很早，且习得后往往出现高频使用的情况。

泛化（overextension）和特化（specialization）。

儿童的早期词汇与其接触到的某一特定对象相联系，这一特定的专指对象就是原型。例如，15个月的儿童理解的"猫"就是自家的宠物猫，而街上的、故事书上的猫不被认为是"猫"，这体现出词义的窄化。同时，词义的泛化也很常见，其依据在于物体之间有相似的外观、形态或功能等语义特征。例如，儿童在接触"鸭子"一词时，通过观察发现"鸭子"含有[+黄色，+毛茸茸]等语义特征，因此当他见到黄色的小鸟时也叫它"鸭子"。还有一种常见的现象是词义的特化，此时儿童的词语指称对象与目标语言不同。例如，儿童看到人群挥舞小红旗欢迎外宾同时高喊"欢迎！欢迎！"，后来就把商店门口悬挂的红旗叫作"欢迎"，此时儿童对"欢迎"的理解是不恰当的，属于对词义的特化，也可视为一种极端的窄化。

②儿童对词义的掌握是循序渐进的，词义会逐步精确化和概括化。

儿童在词汇发展过程中会不断修正自己已有的认识，使泛化内缩、窄化外扩，同时补充自己对词语的语义特征的认识，直至习得词语的全部语义特征。图1-14展示了儿童词汇—词义发展过程。

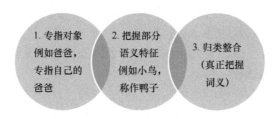

图1-14　儿童词汇—词义发展过程

四、汉语儿童的语法发展

语法由一系列语法单位和有限的语法规则构成，是语言中最抽象的基础系统。儿童的语法发展从时间上可分为不完整句、完整句两个阶段。从分析指标上也可分为两方面，一是句子长度，即句子中所包含的最基本的意义单位数量；二是句子结构的完整性和复杂性。

（一）最初的不完整句阶段

儿童在词汇学习阶段，就会尝试性地进行词语组合，这标志着句子发展过程的开始。但这一阶段的产出成果一般是"独词句""电报句",经过一段时间的发展,儿童才能产出较多的完整、合乎语法规则的句子。事实上,"独词句"之所以可称为"句子"是由于儿童在说话时往往借助语言(例如不同的语调、语气)和非语言的信息(例如动作手势、表情)表达比一个单词更丰富的意义,往往包含明显的表达意图,具有句子的交际功能。因此,"独词句""电报句"虽然不完整,却是句子结构的基础和萌芽。

(二)完整句阶段的发展

当儿童进入到完整句阶段时,在完整的单句、复句和特殊句型的发展中,都体现出不同语种儿童在获得语法方面的特殊性。汉语儿童在完整句阶段大致呈现以下规律。

1. 单句

从不完整句发展而来,早期的简单句主要是主谓、谓宾、主谓宾、主谓补等结构的无修饰语单句,并且往往带明显的语气或语气词;之后出现一些简单修饰语单句、主谓双宾语句、简单连动句,随后才出现复杂修饰语句、复杂连动句、兼语句、把字句、被字句等。主语或宾语套嵌有从句的句子难度最大[①]。

2. 复句

一般在 2 岁左右开始产出,产出比例和句法复杂度随年龄增长而增长,但产出比例一直低于单句。在句子复杂度方面,幼儿的复句往往结构松散、缺少连词,直至 6 岁左右复句的发展仍没有达到较高水平。复句的习得顺序和产出比例可参见表 1-2。

表 1-2 汉语儿童复句发展情况[②]

复句类型		习得顺序	产出频率
A. 联合复句	联合>偏正	并列>顺承>递进、选择	联合多于偏正,约为 5∶1
B. 偏正复句		条件、假设>因果>转折>让步、目的	

① 参见武进之,朱曼殊,缪小春.1986.幼儿复合句句法结构发展的初步分析//朱曼殊主编.儿童语言发展研究.上海:华东师范大学出版社:9-19.
② 此表参考李宇明(1995)在《儿童语言的发展》中复句发展的介绍而制,">"表示"早于"。

另外，关联词的使用有助于儿童掌握复句关系，但在学龄前儿童产出的复句中含有关联词的复句比例较低（约 25%），且时常出现误用的情况。词汇的发展有助于复句的进一步发展，随着年龄增长，儿童使用关联词越来越准确，类型也日益丰富。

3. 复杂句式方面

①被动句的产出大约在 1 岁半以后，时间晚于主动句，且主要是无标记被动句；有标记被动句一般在 2 岁后出现，产出时间晚且使用频率较低，一般儿童到 6 岁才能基本掌握被动句，完全掌握则要到学龄期。②"把"字句在 2 岁左右出现，但儿童常常遗漏宾语；4—5 岁基本发展成熟，主要用于表处置义。③比较句在 2 岁左右出现，差异性比较早于同一性比较，语义类型扩大（从性质到动作、事件的比较），3 岁以后能熟练运用。

（三）语法的发展规律

①句子的平均长度（mean length of utterances，MLU）是儿童早期语言发展的重要指标，随年龄增长而增长。

汉语一般以字或词为单位计算句子长度。朱曼殊等（1990）以词为单位调查了 2—6 岁儿童简单陈述句的 MLU，发现 2 岁儿童的 MLU 大致为 3 个词，到 6 岁发展到 8 个词。无论如何，汉语儿童的 MLU 随着年龄增长而增长，但当儿童的 MLU 达到一定水平后，就不具有明显的区分度了，难以作为语言发展的指标。

②句子结构的完整性和复杂度是衡量语法发展的核心指标，随着年龄增长儿童语句的结构趋向清晰、完整。

③汉语母语的习得还要特别关注虚词的使用，并兼而考虑方言语法特征。

五、汉语儿童的口语流畅度发展

口语流畅度，指的是口语表达的整体流利程度，表达时的语速快慢，是否频繁停顿、重复，是否不自觉地添加语气助词、冗赘语等，都会影响口语的流畅度。流畅度作为口语表达的核心评价指标，受到语音、词汇、语法多方面发展情况的影响。在语言各方面能力均衡发展的基础上，儿童口语表达的流畅度才会稳步提升。总体来看，汉语儿童口语流畅度随着年龄增长而增长。

（一）早期主观性表达发展

汉语儿童的早期口语具有主观性表达特征，这一特征显著体现在语气助词的习得方面。低龄幼儿的语言之所以具有电报色彩，正是由于缺乏必要的虚词。不同于其他类型的虚词，语气助词的习得时间较早，汉语儿童一般在2岁前就已经产出典型的语气助词，在3岁前开始连用语气助词来表达主观情感（如"的呀""了吗"等），同时也习得一些非典型的语气助词，并随着年龄增长掌握更加丰富的语气用法。一方面，语气助词本身在结构上具有完句功能[1]；另一方面，语气助词的运用也使得口语表达效果更加自然、流畅。

（二）口语中的冗赘语

冗赘语的使用属于口语的非流利现象。冗赘语主要包括口语中的"呃、嗯"[2]等冗赘语气词和"然后（呢）、就是、这、那个"等冗赘独立语。这些冗余成分没有明显的主动的交际价值，往往是说话人不自觉的言语习惯，或是用冗赘语拖延时间以更好地组织语言。

儿童在冗赘语的使用方面呈现出先升后降的特点，冗赘语的类型少于成人，高频使用的有"嗯"和"然后"。以儿童口语常见的高频冗赘语"然后"[3]为例，汉语儿童一般在2岁以后开始产出"然后"，但在4岁前产出的以表承接的连词为主，数量较少；到4岁左右，当儿童的叙述能力得到一定的发展时，他们开始产出大段连续的话语，例如叙述一个事件、讲述一个故事等，此时儿童才会经常使用甚至连用多个"然后（呢）"来填充话隙，保证话语不被打断，延缓思考和组织语言的时间。到儿童语言发展进入成熟阶段，儿童口语中的冗赘语会逐渐减少，言语流畅度得以提升。

---

① 完句功能，指的是某成分可以使得该语言表达式独立成句的功能。参见贺阳. 1994. 汉语完句成分试探. 语言教学与研究，（4）：26-38.

② 区别于表示肯定应答义的"嗯"类词。

③ 单独作为承接连词的"然后"不算作冗赘语。

（三）口语中的停顿和重复

停顿和重复数量同样是评估口语流畅度的重要指标。如前所述，4 岁前的儿童较少地使用冗赘语，但这并不代表其口语流畅度好于 4 岁以上的儿童。低龄幼儿在说话时往往话没说完就出现停顿，需要思考一会儿或是家长适当引导才能清晰表意；又或是重复好几遍刚刚说过的词、句，才能接着说下去，其言语表达的逻辑性也有所欠缺。例如，某 3 岁儿童在讲述动画片时说"妈妈出来问，小，小猪佩奇，你要穿上靴子才行，跳泥，跳泥坑"。

总的来说，随着年龄的增长，汉语儿童的语音、词汇、语法和言语流畅度会循序渐进稳步发展。汉语儿童的语言发育，既有一些类似其他语言的规律，例如在元音、辅音的习得顺序方面，但又有很多汉语特殊的发展规律，例如对普通话四声调、语气词的习得等。目前的研究非常有限，还有大量的规律尚待发掘。

第五节　汉语儿童语言发育进程的评估方法

一、汉语儿童语言发育进程评估方法概述

（一）儿童语言发育评估的目的及要求

儿童语言发育具有顺序性与阶段性，即不同年龄阶段的儿童语言具有不同的表现特征。儿童早期的语言发展会对其今后的学业成就、社会交往产生深远影响，因此对儿童语言发育进程进行恰当的评估是必要的。语言评估的目的在于帮助父母、教师了解儿童语言发育进程，依据评估结果对儿童语言的薄弱方面及时进行干预，从而促进儿童语言的良性发展。

一般来说，儿童语言发育进程的评估应具有全面性，在对象上尽量覆盖不同年龄阶段的儿童，在内容上尽量覆盖语言能力的各个方面，例如听觉理解、口语表达、阅读理解、书写能力，等等。同时，不同语言的儿童语言发育存在差异，在评估方案设计时也应考虑该语言的特征，例如中文早期语言

与沟通发展量表（Chinese Communicative Development Inventory，CCDI）根据内地和香港儿童的语言特点和文化背景进行了适当调整。

　　无论采用何种方法对汉语儿童语言发育进程进行评估，都应在正式评估前了解儿童的基本信息，大致内容如图 1-15 所示。

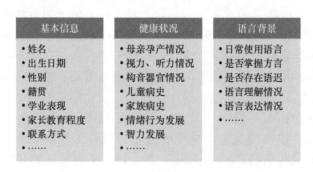

基本信息	健康状况	语言背景
• 姓名 • 出生日期 • 性别 • 籍贯 • 学业表现 • 家长教育程度 • 联系方式 • ……	• 母亲孕产情况 • 视力、听力情况 • 构音器官情况 • 儿童病史 • 家族病史 • 情绪行为发展 • 智力发展 • ……	• 日常使用语言 • 是否掌握方言 • 是否存在语迟 • 语言理解情况 • 语言表达情况 • ……

图 1-15　儿童语言评估前需了解的信息

（二）常见的汉语儿童语言发育评估方法

　　常见的汉语儿童语言发育评估方法可分为综合发育评估、语言专项评估、非标准化测验三种。其中前两者属于标准化评估方法，这类评估量表往往具有较好的信效度，包含面向儿童综合发育情况和语言发育情况的测验，也包含由父母报告完成的问卷测评。而非标准化测验则包含国内研究者针对汉语儿童各方面语言能力设计的实验范式，以及一些新兴的评估方法。近年来，人工智能、大数据分析技术和神经探测技术越来越多地应用于儿童语言发育进程评估，这给汉语儿童语言发育的快速、精细化评估带来了新的机遇。

　　由于我国对儿童语言问题的认识起步较晚，国内较为成熟的儿童语言发育评估量表相对欠缺。一方面，临床上广泛借鉴国外的综合性发育诊断量表对儿童发育水平进行评估，例如格塞尔婴幼儿发展量表（Gesell Developmental Schedules），包含适应性、大动作、精细动作、个人—社交、语言五大能区的测评；在语言专项评估方面有中文早期语言与沟通发展量表、皮博迪图片词汇测验（PPVT）等量表。另一方面，一些医学专家和语言研究人员出于语言障碍筛查或语言研究的目的开发了一些评估量表，例如普通话听力理解和表达能力标准化评估。

（三）汉语儿童语言发育评估方法的特点

当前，汉语儿童语言发育评估方法具有 4 个特点。

一是广泛引进西方的评估量表，缺乏自主研发的、可行性和科学性较高的评估量表。值得注意的是，在语言评估方法的选用上，直接从英语翻译为其他语种的测试显然是不科学的（Peña，2007）。因此在借鉴时要更多考虑语言文化背景，并建立不同地区、年龄和年级儿童语言能力的常模。同时，当前亟待开发出具有汉语特色、推广性强的语言功能评估工具。在这一方面中国台湾地区作出了一定的示范，从早期翻译国外量表走向开发本土化评估工具，例如话语学龄儿童沟通及语言能力测验（黄瑞珍等，2014）等。考虑到大陆地区各省份不同的语言环境，语言评估工具的开发和推行则更具挑战性。

二是偏重低龄儿童，偏重口语的评估，读写能力评估不足。这是国内外儿童语言发育进程评估方法的共同特点，对低龄儿童的语言关注较多，并在此基础上进行早期的指导与干预。但这也导致了大龄儿童的语言评估存在缺口，同时读写能力往往在学龄期得到发展，汉字有别于拼音文字又具有独特性，因此汉语儿童读写能力的评估方法有待进一步探索。

三是全面性弱、精细化程度低。已有的儿童语言发育评估大多关注儿童某方面的语言能力，例如词汇量的大小、听理解感知、句子表达等；有的量表属于综合性发育评估量表，语言只是综合评估的一部分，因此不够全面。

四是结合新兴技术的精细化评估亟待发展。传统的儿童语言发育评估的测试内容以口语表达及行为评估为主，评估方式往往是问卷填写与临床观察相结合，存在着评估结果主观性较大、耗时耗力无法进行大范围语言发育障碍筛查等缺点。随着大数据分析、机器学习及神经探测技术的发展，儿童语言发育评估逐渐呈现出传统评估方式与新兴技术相结合的发展趋势。国外较早地开始了相关研究，探索儿童语言发育障碍的神经物质基础，建立基于大数据机器学习的儿童口语语料库，进一步开发儿童语言能力评估体系，通过利用新兴技术推动儿童语言发育评估走向精细化、专业化。国内相关领域的研究起步较晚，尤其是在神经探测技术的应用方面，未来应加强传统与现代化评估技术的结合。

二、汉语儿童综合性发育评估法

目前为止，各类儿童发育量表已达上百种之多，一些综合性量表将语言发育进程囊括在内。在中国，普遍使用的汉语儿童综合性发育评估量表包括格塞尔婴幼儿发育量表、贝利婴幼儿发展量表、年龄与发育进程问卷中文版、亚太学前儿童发展量表等。

（一）格塞尔婴幼儿发展量表

格塞尔婴幼儿发展量表由美国耶鲁大学教授、儿童心理学家阿诺德·卢修斯·格塞尔（Arnold Lucius Gesell）制定，最初发表于 1925 年，1937 年、1940 年、1947 年和 1974 年先后进行了修订。20 世纪 60 年代初，中国开始在临床上试用格塞尔婴幼儿发展量表。该量表适用于出生至 6 岁的幼儿，重点面向 3 岁以下的幼儿进行测试。格塞尔认为幼儿的生长发展是有次序地逐步成熟的，幼儿的行为在抵达某一阶段时会显示出特殊的飞跃式进展，这样的年龄阶段叫"枢纽年龄"。因此，格塞尔婴幼儿发展量表将 1 岁以内每 4 周划为一个阶段，以 4 周、16 周、28 周、40 周、52 周为枢纽年龄，认为 4 周仅能预测巨大的异常以及高危因素，28 周是早期发现发育落后的恰当时期，40 周是评价和研究的最佳时期。1—3 岁则以 3—6 个月为一个阶段，以 18 个月、24 个月、36 个月为枢纽年龄。

格塞尔婴幼儿发展量表分为五大能区，包含适应行为、大运动行为、精细动作行为、个人—社交行为、语言行为，共计 566 个项目。其中，言语能测试婴幼儿听理解和言语表达的能力。此量表广泛应用于国内外临床，但使用比率值作为发育商（Development quotient，DQ）评分，评分方法相对粗糙，数量化程度偏低。

（二）贝利婴幼儿发展量表

贝利婴幼儿发展量表（Bayley Scales of Infant Development，BSID）是国外广泛应用于婴幼儿发育评估的诊断性量表之一，由美国儿童心理学家南希·贝利（Nancy Bayley）于 1933 年编制而成，随后进行了多次修订，于 2006

年发表第Ⅲ版。在中国，徐姗姗等（2011）对 BSID-Ⅲ进行翻译、修订，以上海1408名正常儿童为样本进行本土化研究，并证明该量表具有较高的信效度。

此量表适用于从出生到 42 个月婴幼儿各方面能力的评估，BSID-Ⅲ婴幼儿观察指标对年龄的标准划分非常细化，详细地分成了 17 个月龄段，如表 1-3 所示。

表 1-3　BSID-Ⅲ对婴幼儿月龄的划分[1]

阶段	月龄
A	16 天—1 个月 15 天
B	1 个月 16 天—2 个月 15 天
C	2 个月 16 天—3 个月 15 天
D	3 个月 16 天—4 个月 15 天
E	4 个月 16 天—5 个月 15 天
F	5 个月 16 天—6 个月 15 天
G	6 个月 16 天—8 个月 30 天
H	9 个月 0 天—10 个月 30 天
I	11 个月 0 天—13 个月 15 天
J	13 个月 16 天—16 个月 15 天
K	16 个月 16 天—19 个月 15 天
L	19 个月 16 天—22 个月 15 天
M	22 个月 16 天—25 个月 15 天
N	25 个月 16 天—28 个月 15 天
O	28 个月 16 天—32 个月 30 天
P	33 个月 0 天—38 个月 30 天
Q	39 个月 0 天—42 个月 15 天

BSID-Ⅲ包含认知、语言、动作、社会情感、适应性行为等多个评估子量表。其中前三者由专业人员对婴幼儿进行评估，后两者则由家长填写婴幼儿发展状况的问卷进行反馈。语言子量表由语言理解和语言表达两个子量表组成。语言理解子量表评估幼儿对语音的识别能力，以及在多大程度上能够理解相应的词汇和指令（见表 1-4）。语言表达子量表评估幼儿在交流过程中对于语音语调、手势、词汇、语法等运用的情况。

---

① 转引自上海学前教育网. 美国 Bayley 婴幼儿发展评估量表（第 3 版）.（2014-07-01）http：// www.age06.com/Age06Web3/Home/MobileImgDetail?Id=568225ab-a96e-44b6-b2a2-fc47450357a1.

表 1-4　BSID-Ⅲ语言理解评估项目节选[①]

年龄		观察项	评分标准	是否观察到	
				是	否
语言理解	ABC	1. 对人短暂留意	幼儿把目光集中在某个人身上超过 2 秒钟	1	0
	ABC	2. 容忍被关注	幼儿能够容忍被关注并没有表现出不高兴	1	0
	DE	3. 当别人对其说话时，表现平静	当成人对幼儿说话时，幼儿表现平静	1	0
	DE	4. 对周围声音有反应	幼儿对当下环境的声音有明确的反应	1	0
	DE	5. 对某个人的声音有回应	幼儿对某个人的声音有明确的反应	1	0
	FGH	6. 通过转头探索	（测试两次）幼儿有目的地把头转向声音来源	1	0
	I	8. 持续把玩某个物体	幼儿把玩某个物体超过 60 秒钟	1	0
	J	10. 终止活动	当你叫幼儿的名字时，幼儿会看向你并暂时停止进行中的游戏	1	0
	J	11. 识别 2 个相似的词	幼儿至少能够区分出 2 个相似的词	1	0
	J	12. 对制止指令的回应	在听到制止指令时，幼儿能够停下正在进行的动作	1	0

（三）年龄与发育进程问卷中文版

20 世纪 80 年代，美国俄勒冈大学人类发育中心、早期干预研究所的布里克·戴安（Bricker Diane）和斯夸尔斯·简（Squires Jane）教授开发了英文版年龄与发育进程问卷（Ages and Stages Questionnaires，ASQ）。此问卷适用于 1—66 个月儿童的发育评估，且得到了美国儿科学会的推荐。2003—2012 年先后多次修订并完成中国内地版标准化（ASQ-C）。

该问卷分为沟通、大运动、精细运动、解决问题、个人—社会五个能区共 30 个子项目。其中沟通能区涉及儿童语言表达、倾听和理解能力。家长的日常观察对早期识别发育落后的儿童具有重要意义，此测评通过父母填写问卷完成，操作简便、依从性好，可以促进家长及时监测儿童的综合发育情况，提高家长对儿童发育水平的认识。

[①] 转引自上海学前教育网·美国 Bayley 婴幼儿发展评估量表（第 3 版）.（2014-07-01）. http: // www.age06.com/Age06Web3/Home/MobileImgDetail?Id=568225ab-a96e-44b6-b2a2-fc47450357a1.

（四）东亚-太平洋地区早期儿童发展量表

东亚-太平洋地区早期儿童发展量表（East Asia and Pacific Early Child Development Scales，EAP-ECDS），是由联合国儿童基金会（United Nations International Children's Emergency Fund，UNICEF）根据亚太地区 7 个国家儿童早期学习与发展标准编制的，旨在"为东亚和太平洋地区的利益相关者配备通用的衡量工具以评估 3—5 岁儿童的整体发展情况"（Rao et al.，2014），可考查儿童认知、社会性和情绪、运动、语言和前阅读、健康卫生及安全、文化知识和活动参与、学习品质这七大领域的发展状况。此量表经过三轮测试修订，在各国均具有良好的信效度。

此量表适用于即将入学的儿童，语言测查部分包括了表达性词汇、理解性词汇、语音意识、故事讲述、汉字认读、图画书阅读和前书写能力等内容。测试时，研究者提供图片、纸笔及图画书等材料，儿童根据要求指认图片、口头回答、认读汉字、讲述故事、书写或阅读图画书。

三、汉语儿童语言专项评估法

除了综合性发育水平评估以外，也有一些汉语儿童语言专项评估量表在国内使用。其中既有从国外引进的量表，例如中文早期语言与沟通发展量表、皮博迪图片词汇测验，也有国内编制的语言评估工具，例如"梦想"普通话听力理解和表达能力标准化评估。

（一）中文早期语言与沟通发展量表

Fenson 等（1993）为美国说英语的儿童编制了麦克阿瑟沟通发展量表（MacArthur Communicative Development Inventory，MCDI），量表分为适用于 8—16 个月儿童的婴儿词汇和手势问卷以及适用于 17—30 个月儿童的学步儿词汇和句子问卷。这是第一个权威性语言测量工具，Fenson 等（1994）通过对 1700 名儿童的父母所做的调查，确立了理解和产生词汇的常模和百分位数得分（percentile scores），能将儿童的语言发育水平与相应的常模作比较，从而了解儿童的语言发育进程。

在此量表发表以前，基本通过父母日常观察来把握儿童语言发育水平，难以量化和准确评估，但该量表的问世使得父母报告也成为一种可靠、有效的评估方法。在这一方面，包括汉语在内的 20 多种语言将 MCDI 进行了标准化研究，并投入临床使用。

自 2001 年起，谭霞灵等（2008）多次修订完成了中文早期语言与沟通发展量表——普通话版和粤语版（Chinese Communicative Development Inventory-Mandarin Version & Cantonese Version，CCDI），评估项目见表 1-5。婴儿表（词汇和手势）要求照看者根据表内的词汇进行判断，看儿童是否能够"听懂"或是"会说"这些词汇。婴儿表还要求照看者按照表格内容，

表 1-5　CCDI 量表评估项目一览表

评估项目	普通话版	粤语版
词汇和手势		
第一部分		
A. 早期对语言的理解	3	3
B. 听懂短语	27	27
C. 开始说话	4	4
D. 词汇量表	411 个词汇（20 类别）	388 个词汇（19 类别）
	听懂/会说	听懂/会说
第二部分		
A. 初期沟通手势	11	11
B. 游戏和常规	5	5
C. 互动动作	15	14
D. 假扮游戏	5	9
E. 模仿成人动作	7	15
词汇和句子		
第一部分		
词汇量表	799 个词汇（24 类别）	800 个词汇（24 类别）
第二部分		
A. 儿童怎么使用词汇	5	5
B. 句子和短语	4	5
C. 短语组合	最长句子的平均值	最长句子的平均值
D. 复杂性	27	26

报告语言发展的前身——儿童会做的沟通性、符号性手势。幼儿表（词汇和句子）是为了测试幼儿的词汇量以及语法规则的应用能力，在此阶段儿童大量产出词汇，因此幼儿表只要求照看者确认孩子会说的词汇。

此量表不仅可用于 8—30 个月汉语儿童的语言发展评估，也可对语言发育落后的年长儿童进行评估。为了方便测试，此量表还有短表形式，能在10—15 分钟内快速地对儿童的语言表达水平进行评估。

（二）皮博迪图片词汇测验

1959 年，邓恩（Dunn）夫妇编制了皮博迪图片词汇测验的第 I 版，随后1981 年、1997 年、2007 年进行了三次修订。中国科学院心理研究所及上海新华医院等单位的专家对该量表进行了修订并展开测查工作。该测验适用于2.5 岁到成人，是评价感受性词汇理解能力的有效工具。测试时无须被试开口讲话，被试听到词汇选出对应的图片即可。正因如此，本测试属于操作类评估方法，适用于表达能力较差的幼儿，例如年龄小、口吃、胆怯的幼儿，同时在语言障碍群体中也有广泛应用，如哑巴、失语、脑瘫人群。

PPVT 的每个测试项目都包含 4 幅简单的黑白插图。施测时，主试口头说出目标词语，并出示含有 4 幅插图的图板，让被试指出与词语相一致的图画，回答相符得 1 分，不符得 0 分。PPVT 的优点在于相对容易施测，被试只需在现有水平的临界范围内回答问题即可，也就是说，每名被试只需要回答 35—45 个难度适宜的项目，在 10—15 分钟内就能完成测试。不足在于该量表仅用于测量被试的词汇理解能力，无法对语言表达能力进行判断。同时，在不同文化和语言背景中，应谨慎使用 PPVT。

（三）"梦想"普通话听力理解和表达能力标准化评估

刘雪曼等（2015）针对汉语儿童编制了普通话听力理解和表达能力标准化评估（Diagnostic Receptive and Expressive Assessment of Mandarin，DREAM，译为"梦想"）。专家团队充分考虑了汉语普通话的一些特性，设计和试用了大量语言测试项目，兼顾测试项目的难易度，以实现测评项目能较好地代表 2—8 岁正常发展的汉语儿童获得的语言形式和结构的多样性。同时考虑到方言影响，最初设计的方案大约有 3%的内容在修订时被剔除，随后对

969 名汉语儿童进行了标准化测试，目前仍在推广试用阶段。

　　DREAM 是一套计算机化的测试，完成整套测试大约 45 分钟。每道题目的题干通过电脑呈现声音和图片，无须测试人员过多参与，实现更加标准化的操作。完成测试后，系统将显示四大语言指标分数，包括表达、理解、句法和语义得分，自动出具评估报告。同时，由于 DREAM 测试充分考虑语言障碍儿童存在的语言习得困难，可用于筛查鉴别不同语言能力的儿童，测试人员必须接受 DREAM 评估以及语言康复治疗的专业证书培训。

第二章

儿童语言障碍概述

　　语言是儿童发展的核心能力，是认知能力和社交能力发展的重要前提。语言障碍不仅会严重影响儿童的语言理解能力和语言表达能力，还将影响儿童的身心发育，导致注意缺陷和学习困难等多种心理行为问题。目前中国尚无儿童语言障碍筛查的统一标准和统一的语言发育水平评估方案，因此大范围儿童语言障碍的早期诊断和干预未能有效展开。本章将介绍儿童语言障碍的基本知识，包括儿童语言障碍的类型、表现及发生机制，目前国内外儿童语言障碍的筛查和矫正方法，儿童语言发育障碍的伴随疾病及其影响。

第一节　儿童语言障碍的界定与分类

一、儿童语言障碍的界定

　　儿童在母语习得过程中，有时候会发生语言理解或语言表达水平大幅度低于同龄儿童的现象，常见的表现有发音困难或发音不准确，词汇匮乏，句子结构错误，话语过于简单，不愿意说话等，或是在句法、表达和运用方面严重落后于同龄儿童，这就是"儿童语言障碍"。由于导致儿童语言异常的致病因素较多，病症表现相对复杂，目前对儿童语言障碍的界定尚没有统一定论。一般来讲，儿童语言障碍的定义可以分为狭义和广义两种。

　　狭义的儿童语言障碍指并非由听力或其他感官损伤、神经运动系统障碍或者精神类障碍引起的儿童母语运用异常，也称为"发展性语言障碍"（developmental language disorder，DLD）。狭义的儿童语言障碍有以下四个特征：①儿童在不同的语言方面（如听说读写）学习和运用语言的能力皆有长期的困难，障碍常包括词汇量少、组词组句的能力较低，开展叙事、组织对话困难等；②儿童语言能力"大幅度地、可量化地"低于同龄儿童的水平，并导致儿童无法进行正常社交或出现学习障碍；③障碍初发于儿童发育早期；④语言障碍并非由听力或其他感官损伤、神经运动系统障碍或者其他精神类障碍引起。

广义的儿童语言障碍泛指发展性语言障碍（即狭义的儿童语言障碍）以及由其他病因导致的语言障碍。由于语言的发展是一个多因素影响的综合习得过程，需要感知觉、注意力、认知、听觉、视觉、记忆、逻辑、运动等方面的配合，任何一个方面出现问题，都有可能导致儿童的语言异常。反过来，语言也常常作为其中一个或多个因素发育异常的表征，包括孤独症谱系障碍、唐氏综合征（Down Syndrome）、雷特综合征（Rett Syndrome）等基因或神经系统疾病，以及智力障碍、听力损失、注意缺陷多动障碍（attention deficit and hyperactivity disorder，ADHD）等。本书讨论的儿童语言障碍采用广义的概念，指的是儿童在习得母语的过程中，由于单纯语言发育异常或是特定疾病导致的在语言的理解、加工、整合、产出、运用等各个方面出现迟缓或障碍。

儿童语言障碍是常见的儿童发育性障碍，学龄前期儿童语言障碍的患病率高达5%—8%，尤其是在经济落后、语言环境复杂的地区，儿童语言障碍的发病率更高（Nelson et al.，2006）。若未经恰当治疗干预，一半以上的儿童的语言障碍将从学龄前持续至学龄期，并可能导致学习障碍或智力障碍，甚至伴发心理与社会行为异常（如社交障碍、孤独症、躁郁症、注意缺陷等），对儿童的未来发展造成巨大阻碍，继而成为家庭和社会的重大负担。

二、儿童语言障碍的分类

儿童语言障碍的表现纷繁复杂，每个孩子可能又不一样，目前没有统一的分类方法。按照语言能力表现，儿童语言障碍大致可以分为理解型语言障碍和表达型语言障碍，以及理解—表达混合型语言障碍。理解型语言障碍主要表现为无法正常理解口头语音或书面文字，表达型语言障碍主要表现为儿童无法正常用口头或书面语言进行表意。也有很多孩子在理解和表达上都存在问题。一般来说，理解型语言障碍的影响要大于表达型语言障碍，其矫正难度也要更大。

值得一提的是，有些儿童在习得语言过程中并不存在理解和表达的损伤，只是习得的晚，可以称为"单纯性语言发育迟缓"，也就是人们常说的"贵人语迟"。这样的孩子仅仅是说话晚，极个别的孩子甚至 7—8 岁才开口说话。"迟"不是"无"，更不意味着"差"。这种情况除了会在等待出语过程中造成父母的极度焦虑外，其实并不会真的对孩子的正常发展产生明显的负面影响。需要特别注意的是，儿童语言障碍的早期表现与单纯性语言发育迟缓表现不易区分，很多人常常会以"贵人语迟"的理由安慰孩子的家长。而当家长意识到孩子的问题不是单纯的"语迟"时，问题往往已经很严重了，从而错过了干预语言发展的最佳时期。

> **贵人语迟**
>
> 其实"语迟"不一定就是"贵人"，是否存在单纯性语言发育迟缓并不能提示儿童其他方面的能力或以后人生中的发展情况。但是考虑到语言发育进程对儿童的认知、智力等发育有紧密影响，即使是单纯的"贵人语迟"也应该充分加以重视，尽可能创造条件合理介入，以免对儿童的智力等相关能力发育造成干扰。

从语言学视角看，儿童语言障碍主要表现在语音、语义、词汇、语法、语用这几大方面。

⋄ 语音：障碍儿童可能无法区分一些特定的音素，比如声母 g 和 d，会把"哥哥"说成"的的"。虽然这些问题在正常发育儿童的语言发展过程中也很常见，但障碍儿童的问题明显更多，且在 4—5 岁以后仍然得不到解决。发音准确性的问题会影响言语的可懂度，另外语言障碍儿童在单词中识别某些特殊的音位时会有更多障碍，语音意识较差，可能会导致读写障碍。

⋄ 语义：障碍儿童无法理解词汇或句子的意义，也会存在组织意义的障碍。

⋄ 词汇：无法顺利记忆词汇，无法在表达时选用恰当的词汇。

♦ 语法：无法顺利把词汇组织成符合语法的句子，无法正确理解句子，在获取言语意义时倾向于利用常识去推断而非通过句子结构去正常理解句子内容。

♦ 语用：障碍儿童在对话等社交情境下的语言综合运用能力可能出现问题。他们往往不能根据语境理解话语，理解别人言语时过于表面化，不能理解言外之意，常常说出不符合语境的言语，在持续交谈或转换话题时过于不自然。

从语言使用的情景看，儿童语言障碍可以分为**儿童听说障碍**（也即言语障碍）和**儿童读写障碍**。

（一）儿童听说障碍（言语障碍）

儿童听说障碍指的是儿童由于器官发育异常或不明原因而导致的口语听说异常，可以分为听理解障碍和口语表达障碍。听理解障碍的儿童无法听懂别人的口头话语，又可以分为语音听辨障碍和语义理解障碍。语音听辨障碍是指儿童无法正确地、及时地听清并分辨语言中的语音，常见于存在听力障碍的儿童（见第二章第二节）；语义理解障碍发生在大脑处理语言信息的环节，儿童能够正常听辨语音，但是无法正常获得其代表的意义，有些儿童无法获取词汇意义，有些儿童则无法把词汇意义加以正确的语法组合从而获得正确的句子和语篇意义。口语表达障碍首先可能发生在发音上，也即构音障碍，发音器官的器质性损伤会导致构音障碍，比如腭裂、舌系带过短；也有的构音障碍是脑功能性的，发音器官无异常，但是大脑无法控制发音器官进行正确发音动作。口语表达障碍也可能源于儿童的构音以外的问题，如词汇损伤（无法正确记忆和调用词汇）、语法损伤（无法合理组织词汇进行表达），甚至是表达意愿的丧失（比如缺乏自信、自闭）。

（二）儿童读写障碍

儿童读写障碍一般包括阅读障碍和书写障碍，表现为阅读或写作能力异常，影响儿童的文字阅读及理解、记忆运作、提取字词能力、文字所代表的信息的处理能力或速度。读写障碍儿童的语音处理、视觉感知、听觉认知、专注力、空间分辨等能力往往也较同龄儿童弱。读写障碍是儿童语言障碍的一大类别，也是非常常见的一种儿童发展性障碍，其往往对学龄儿童的学习产生严重影响。据统计，学龄儿童学习困难中，80%以上是由儿童读写障碍导致的（Lerner，1993；Bender，2004）。

学习困难

　　学习困难是指在学习和运用所接收的信息时出现的如表达、阅读、书写、推理或运算等方面的困难。研究显示这种现象是由于中枢神经系统功能失常而导致的。

　　在学习困难的众多表现中，最普遍的是读写障碍，是一种儿童发展性障碍。

　　读写障碍儿童常见表现有以下 8 个：①阅读吃力，读错字；②阅读后不理解内容；③朗读不流畅，跳字、跳行，漏字、看错成别的字（词），重复阅读；④书写困难，记不住字形，字体结构扭曲，容易混淆音近字或形近字，增删笔画或部件；⑤抄写时间长，需要看一笔写一笔；⑥读写注意力集中时间短；⑦听课效率低，多动；⑧学习成绩差，自信心低落。

　　很多读写障碍并非由感觉障碍、运动障碍、智力缺陷、缺乏动机、不适当教学技巧以及环境所直接造成的，而是一种语言神经系统功能异常，我们将其称为**发展性读写障碍**（developmental dyslexia）。这些儿童在阅读发展过程中在一般智力、生理、生活环境和教育条件等方面与其他个体没有明显差异，也没有明显的视力、听力和神经系统障碍，但仍表现出读写成绩明显低于相应年龄的应有水平。典型特征是字词识别的精确性与速度受到损伤，影响到阅读理解和拼写，进而妨碍儿童词汇量和书面知识的扩充。研究表明，拼音文字系统中学龄儿童的发育性阅读障碍的发生率为 7.5%—10%，是儿童最常见的学习障碍（Stevenson et al.，1982；Shu et al.，2006）。

　　长期以来，中国社会对读写障碍认知不足，大量读写障碍儿童被归结于缺乏学习兴趣、注意力不集中、学习不努力、智力缺陷等因素。20 世纪末国内的研究者证实了汉语儿童阅读障碍的存在，并根据不同定义推断汉语阅读障碍的发生率为 4.55%和 7.96%（张承芬等，1996）。由于汉字与英语等拼音文字系统存在巨大差异，汉语儿童的读写障碍机制不同于英语儿童，也不应该照搬基于英语等其他语言而制定的读写障碍筛查标准。这方面的研究还非常欠缺。

图 2-1 简单梳理了儿童语言障碍的主要分类。

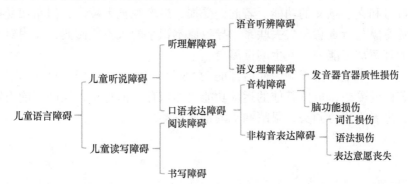

图 2-1　儿童语言障碍的分类

三、儿童语言障碍的神经机制

语言作为人类的高级神经加工活动，和大脑功能有着密不可分的关系，而儿童语言障碍的出现往往和神经功能发育缺陷有关。语言信号通过视觉器官眼睛与听觉器官耳朵感知后输入中枢神经系统，在中枢语言处理区进行单区域和多区域协作的加工分析后，结合认知和记忆等信息，再由神经传出支配言语运动器官的咽、喉、舌进行语言的口头表达，若任何一个环节受到损伤，均会产生语言或言语障碍。

第一章第二节已经介绍了语言的脑神经基础，这里不再赘述。简言之，语言功能涉及左右脑多个区域的协同工作。大脑皮层的语言中枢主要包括以下四个（见图 2-2）。

①运动语言中枢：位于额下回后部的 BA44 区、BA45 区，又称布罗卡区。该区域能分析和综合与语言有关的肌肉性刺激，控制言语运动。相关研究表明，即使患者与发音有关的肌肉未瘫痪，该区域受损，患者也会丧失说话的能力，其表现的病症之一是运动性失语症。

②听觉语言中枢（韦尼克区）：位于颞上回的 BA42 区、BA22 区。该区域负责调整和组织言语表达，理解别人的语言。若此处受损，患者能讲话，但表达混乱而且无意义；能听到别人讲话，但不能理解讲话的意思，对别人的问话常常答非所问，其表现的病症之一是感觉性失语症。

③视觉语言中枢：位于顶下小叶的角回，即 BA39 区。该区具有理解看到的符号和文字意义的功能。若此处受损，患者视觉无障碍，但角回受损使得视觉意象与听觉意象失去联系，导致原本识字的人不能阅读，失去对文字符号的理解加工能力，发生阅读障碍。

④书写中枢：位于额中回后部的 BA6 区、BA8 区，即中央前回区的前方。若此处受损，虽然其他的运动功能仍然保存，但写字、绘画等能力发生障碍，患者无法协调头、眼睛和手的精密移动。

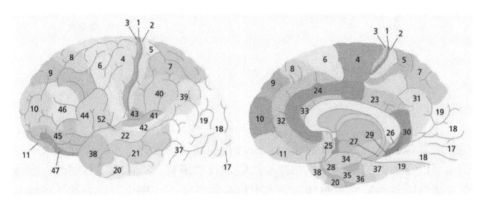

图 2-2　布罗德曼分区外侧面（左）和内侧面（右）示意图（引自 Jamie Ward，2015）

各语言中枢不是孤立存在的，它们之间有密切联系，语言能力需要大脑皮质有关区域的协调配合才能完成。从根本上讲，大脑皮质各分区之间都不是孤立的，而是通过许多神经纤维组成了非常复杂的神经连接和通路。某些神经元可能参与多种语言功能活动，某种语言行为也可能涉及多区域的神经元共同作用和配合，因此，大脑皮质间任何一部分神经通路受损或发育不成熟都可能会导致不同类型的儿童语言障碍。

不同类型的儿童语言障碍的神经机制有很大不同。虽然我们对这方面的了解还不充分，但是儿童语言障碍的神经机制越来越成为语言学、神经科学、医学等学科的热点议题。

神经解剖学研究发现，很多语言障碍儿童难以找到明显的脑损伤，其脑结构的异常非常细微，包括局灶性的皮质发育不良，局部神经元损害，颞叶的囊性病变，神经胶质软膜分化期发育异常导致的神经元异位、结构排序紊乱，语言功能区发育缺乏偏侧化特征。神经放射学研究发现大部分语言发育障碍儿童的脑结构扫描与正常儿童无异（Vasa et al., 2012）。不过大量的脑功能研究发现，儿童语言障碍的最突出表现是异常的语言或语言相关功能偏侧化。比如雷德凯和库尔切斯尼（Redcay & Courchesne, 2008）发现孤独症儿童的语音听理解加工障碍体现在右侧额叶和颞叶的过度激活上。对口吃儿童的研究发现，他们的脑结构和脑功能均存在异常。脑结构上，他们的腹侧感觉运动皮质（ventral sensorimotor cortex）下的上纵束（superior longitudinal fasciculus）的白质整合度比正常儿童更差（Chang et al., 2008），额叶运动区和听觉区之间的白质连接性差（Chang & Zhu, 2013）；脑功能上，口吃儿童在语言加工过程中有不正常的右偏侧化现象（Sato et al., 2011），在两个跟言语运动有关的神经通路上（额下回听觉—运动通路、辅助运动区—壳核通路）连接性过差（Chang & Zhu, 2013）。

当然，认知、情绪障碍以及后天语言环境、父母教育水平、家庭收入、与朋友玩耍和交流的频率均和儿童语言障碍的产生有密切关系，但目前还没有明确且统一的机制去解释两者间的关系。大体来看，儿童语言障碍既可能是先天的影响，也可能是后天的影响，或者两者共同作用的结果。从语言习得的行为上来看，儿童语言习得的过程是一个不断输入和输出的过程，儿童通过大量的语言输入和模仿学习，纠正错误，逐渐习得语言的内部规律，并利用这些规律不断产出新的词汇和句子，在这个过程中，儿童的语言神经网络也不断得到发展。单一神经发育问题或外界不良因素的出现，会在各个方面，从不同程度上影响这一互动过程，从而导致儿童语言障碍的出现。

第二节　儿童语言障碍的相关疾病

第二章第一节中已经说明，**本书所讨论的儿童语言障碍采用广义的概念**，即儿童在习得母语的过程中，由于其他疾病或是单纯语言发育异常的影响，在语言的理解、加工、整合、产出、运用等各个方面出现迟缓或障碍的情况。语言的发展是一个多因素影响的综合习得过程，需要感知觉、注意力、认知、听觉、视觉、记忆、逻辑、运动等方面的配合，任何一个方面出现问题，都有可能导致儿童的语言异常。反过来，语言也常常作为其中一个或多个因素发育异常的表征，包括孤独症谱系障碍、唐氏综合征、雷特综合征等基因或神经系统疾病，以及智力障碍、听力损失、注意缺陷多动障碍，等等。本节介绍语言障碍相关的各种疾病，其中既包括引发了儿童语言发育异常的相关疾病及障碍，也包含由语言障碍所引发的一些常见疾病。

概括而言，儿童语言障碍的相关疾病可以大致分为四种类型：感知觉障碍类疾病、神经系统异常类疾病、基因异常类疾病、精神类疾病。本节依次进行概述。

一、感知觉障碍类

即引起听力、视力障碍的儿童常见疾病，视觉和听觉是儿童习得语言过程中最重要的感觉渠道，视听障碍极易引发语言障碍。

（一）听力障碍

2019 年世界卫生组织最新公布的数字显示，残疾性听力损失患者已超过世界人口的 5%（4.66 亿人），其中 3400 万为儿童；据估计，到 2050 年，将有超过 9 亿人（即 1/10 的人）患有失能性听力损失。[1]中国作为人口大国，在其中所占比例可想而知。仅据 2006 年第二次全国残疾人抽样调查推算，全国听力残疾人数就高达 2004 万人[2]，其中患有听障的新生儿每年新增 3.5 万[3]。导致儿童听障的疾病有多种，常见的有两类。

①先天原因：由于遗传因素，或母亲在怀孕时患病（如疱疹等病毒感染、甲状腺疾病等）、错误用药（如链霉素、庆大霉素、卡那霉素等）、不当生活习惯（如吸毒、酗酒、超强噪声环境等），使胎儿的内耳和听神经受损，都可影响胎儿听神经的发育，造成幼儿先天性听障，另外胎儿出生时缺氧、早产、高胆红素血症等也会导致新生儿听力受损。

②后天原因：常见情况有中耳炎导致的传导性听力下降；慢性中耳炎导

---

[1] 上海公共卫生临床中心. 世卫组织-国际电联的新标准旨在防止 11 亿年轻人丧失听力. (2019-02-12). https://www.shaphc.org/news/746.html.

[2] 国家统计局、第二次全国残疾人抽样调查领导小组. 第二次全国残疾人抽样调查主要数据公报.（2006-12-1）. http://www.scio.gov.cn/xwfbh/xwbfbh/wqfbh/2006/1201/Document/325201/325201.htm.

[3] 中华人民共和国卫生部.中国出生缺陷防治报告（2012）. (2019-09-12). http://www.gov.cn/gzdt/ 2012-09/12/content_2223371.htm.

致的感音神经性听力下降；流行性脑膜炎、流行性腮腺炎导致的感音神经性听力损失；免疫系统疾病导致的听神经受损；误用耳毒性药物导致的听力受损；婴儿长期受到噪声刺激而导致的听力减退，等等。

儿童尤其是学龄前儿童时期，是学习语言的关键时期，3 岁前是学习语言的黄金期。由于儿童语言习得的主要输入途径是语音，如果此阶段儿童由于听力障碍不能接收到足够的言语信息刺激，无法正常获得语言能力，其语音听辨、语言理解、语言发音等多方面能力都可能出现障碍，甚至完全不能掌握母语。学龄期儿童的听障问题还会影响读写能力。

语前聋和语后聋

在母语习得之前出现的耳聋叫语前聋，在母语习得之后出现的耳聋叫语后聋。两者都会对儿童语言能力带来损伤，但是语前聋因为彻底阻断了幼儿的语音感知，其造成的语言障碍要远大于语后聋，甚至导致完全的聋哑儿。语前聋儿童发病率约千分之一。

耳聋的分类

听力损伤按病变发生位置分类，可以分为三类。

1. 传导性听力损伤：损伤发生在外耳或中耳，外界声波无法正常传导到内耳。

2. 感音神经性听力损伤：损伤发生在内耳或蜗后神经，耳蜗不能将声波正确变为神经电，或蜗后听觉神经通路发生障碍不能将神经兴奋传入人脑进行进一步处理。

3. 混合性听力损伤：中内耳病变同时存在，同时影响声波传导与感受。

目前，重度或极重度感音神经性耳聋患者可以通过植入人工耳蜗获得听力重建。人工耳蜗是一种电子装置，包括一个体外言语处理器和一个体内植入电极系统，言语处理器可以将声音转换为一定编码形式的电信号，然后再通过植入患者耳蜗位置的电极系统直接兴奋听神经，来恢复或重建听障者的听觉功能。随着人工耳蜗植入技术的不断发展，其对听障儿童顺利习得语言的效果显著，能够在语言习得关键期期间或之前植入更是意义重大。不过人工耳蜗植入并不能为儿童带来和正常儿童完全一样的听力，语音的听辨需要很高的听力敏感度，对人工耳蜗如何植入，植入后如何调机（对植入的人工耳蜗进行各项参数的调节），需要参考其对儿童带来的语音听辨效果，这方面的研究还很欠缺。

（二）视功能障碍

视功能障碍指由于先天或后天原因，导致视觉器官（眼球、大脑视觉加工系统）的结构或功能发生部分或全部障碍，对外界事物无法正常分辨。2006年我国第二次残疾人抽样调查数据显示，我国现有视力残疾人数1233万人，占所有残疾人数的14.86%。其中视力残疾儿童13万人，听力残疾儿童11万人。[①]儿童视功能障碍可以分为先天性和后天性。

儿童先天性视功能障碍：最常见的疾病是先天性白内障[②]、先天性青光眼[③]，另外，脑瘫也可能导致先天性视力障碍。0—5岁儿童致盲的一半以上均是先天性的。

儿童后天性视功能障碍：传染病（如风疹）、眼部或脑部外伤（如异物入眼）、中毒（如氧气浓度过高）、不正确的光刺激（如环境光线过暗或过强、过度注视电子屏幕）等。

从视力障碍的表现来看，儿童常见有屈光不正和弱视。近视、远视和散光，都属于屈光不正。屈光不正指的是由于各种原因（如眼睛的角膜曲率、眼睛的晶体以及整个眼睛的眼轴不匹配等）导致外界光线经过眼睛的屈光系统以后不能正常成像在视网膜上，而是形成在视网膜前、视网膜后，或者是形成两个不同的焦线。屈光不正往往需要佩戴眼镜治疗。随着科技发展和电子产品的普及，屈光不正在人群中，尤其是青少年中发病率逐渐升高，且发病年龄逐渐减小。其中近视是最常见的屈光不正，在全球范围内影响近26亿人[④]。国家卫健委的调查结果显示，2020年我国儿童青少年总体近视率为52.7%。[⑤]

---

① 国家统计局、第二次全国残疾人抽样调查领导小组.第二次全国残疾人抽样调查主要数据公报.（2006-12-1）. http://www.scio.gov.cn/xwfbh/xwbfbh/wqfbh/2006/1201/Document/325201/325201.htm.国家统计局、第二次全国残疾人抽样调查领导小组.第二次全国残疾人抽样调查主要数据公报（第二号）.（2007-5-28）. http://www.stats.gov.cn/tjsj/ndsj/shehui/2006/html/fu3.htm.

② 先天性白内障是指由胚胎发育过程中晶体发育障碍而形成的晶体混浊。这种晶体的混浊常常在出生后即可形成，形态多样，轻重不一，可以对患儿的视功能造成严重的影响。严重的新生儿先天性白内障及其术后的弱视是儿童致盲的一个主要原因。

③ 先天性青光眼是由胎儿时期前房角组织发育异常而引起的发生率约占新生儿的0.02%，往往表现为眼压升高，整个眼球不断增大，导致视野缺损、屈光不正，甚至致盲。数据来源：葛坚.青光眼的研究进展与发展趋势.中华眼科杂志，2000，（3）：31-35.

④ 资料来源：世界卫生组织盲症和视力损害.2021.（2021-02-26）[2022-05-20]. https://www.who.int/zh/news-room/fact-sheets/detail/blindness-and-visual-impairment.

⑤ 资料来源：新华社.2020年我国儿童青少年总体近视率为52.7%近视低龄化问题仍突出.（2021-07-13）. http://www.gov.cn/xinwen/2021-07/13/content_5624709.htm.

弱视是指单眼或双眼最佳矫正视力低于相应年龄的视力，但眼部检查无器质性病变，这往往是由眼睛视觉发育期异常的视觉经验引起的，包括习惯单眼斜视、过度光刺激、视觉剥夺等。如果儿童8岁前弱视不能诊断和治疗，可能导致延误治疗时机而造成终生视力低下。

儿童视觉发育可塑期

0—3岁是儿童眼球快速发育的时期，也是其视觉中枢发育的关键期。儿童的视功能是在对周围环境的观测过程中形成的。如果在该时期儿童缺乏视觉体验，或者遭受不恰当的视觉经验，会阻碍其视功能的正常发展。儿童的视觉障碍康复也应该尽早介入，在视觉发育可塑期给予恰当的视觉刺激可以有效促进儿童视觉改善和健康发育。

儿童语言的习得主要依赖听觉的语音输入而不是视觉，所以视力障碍本身并不会对儿童语言发育产生太大影响。单纯视觉障碍儿童在语言的主要方面与正常儿童没有太大差异，仅在说话时的姿势、体态等次要方面表现出异样。但这并不说明盲童在语言表达上不存在弱点，突出的一个表现是视障儿童对很多词汇缺乏视觉感受的理解基础，缺少视觉形象，不能准确使用有视觉相关语义内涵的词汇。除此之外，视力障碍会严重影响学龄儿童的读写能力，可能导致孩子在字形识别、阅读速度和准确度方面差于正常同龄儿童，继而引发读写障碍，而读写障碍也可能诱发儿童出现听说言语方面的问题。

二、神经系统疾病

严格来说，感知觉类等其他疾病也可能伴有神经系统异常，并影响儿童的语言能力。本小节介绍起病主因在神经系统的和儿童语言障碍相关的常见疾病。

（一）癫痫

癫痫（epilepsy）即俗称的"羊角风"或"羊癫风"，是大脑神经元突发性异常放电，导致短暂的大脑功能障碍的一种慢性疾病。癫痫是儿童常见的神经系统疾病，0—14岁儿童的流行病学调查显示，儿童癫痫（不含热性惊厥）每年的发病率为151/10万，患病率为3.45‰。儿童癫痫病因复杂，可分为原发性和继发性两种。原发性儿童癫痫占癫痫患儿总数的 20%，没有找到致病原因，大多与遗传有关。继发性儿童癫痫的病因多为围生期缺血缺氧，先天脑发育不良、低级别胶质瘤、脑炎、外伤等引起。

癫痫发作时的异常高量的放电会损伤脑细胞，甚至带来脑结构改变，继而影响脑功能的多种方面。对于儿童，尤其是语言习得期儿童，癫痫放电可能会影响语言功能区，带来语言迟缓等障碍。癫痫持续还可能损伤其他认知能力，如智力、注意力等，继而影响语言习得能力。癫痫的反复发作还可能给儿童带来恐惧、自卑等心理方面的消极影响，也会影响儿童的语言和言语交际表现。

新生儿期直至青春期，神经系统结构和功能都处于快速发育塑形过程中，因此，不同年龄段的癫痫从病因、发病机制、临床特征表现到预后，很多方面与成人不同。儿童癫痫应尽可能早诊断、早治疗。对于语言习得关键期的癫痫患儿，还应该密切关注其语言发展情况，如有异常应该积极介入语言训练。

（二）脑瘫

脑瘫（cerebral palsy），全称脑性瘫痪，是指婴儿出生前到出生后一个月内脑发育早期，由于多种原因导致的非进行性脑损伤综合征。脑瘫的主要致病因素是新生儿缺氧缺血性脑病、早产、高胆红素血症、颅内出血等。脑瘫的表现由于病因及分型的不同而各种各样，主要表现为中枢性运动障碍以及姿势异常、智力低下、癫痫、感知觉障碍、语言障碍及精神行为异常等。脑瘫是儿科致残率最高的神经系统疾病，致残率高达 42%—45%（李晓捷等，2018）。

脑瘫患儿约 80%会出现语言障碍，根据脑损伤部位的不同，所表现的障碍类型也不同。常见的有语音听辨困难、理解障碍、构音障碍、流畅度差、交际困难等。由于脑瘫患儿还可能有与语言相关的认知功能损伤，如听力障碍、肌肉痉挛等，对他们进行语言训练还需要综合考虑这些相关功能损伤的康复。

（三）脑炎

脑炎（encephalitis）是指脑实质受病原体侵袭导致的炎症性病变。绝大多数的病原体是病毒，也可由细菌、真菌、寄生虫等感染引起。儿童脑炎常常引起类似感冒的症状，如发热、头痛、肌痛、呕吐、腹泻等。患儿还会出现神经系统的功能异常，比如过度兴奋、烦躁、抽搐、意识不清、昏迷。儿童脑炎治疗后可能会带来脑损伤，并留下后遗症，常见表现有癫痫、智力低下、语言障碍等。语言习得关键期发生脑炎的儿童更容易发生语言障碍。由于大脑语言功能有较强的可塑性，应该对脑炎患儿，特别是低龄患儿的语言功能进行严密监测，及时介入语言训练。

智力障碍

"智力"是多种能力的概括，主要包括学习和适应能力、理解能力、推理能力、抽象能力、记忆能力、创造能力等。智力障碍是由于大脑受到器质性损害或脑发育不完全导致的认知活动障碍，是很多儿童疾病的表征，如脑瘫、唐氏综合征、孤独症等，具体表现也因人而异。智力障碍儿童普遍存在语言障碍问题，据调查，轻度智力儿童的语言障碍发生率为 42%，中度智障儿童为 72%，而重度智障儿童则为 100%（李胜利《言语治疗学》）。

（四）孤独症谱系障碍

孤独症谱系障碍（autism spectrum disorders，ASD），是很常见的一种儿童发育障碍，其症状主要表现在言语发展障碍、认知障碍、感知觉障碍、社会交际障碍、兴趣狭窄和行为方式刻板，并常伴有明显的神经发育迟滞。

孤独症谱系障碍是一组具有神经基础的广泛性发展障碍，包括孤独症、阿斯佩格综合征（Asperger Syndrome，AS）等多种亚类病症，共同特征是沉默不语或较少使用语言，或者是出现语言发育迟缓、语言运用能力障碍。伴随兴趣范围狭窄以及刻板、僵硬的行为方式，多数患儿还有感知觉的异常和智力认知缺陷。

阿斯佩格综合征

阿斯佩格综合征属于孤独症谱系障碍的一种，具有与孤独症同样的社会交往障碍、狭窄的兴趣范围和重复刻板的活动方式。在分类上与孤独症同属于孤独症谱系障碍或广泛性发育障碍，但又不同于孤独症，与孤独症的区别在于此病没有明显的语言和智力障碍。

虽然孤独症的病因还不完全清楚，但是学界普遍认为高度相关的因素有遗传、免疫和环境。遗传方面，国外孤独症双胎研究的数据显示，孤独症在同卵双生子中的共患病率高达 50.0%—95.2%（Colvert et al.，2015），国内数据达到 73.68%（邓文林，2019）。免疫方面，孤独症患者经常发现具有免疫功能的淋巴细胞数量减少，活性降低，抵抗感染的功能下降。儿童的生长环境过于单一、缺乏关注等也可能导致孤独症发生。

语言与交际障碍是孤独症的重要表征，也是大多数家长选择就诊的原因。语言与交流障碍表现为多种形式，有非言语交流障碍和言语交流障碍两种类型。非言语交流障碍指的是患儿会以哭闹或尖叫来表达他们的不适或需求，很少用点头肯定、摇头否定、摆手等动作表达自己的意愿。至于言语交流障碍，大部分孤独症儿童有语言发育迟缓或障碍问题，通常在两到三岁仍不会开口说话，或是在正常语言发育下出现语言水平退化的情况，若不及时进行有效的干预，儿童的语言能力可能会随着年龄的增长逐渐下降甚至完全丧失。所以孤独症儿童大多存在严重的社交障碍，无法融入社会。

孤独症目前医学上还没有根治的治疗方案和药物，只能通过有效的干预措施对儿童的孤独症症状进行缓解。研究结果显示，越早获得有效干预的孤独症儿童，矫正的效果越好，且语言障碍的矫正对儿童孤独症缓解有重要作用。这也提示家长们要在儿童发育的早期对儿童的语言发育投入更多的注意力，一旦发现儿童有语言发育异常要及时介入。

（五）注意缺陷多动障碍

注意缺陷多动障碍（attention deficit hyperactivity disorder，ADHD）俗称"多动症"，患儿与同龄儿童相比，表现出明显注意力集中困难、注意持续时间短暂、活动过度或易于冲动。注意缺陷多动障碍是在儿童中较为常见的一种发育障碍，其患病率一般报道为 4%—7%。

导致注意缺陷多动障碍的原因可能有遗传、神经发育异常、脑损伤、环境因素等。虽然患儿智力正常或接近正常，但由于注意障碍、活动过度，往往出现认知障碍和学习困难。特别是语言习得敏感期或之前发生的注意缺陷，可能会导致儿童语言习得障碍，继而呈现出交际障碍、读写障碍等问题。儿童发生的语言障碍或语言发育迟缓也具有提示注意缺陷多动障碍的意义。

儿童失语症

　　儿童失语症指的是在儿童语言发育过程中，大脑由于各种原因受到损失导致的语言能力丧失。和成人失语症不同的是，儿童失语症患者的恢复能力要远超成人失语症患者。低龄儿童在遭受严重大脑损伤时，也有可能正常习得母语，这一点也为语言习得关键期假说提供依据。

三、基因或遗传类疾病

（一）唐氏综合征

　　唐氏综合征（Down Syndrome）是一种遗传性疾病，也称 21 三体综合征，主要原因是患者的细胞内额外多了一条 21 号染色体，导致其发育和身体特征发生变化。人体细胞通常含有 23 对染色体，每对中有一条染色体来自父亲，另一条染色体来自母亲，如果其中的第 21 对染色体出现基因畸变，2 条染色体变成 3 条，就会出现该疾病。唐氏综合征的严重程度因人而异，通常会导致患者终生智力残疾和发育迟缓。唐氏综合征儿童的语言发育有特异性障碍，常见的有语音听辨障碍、构音障碍、语法障碍、读写障碍等。

（二）威廉姆斯综合征

　　威廉姆斯综合征（Williams Syndrome，WS）是一种罕见的神经发育障碍，由 7 号染色体大约 26 个基因的微缺失引起。大部分为散发病例，极少有家族史，其发病率约为 1/20000（Stromme，2022）。主要表现为心血管异常、发育迟缓、认知功能障碍、行为心理异常、内分泌异常等。威廉姆斯综合征患儿常常发生语言障碍，有些研究还发现这些儿童的语言发展不仅滞后，而且是按照不同轨迹发展的，例如他们的命名能力更差（Thomas et al.，2006），而且经常在命名之后才做出指出事物的动作（Mervis et al.，1999）。

（三）雷特综合征

　　雷特综合征（Rett Syndrome）是一种严重影响儿童神经发育的疾病，由 *MECP2* 基因突变或缺失引起，主要见于女孩，患病率约为 1/15000（陈洪林，付钊如，1987）。临床特征为头部发育偏小，出现智力障碍，手部目的性的动作出现障碍，与人的交往能力退化，原来发病前掌握的动作都会丧失，还会出现肌肉萎缩，运动不协调，甚至无法走路，呼吸睡眠障碍以及癫痫的发生。目前，雷特综合征没有有效的治疗方法。

四、精神疾病及障碍

精神疾病又称精神病，是指在各种生物学、心理学以及社会环境因素影响下，大脑功能失调，导致认知、情感、意志和行为等精神活动出现不同程度障碍等临床表现的疾病。

儿童发展性精神疾病，特指发生于儿童（未满 14 周岁）和少年期（年满 14 周岁未满 18 周岁）的各种行为异常和精神疾病。

精神疾病 VS 神经疾病

精神病（psychosis）是指人的大脑功能紊乱而突出表现为精神失常的病，如精神分裂症、分裂情感性精神病、妄想性障碍等，以及焦虑、惊恐、强迫障碍等。

神经病（neuropathy）是指神经系统的组织发生病变或机能发生障碍的疾病。医学上的神经病即精神内科所诊断治疗的疾病，包括癫痫、脑炎、痴呆等。

（一）抑郁症

抑郁症是一种患病率高、治愈率低且复发性高的精神疾病，以显著而持久的心境低落为主要临床特征，常见表现是情绪低落、思维迟缓、意志减退。患者的情绪消沉可以从闷闷不乐到悲观厌世，可有自杀企图或行为；有些病例有明显的焦虑、强迫、幻觉、妄想等精神病性症状。每次发作持续数周甚至数年，多数病例有反复发作的倾向。抑郁症的病因尚不明确，研究显示遗传、神经生化因素、社会心理因素等对发病均有明显影响。

儿童和青少年患抑郁症比例越来越高。《中国儿童发展报告（2021）》的调查显示，儿童心理健康问题日益严重，中国儿童抑郁症状发生率已超26%[1]。家庭因素是导致儿童青少年抑郁的重要因素之一，常见诱因有父母感

---

[1] 苑立新.2021.中国儿童发展报告（2021）.北京：社会科学文献出版社.

情不和、教养过于严厉、家庭经济条件差、生活环境突变等。另外，儿童面临的学习压力也是目前抑郁症常见诱因。儿童抑郁症对其语言的影响主要体现在语言使用上，如社交恐惧、语句变短、语量变少、语气语调异常等。此外还可能发生阅读障碍。

（二）焦虑症

焦虑症（anxious neurosis）是精神疾病中最常见的一种，以焦虑情绪体验为主要特征。可分为慢性焦虑，即广泛性焦虑障碍（generalized anxiety disorder，即慢性焦虑症）和惊恐发作（panic attack，即急性焦虑症）两种形式。惊恐发作表现为短时间突然出现的紧张、恐惧、伴随自主神经系统功能紊乱（心悸、手抖、出汗、尿频等）。广泛性焦虑障碍主要呈现出与现实情境不符的过分担心、紧张害怕、烦躁、坐立不安等状态。值得一提的是，需要注意区分正常的焦虑情绪和焦虑症，如焦虑严重程度与客观事实或处境明显不符，或持续时间过长，则可能为病理性的焦虑症。目前焦虑症的病因尚不明确，可能与遗传因素、个性特点、认知过程、不良生活事件、生化、躯体疾病等有关系。

婴儿至青少年都可能发生焦虑症，主要症状是惊恐不安，还可伴随不明原因的口干、腹痛、心悸、头痛等。低龄患儿常表现为哭闹、呕吐、烦躁、睡眠障碍等，学龄儿童表现为学习障碍、社交意愿低等。

儿童焦虑症根据发病原因和临床特征可分为分离性焦虑、过度焦虑反应和社交性焦虑。分离性焦虑多见于学龄前儿童，表现为与亲人分离时深感不安，拒绝上幼儿园或上学，勉强送去时哭闹并出现自主神经系统功能紊乱症状。过度焦虑反应表现为对未来过分担心、忧虑，或因不切实际的烦恼而过度焦虑等。多见于学龄期儿童，担心学习成绩差、怕黑、怕孤独，常为一些小事烦恼不安、焦虑。患儿往往缺乏自信，对事物反应敏感，有自主神经系统功能紊乱表现。社交性焦虑患儿表现为与人接触或处在新环境时出现持久、过度的紧张不安、害怕，并试图回避，恐惧上幼儿园或上学，有明显的社交和适应困难。

焦虑症会影响语言习得期儿童正常习得语言，导致词汇匮乏、语法障碍、语量减少等。习得期以后儿童焦虑症主要影响语言的运用，特别是社交性焦虑症患儿，会发生严重的言语交际障碍和选择性缄默。

> **选择性缄默症**
>
> 选择性缄默症（selective mutism，SM）是一种在儿童身上高发的精神障碍，患儿在某些需要言语交流的场合（如学校，有陌生人或人多的环境等）持久地"抗拒"说话，而在其他场合言语正常，其本身语言和相关能力正常。此病往往因被判断为性格内向和害羞等理由而被忽略，造成患儿不能及时被发现和医治。

（三）精神分裂症

精神分裂症是一组病因未明的常见精神疾病，多起病于青壮年，常有感知、思维、情感、行为等方面的障碍和精神活动的不协调，病程持续常可发展为精神活动衰退等特征。

儿童精神分裂症的患病率较成人低。据报道国外儿童精神分裂症患病率为 0.003%—0.01%（杨楹，2017；Gonthier &Lyon，2010；Mattai et al.，2010），男女比率相差不多。起病于 10 岁之前者较少；10 岁以后起病者显著增多。起病年龄最小者约 3 岁，一般以 12—14 岁少年占多数。儿童精神分裂症的发生显示出较高的遗传率和围产期前后风险因素，越往下代遗传，发病年龄越小，病情越重，病程也越长（童建明，许晓英，2008）。儿童受到强烈精神创伤，如父母离异、亲人死亡、升学未成等生活事件诱发精神分裂症者较为常见，而且心理社会因素对病程的延续及预后也有重要影响。

儿童精神分裂症症状主要为情绪改变、睡眠障碍、注意力不集中、学习困难、强迫症、幻听幻视等。低龄患儿常发生语言障碍，表现为言语减少、刻板重复、语义内容贫乏、语言逻辑混乱、交际障碍等。

第三节　儿童语言障碍的筛查

国内外学界和业界公认，解决儿童发育障碍问题，最为关键的解决方案就是尽早检出。早期语言障碍筛查可尽早主动地发现儿童语言异常，有利于启动早期干预。由于儿童语言发育关键期的存在，早期干预是获得良好矫正效果的关键。儿童语言障碍筛查方法可以大致分为基于行为评估的动态监测和基于神经探测技术的专项筛查。儿童语言障碍的成因和表现各有不同，因此研究者和从业人员往往需要综合采用多个筛查方法进行鉴别判断。

一、语言发育动态监测和筛查量表

语言发育动态监测是指在儿童语言发育过程中适时地监督测量儿童语言的发育水平。监测依据一般正常儿童语言发育的规律，确定一些里程碑式的发育指标，以这些指标对一般人口的适龄儿童进行语言发育动态监测。这些指标通常称为红旗指标或预警指标，一旦监测到婴幼儿存在预警指标异常，就要安排进行进一步的语言障碍评估。语言发育动态监测适用对象为广大儿童，具有普查性质，能够有效地及时地发现儿童语言迟缓，是儿童语言障碍筛查的基础。

语言发育动态监测实施主体一般为家庭监护人或临床机构，所以动态监测的实施方法要尽可能简便快捷。同时，由于儿童行为表现不稳定，自控力差，配合度差，语言发育动态评估还面临一大难题是如何在短时间内尽可能全面地观测到儿童真实的语言水平。

舒姆（Schum，2007）提出了一套适用于儿科门诊的儿童语言障碍监测指标，针对15—36个月龄的儿童，每三个月至半年设定一项预警指标，可以非常快速地通过问询儿童监护人来完成（见表2-1）。

表2-1 6—36个月儿童语言发育监测预警指标（Schum，2007）

监测年龄	感知性	表达性
15个月	不能指认父母说出的5-10个物体/人物	不会使用3个以上词汇
18个月	不能执行简单指令，如"穿上你的鞋子"	不会叫妈妈、爸爸或者其他姓名
24个月	不能指认身体部位和图片	不会使用25个以上词汇
30个月	不会以口头语言或使用点头、摇头来回应别人的提问	不会使用特殊的双词短语，包括名-动组合
36个月	不理解介词或动作词；不能完成两步指令	词汇量小于200个、不能通过命名表达需求、经常复述提问内容或在习得两词短语后出现语言退化

一般来说，语言发育动态监测的观测指标比较少，对儿童语言运用能力的掌握有限。为了全面测评儿童语言的多个方面，还可以使用更为详细的评估来进行筛查。另外，由于儿童的语言发育还和智力、知识、成长环境等多种因素息息相关，语言发育动态监测还可以同时评估其他相关发育发展情况进行综合判断。表2-2列出了其他一些常见的儿童语言发育障碍筛查和监测量表。

表 2-2　常见的儿童语言发育障碍筛查和监测量表

评估工具	年龄	语言评估专项	评估方式	是否独立开发	是否快速完成	非专业人员可否实施
中文早期语言与沟通发展量表 CCDI	8—30 个月龄以及语迟儿童	婴儿——词汇和手势；学步儿——词汇和句子	间接	汉化	是（短表版）	是，父母填写问卷
S-S 语言发展迟缓检查法	1.5—6.5 岁	言语符号、交流态度、基础性过程	直接	汉化	否	否
皮博迪图片词汇测验	2.5 岁至成人	词汇听理解	直接	汉化	是	否
普通话听力理解和表达能力标准化评估	2.5—8 岁	听理解、表达、句法、语义	直接	是，美国培声听力语言中心针对汉语儿童开发	否	否
婴幼儿语言发展迟缓筛查问卷	2—3 岁	词汇、语法	间接	是	否	是，父母填写问卷

实际上，在实践中，不管多么简便的儿童语言发育障碍筛查方案，都很难做到普查。所以可以针对具备儿童语言障碍危险因素的对象进行优先筛查。被较多研究论证的危险因素有语言障碍家族史、男性、社会经济状况差、围产期异常（如早产、难产等）等。除此之外值得一提的是，语言环境剥夺也越来越被发现是引发儿童语言障碍的高危因素之一。一方面，随着电子产品的风行，年轻一代父母过度使用手机、电脑等电子产品，与儿童沟通时间减少，对儿童语言刺激也减少；一些父母使用手机游戏、视频来安抚孩子，导致儿童每天看视频时间在数小时以上，减少了儿童与人沟通和学习语言的机会。另一方面，一些父母过分超前教育孩子，不恰当学习外语，给予的信息超出儿童实际能力水平，导致沟通缺乏有效性甚至打击儿童习得语言的自信心。这些都导致儿童语言环境的轻度剥夺，降低语言习得动机，导致儿童语言发育迟缓。

二、基于神经探测技术的专项筛查

由于语言的运动是大脑的一个重要功能，儿童语言障碍往往可以从脑神经活动上找到表征。随着神经探测技术的不断发展，越来越多的研究找到了儿童语言障碍的特定神经生物学标记物，可以用于对疑似有语言障碍的儿童进行特定语言脑功能的筛查和定位。神经探测技术筛查还可以避免儿童行为表现不稳定、不配合，行为评估测试耗时过长等问题。目前，用于儿童语言障碍的神经探测技术主要有脑电、功能性磁共振成像、功能性近红外脑成像技术。

（一）脑电波

　　脑电波（electroencephalogram，EEG）是一种使用电生理指标记录大脑活动的方法，人的大脑是由数以万计的神经元组成的，脑电波就是这些神经元之间的活动产生的电信号，当这些信号的能量积累量超过一定的阈值时，就会产生脑电波。从头皮上将脑部的自发性生物电位加以放大记录而获得的图形称为脑电图，人脑在自发状态下产生的脑电波形图可以反映脑细胞群的自发性、节律性电活动，通过观测脑电波的状态可以判断儿童语言发育及其功能是否异常。有研究显示（曹春京等，2008），语言发育迟缓的患儿脑电图异常率为 36.5%，额叶、顶叶出现异常波形，侧频率波幅不对称，整个脑电活动出现慢化或波幅较低的情况。图 2-3 展示了不同状态下的正常脑电波形。

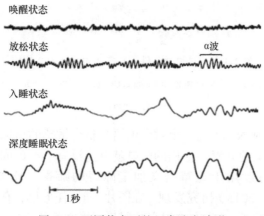

图 2-3　不同状态下的正常脑电波形

事件相关电位（Event-related Potential，ERP）是在脑电基础上延伸出的一种特殊的脑诱发电位，通过设置具有特殊心理意义和功能意义的刺激，利用多个或多样的刺激所诱发的脑电位，反映了认知过程中大脑的神经电生理的变化。当儿童对不同的语言任务进行加工时，通过对比儿童从头颅表面记录到的脑电位可以反映出儿童该语言功能发育是否正常。常见的对语言功能敏感的 ERP 成分有 N170（刺激发生后 170 毫秒左右产生的一个负波）、N400（刺激发生后 400 毫秒左右产生的一个负波）、P600（刺激发生后 600 毫秒左右产生的一个正波）等。

图 2-4 显示了一个经典的 N400 实验（Kutas & Hillyard，1980）。被试观看屏幕上的句子，有些句子的最后一个词的语义和该句子整体语义有冲突（如图 2-4 第 2 行）。当发生这种冲突时，会在冲突词出现后的 400 毫秒左右探测到一个负波，这就是 N400 成分。

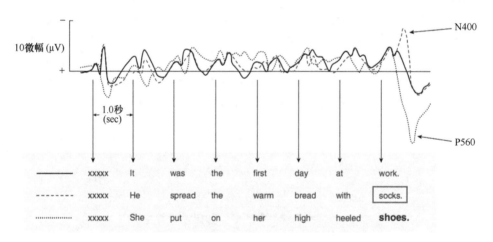

图 2-4　不同刺激条件下正常人群的 N400 响应

（引自 The Oxford Handbook of Event-Related Potential Components 2012 - Edited by Steven Luck & Emily Kappenman）

很多研究发现 N400 是一个对词汇语义整合敏感的指标，对于不能及时正确加工词汇语义的儿童，他们的脑电就可能没有 N400 成分，所以脑电波的 N400 成分可以用于儿童语义加工障碍的筛查。比如科尔尼洛夫等（Kornilov et al.，2015）研究发现，在图片-词汇任务里，有语言发育障碍的儿童组相比较对照组，N400 波幅衰减明显。埃文等（Evan et al.，2015）研究发现口吃儿童在韵律词任务时脑额部缺乏 N400 波形反应，但是正常儿童对照组则在韵律不匹配情况下有明显的 N400 反应。

　　脑电技术还可以对儿童语言障碍进行精确定位。图 2-5 中显示的是大脑左半球分区，有大量研究成果显示 N400 的起源可能定位在左半球的中/上颞叶，左额下回皮层也有参与语义的处理。根据从儿童大脑皮质采集的脑电信号的分布也可以辅助判断儿童在语义加工时是否进行了正常加工，并进一步推测儿童语言障碍的脑神经异常源头。

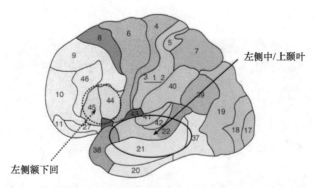

图 2-5　N400 语义加工时参与的脑区示意图（引自 Luck & Kappenman，2012）

（二）功能性磁共振成像

　　功能性磁共振成像（functional magnetic resonance imaging，fMRI）是一种新兴的神经影像学方式，其原理是利用磁共振造影来测量神经元活动所引发的血液动力的改变。人脑做某项活动时，参与活动的神经元的耗氧会增加，从而导致附近区域的血管中的血红蛋白增加，fMRI 可以测定大脑完成任务时脑部血液的氧合水平变化，从而间接获知参与活动的脑区位置。

　　fMRI 已经开发出多种范式来检测儿童语言脑功能异常，可以精细化定位儿童语言障碍的具体类型和病灶，检测结果也可以和评估结果互相验证，提高评估的可靠性。有研究显示，早产儿的大脑结构、认知能力和语言能力均异于正常儿童（Wolke，1991；Mccormick et al.，1996）。Peterson 等（2002）在利用 fMRI 探究早产儿语言理解能力落后的神经加工原因时发现，早产儿在加工有意义的语句（进行语义加工）时的脑激活情况与进行单纯音韵加工（加工无意义的字符串）时的脑激活情况相比无明显激活，且同足月儿童进行无意义字符时的脑激活情况类似。研究结果显示这种相似性越大，早产儿在语言评估中的语言理解能力得分就越低，其智商分数和语言理解能力越差。这提示早产儿可能难以充分激活相应脑区，只能通过类似于足月儿童音韵加工（无意义的字符串）的方式来完成语义加工的任务。图 2-6 中左半侧是早产儿（preterm infant）和足月儿（term infaut）在加工无意义字符串时的脑激活模式，右半侧是两组儿童在进行语义加工时的脑激活模式。早产儿的语义加工激活模式与足月儿的音韵加工模式类似，且早产儿在加工语义时无法像正常儿童一样激活。

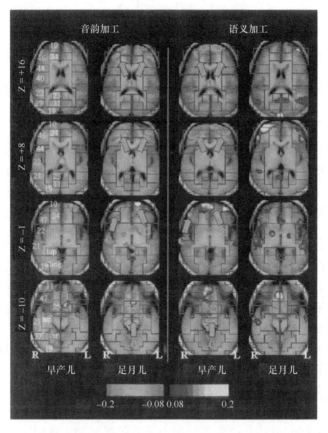

图 2-6　早产儿与足月儿在语义加工和音韵加工上的功能性磁共振成像激活模式

（Peterson et al.，2002）

然而功能性磁共振对被试头部稳定度要求极高，且在测试过程中会有设备噪声，儿童在整个测试过程中必须能够配合完成任务要求并保持头部固定不动，这对低龄和配合度差的儿童来说是有困难的。

（三）功能性近红外脑成像技术

功能性近红外光谱（functional near-infrared spectroscopy，fNIRS）脑成像技术主要利用人体生物组织中的吸收色团（如血液中的氧合血红蛋白和脱氧血红蛋白）具有不同的吸收光谱特征（如对近红外波段具有低吸收和高散射的优势特征），来测量生物组织中的血氧水平依赖（blood oxygenation level dependent，BOLD），并根据神经血管耦合机制推测大脑功能活动。

与功能性磁共振成像相比，近红外光谱脑成像技术适用对象年龄更广，具有非侵入性和对头部位移敏感度低的特点，尤其适合低龄儿童（见图2-7）。

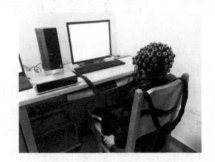

图 2-7　儿童进行语言脑功能性近红外测试图示

吴汉荣等（2004）研究了汉语阅读障碍儿童的视觉编码和词语成分加工的脑功能定位和脑血流变化情况。发现无论是汉语阅读障碍儿童还是正常儿童被试，在完成汉字词语成分加工时，左前额叶的血容量增加值均较视觉编码加工时明显，说明随着任务难度的增加脑血流量变化值的变化也更明显。然而在完成两项语言任务的过程中，虽然两组儿童左前额叶呈现相同的激活模式，即不同程度地处于激活状态，血流量增加，但两组儿童之间激活程度有较大差异。正常儿童的脑激活强度和激活范围均显著大于阅读障碍儿童，这提示我们汉语阅读障碍儿童在完成以上两项任务时可能与正常儿童相比存在代谢机制和脑功能机制上的差异，这也可能是其发病的大脑物质基础。

功能性近红外也用于术前语言评估。患有神经系统疾病的儿童，如难治性癫痫、肿瘤或皮质血管畸形，有时需要进行神经外科手术。这些手术的切除区域可能会导致神经功能缺陷。例如，左额叶或颞叶切除可能导致失语症或单词产出困难，进一步会导致儿童学习困难以及一系列家庭社会问题的出现。利用功能性近红外成像系统来评估儿童术前的语言偏侧化情况可以最大限度地减少接受左额叶或颞叶切除手术的人的术后语言缺陷的风险，避免给儿童术后的学习生活造成不良影响。

总的来说，儿童语言障碍筛查方法分为两个路线：一是以语言发育动态监测量表为主，评估儿童的语言发育是否有异常；二是利用神经探测技术，对儿童语言异常进行针对性探测，以更好地了解儿童大脑语言功能的状态和发育情况。利用神经探测技术可以进一步加深我们对语言障碍的发生机制的理解，并有助于更加针对性地制订高效矫正方案。

第四节　儿童语言障碍的矫正

一个国家的富强、民族的兴衰，关键在于人才质量。一个国家的经济发展在很大程度上取决于科学和教育的发展水平，取决于生产者的素质。因此，抓好教育尤其是特殊儿童的教育问题，是当前国家工作的重点之一。同时，语言对个体的生长发育至关重要，语言的任何缺陷都可能在一定程度上影响儿童的生存和发展，甚至造成一系列不良后果。已有多项研究表明，对于儿童语言障碍，若未进行任何治疗,学龄前出现语言障碍的儿童中有 40%—60% 将持续存在至学龄期，出现阅读技能和拼写技能受损、学业困难（Nelson et al.，2006）。同时由于他们的口语能力落后于同龄人，与他人沟通交流不畅，因此往往伴发社会、情绪、行为问题，例如情绪障碍、社交孤立、注意缺陷等。可见，无论从国家建设还是个人发展的角度出发，对儿童语言障碍进行早期、及时的矫正势在必行。

一、儿童语言障碍矫正的概念

（一）儿童语言障碍矫正的内涵和前提

儿童语言障碍矫正，即对语言发育落后于同龄人的儿童采取干预措施。本章第二节对儿童语言障碍的界定和分类进行了介绍,但无论属于哪种类型，语言矫正的终极目的都在于促进儿童语言发育，帮助儿童提升语言水平。从这一角度出发，儿童语言障碍的矫正无非围绕着听、说、读、写能力展开，因此具有一定的普遍性，有着广阔的适用范围，任何类型的儿童语言障碍矫正都可以参考，甚至语言水平较好的儿童也可以从中借鉴一些语言训练方法，促进语言发育、提升学习能力。同时，儿童语言障碍的矫正又具有特殊性，不同特点的语言障碍儿童在语言矫正时也存在差异，例如孤独症患儿的语言矫正侧重于互动交际，而读写障碍儿童的语言矫正则一般侧重于汉字认读和阅读理解。

因此，开展儿童语言能力评估、语言障碍的筛查诊断尤为重要，确定儿童语言障碍的类型也十分关键。换言之，首先要确定儿童的语言发育是正常还是存在障碍，其次如果存在障碍，是继发性的还是单纯性的，语言障碍主要存在于理解、表达还是两者皆有。只有实现精准的评估、筛查和诊断，儿童语言障碍矫正才能针对性地展开。

可见，精准评估和筛查是开展儿童语言障碍矫正工作的前提。我们首先应当重点关注高危对象、筛查高危因素，例如存在视听障碍、智力缺陷、唐氏综合征等发育障碍的特殊儿童，以及早产、说话较晚、抗拒言语交流的儿童，对他们进行定期的发育监测。其次，儿童家长、儿科医师、幼儿教师等长期接触儿童的群体应当提高对儿童语言发育进程的认识，尽早发现儿童可能存在的语言问题。最后，要继续开拓可行性强、信效度高的汉语儿童语言能力标准化测试，同时利用新技术实现对儿童语言障碍的精准筛查。在此基础上，我们才能精准锁定患有语言障碍的儿童群体，进而制订矫正方案。

在正式执行语言矫正方案之前，还需要考虑患儿年龄、语言背景等因素，制订适当的矫正方案，明确矫正的短期、中期、长期目标。在语言矫正时，切不可揠苗助长、操之过急，而应对患儿保持合理的预期，意识到语言矫正是一个渐进的、复杂的过程，训练人员和患儿都要长期地坚持下去。

（二）不同年龄儿童的语言干预目标

无论是儿童语言教育教学还是语言障碍矫正，都应遵循儿童语言发育的基本规律。因此，首先应了解不同年龄儿童语言发育的特点，制定儿童语言干预的科学目标。对低龄婴幼儿要进行适当的语言干预，预防语言障碍的发生；对于评估筛查出语言障碍的儿童，更应以因材施教、循序渐进为原则，进行科学、系统性的语言矫正。

1. 声音发展阶段：0 至 1 岁

在这一时期，父母可执行一些前语言阶段的干预措施，促进儿童获取基本的语音理解能力，以及沟通技能如手势、姿势、特殊的手语等。父母可时常给儿童播放音乐、唱歌，通过手势、言语、表情等和儿童积极互动，给予儿童一定的声音、语音刺激，让儿童逐步建立起与父母和世界沟通的桥梁。非言语沟通技能的训练在语前期尤为重要，非言语沟通技能的获得对表达性语言的发展具有促进作用。

2. 早期口语发展阶段：1 岁至 2 岁半

在这一时期，父母可以让儿童接触更多的事物、学习常见的基本词汇，经常与儿童进行言语沟通，提高儿童对成人话语的理解力和参与语言交际活动的积极性，同时习得一些简单的语法规则。

以上两个阶段语言干预的目的在于儿童语言障碍的预防，尤其强调家长在家庭环境中训练儿童的语言。同时，家长也应当尽可能地在早期识别出儿童存在的语言问题，若存在语言发育落后的情况应及时采取干预措施，并持续观察，必要时寻医问诊。

3. 目标口语发展阶段：2 岁半至 6 岁

在这一阶段，儿童的语言发展已纳入目标语言的轨道，儿童语言障碍一般能够得到鉴别和确诊，因此这一时期是儿童语言干预和矫正的"黄金时期"。这一阶段的干预目标视儿童的具体情况而定，对于发音含糊的儿童应通过跟读、仿说等形式重点训练其发音清晰度，而对于表达困难的儿童可通过游戏、绘本等形式引导儿童开口表达。除了父母家庭干预以外，对于存在语言障碍的儿童，如有条件也可寻求语言训练学校的帮助，例如在康复学校以小组形式进行语言训练，由专业语言训练师进行一对一语言训练等（见图 2-8）。

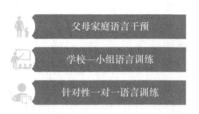

父母家庭语言干预

学校—小组语言训练

针对性一对一语言训练

图 2-8　语言行为训练的形式

4. 成熟阶段：6 岁至 14 岁

儿童语言的成熟阶段大致是从 6 岁到青春期，超过这一阶段也就错过了儿童语言习得的关键期，语言矫正的难度也会由此提升。在此阶段，儿童不断完善自己的语言系统和语言运用能力，在正常的教育条件下儿童的书面语也会有较为可观的发展，口语和书面表达渐趋规范化。这一阶段的干预目标同样视儿童的具体情况而定，相较于低龄幼儿，这一阶段儿童可能发展出语言障碍的典型亚型——读写障碍。同时，即使儿童的语言障碍主要体现在口语表达而非读写上，语言障碍儿童的读写能力发展也往往不太乐观，因此读写能力训练是学龄期儿童的重要矫正内容。

二、儿童语言障碍矫正的常见方法

当前，儿童语言障碍矫正的常见方法包括语言训练法、感觉统合游戏训练法以及临床辅助矫正疗法。其中，语言训练法是最核心和普遍使用的有效方法，在考虑儿童年龄和综合发育情况的基础上一般又结合感觉统合游戏训练法等训练形式，提高语言训练的有效性。同时，近年来也有一些临床辅助矫正疗法得到应用，在一定程度上弥补了语言行为训练的不足，我们也在本节进行简要介绍。

（一）语言训练法

儿童语言训练可以首先考虑针对语言的基本使用情景来分类，把儿童语言障碍简单分为语言理解障碍（receptive language impairment）、语言表达障碍（expressive language impairment）和混合型障碍（mixed expressive and receptive language impairment）三种（见表 2-3）。

表 2-3 儿童语言障碍的类型

类型	含义
语言理解障碍	理解词义、句法或语用的能力落后
语言表达障碍	遣词造句、表达观点的能力落后
混合型障碍	语言理解和表达观点都存在障碍

语言训练的设计围绕着语言理解和语言表达两方面进行，可细分为感知理解训练、发音训练、表达训练、读写训练、韵律/音乐综合训练五大类。感知理解训练既包括言语听理解感知，也包括非言语的如图片语义理解的内容。发音训练实际上属于表达训练的一部分，但考虑到语言障碍的幼儿普遍存在难以开口发音或发音含混的问题，我们将其单独列出，主要指字词的构音、发音层面的训练。读写训练则包含文字和阅读相关的内容，面向学龄期儿童，尤其适用于读写困难、学习困难的儿童。韵律/音乐综合训练在语言障碍人群中广泛应用，尤其对汉语儿童综合语言能力的提升具有良好的疗效。

1. 感知理解训练

感知理解能力即通过听觉、视觉感知语音、理解语义的能力，这是语言发展的基础。倘若感知理解能力较差，无法正确感知、识别、辨认语音，无法准确获取图像语义信息，那么也会影响儿童的语言表达。在感知理解方面，一般通过增加基础语音刺激、语音辨认、听音选图（听音指物）和图像—视觉引导四种形式进行训练（见表2-4）。

表 2-4　感知理解训练内容一览表

训练形式	训练目标	训练示例
基础语音刺激	增加目标音刺激，提升儿童对目标音的熟悉度	低龄儿童不会发 s 音时，训练师重复说"三""四"
语音辨认	区分辨认目标音与其他音	反复发音"拍"或"头"，询问儿童做相应动作或指认
听音选图（听音指物）	理解辨认常见词汇/物品	在客厅里问儿童："电视在哪里？"
图像—视频引导（图片、故事绘本、动画）	正确理解图像—语义信息	和儿童一起阅读适龄的故事绘本、观看短视频动画，并就内容进行交流或反馈

2. 发音训练

在发音方面，一般借助常见的辅助器具（如压舌板、口腔扩张器等）纠正儿童的发音部位，提高发音的稳定性，通过跟读仿说、带音法等方法练习发音准确性，通过词汇命名训练儿童的发音（见表 2-5）。在语音矫正时，要注意放慢语速、重读训练目标音，并且要遵循儿童习得语音的规律。例如，单元音 a/i/u 相对容易，发音部位靠前、靠后的辅音相对容易（如双唇音 b/p/m、舌根音 g/k/h），可以优先对这些音进行训练。

表 2-5　语音训练内容一览表

训练形式	训练目标	训练示例
构音指导	提高发音稳定性	让儿童咬住压舌板，诱导其发 i 音；让儿童含住唇抗阻训练器，尝试发 o 音
跟读仿说	提高发音准确性	训练师先正确发音"宿舍"（s-sh），让儿童跟读仿说
带音法	从掌握音过渡到目标音的发音	当儿童正确发出 c 时，让其尝试延长气流发出 s 音（c-s），成功后尝试单独发 s 音

3. 表达训练

表达训练形式较为丰富，包含各种促使儿童开口表达的方法。常见的有任务指导性质的，如命名练习、看图说话，也有无任务指导的自由交谈（见表 2-6）。

表 2-6　表达训练内容一览表

训练形式	训练目标	训练示例
命名练习	理解和命名常见词汇（物品）	给儿童一个杯子或展示"杯子"的图片，问"这是什么？"
看图说话、视频故事复述	完整、准确描述图片、视频信息	给儿童展示"龟兔赛跑"漫画，让他讲讲这个故事
自由交谈	提高言语表达的流畅性和积极性	和儿童围绕着周末去公园玩耍的经历展开对话

4. 读写训练

国外对读写障碍的矫正集中在语音意识、单词认知、阅读流畅性、阅读理解这四大方面。而在中国，关于读写障碍的研究相对较少，且缺乏对于干预矫正方面的实证研究。综合来看，可从以下三方面展开儿童读写训练，如表 2-7 所示。

5. 韵律/音乐综合训练

韵律/音乐综合训练是提升儿童语言能力的有力武器，其内容如表 2-8 所示。首先，音乐对大脑皮质有直接刺激作用，可改善人的情绪和行为。其次，汉语是一门韵律性强（有四个声调、韵文具有押韵的特点）的语言，加强韵律节奏方面的训练在汉语语言障碍矫正中尤为关键，甚至可能成为语言矫正的突破口。

表 2-7 汉字–读写训练内容一览表

训练形式	训练目标	训练示例
字词教学	正确识别母语文字（拼音字母、汉字整体认读和部首介绍），为篇章阅读打好基础	介绍组字规则，让儿童熟悉汉字组合的原则，例如"竖心旁""三点水"永远放在汉字的左侧，这有利于汉语儿童改正部首错置的情况
阅读训练	培养阅读兴趣和习惯，改善阅读困难	带领幼儿阅读色彩丰富、情节简单的绘本；通过提问、划重点、文章结构分析的方式引导儿童阅读思考
书写与写作	提高书写文字的准确性，培养一定的书面表达能力	对于书写困难的汉语儿童，通过抄写、听写短句、童谣的形式进行汉字书写练习；在口语表达的基础上（如看图说话）进行语段写作练习

表 2-8 韵律/音乐综合训练内容一览表

训练形式	训练目标	训练示例
接受式音乐训练	通过聆听喜爱的音乐引起生理、心理共鸣，使儿童在沉浸音乐时放松心情、拉近训练人员和儿童之间的距离	给幼儿播放《拍手歌》，带着幼儿随音乐摇晃身体、做出拍手动作
创造式音乐训练	通过演奏乐器或演唱歌词与儿童对话，语言旋律化使儿童减轻对语言交流的抵触，获得与人交往的愉快感受	带领儿童随音乐节奏击鼓或摇铃铛；将童话故事《小红帽》编配成儿童音乐短剧，让儿童扮演某个角色，进行演唱
韵文诵读	韵文兼具音乐美和趣味性，通过诵读童谣、古诗改善言语表达的音韵感和流畅性	让儿童跟读或朗诵童谣《孙悟空打妖怪》

总而言之，儿童语言障碍的矫正应以综合性为原则。首先，语言矫正方案应结合整个机体的活动和变化着的个性特点来制订，切不可一刀切。其次，矫正不仅要作用于语言障碍的某个症状，还要作用于包含该症状在内的症状群。例如对于严重脑瘫儿童，言语矫正不能局限于发音训练，还要对他们的言语肌肉群、语言呼吸等进行训练。对于情绪障碍的儿童，在训练时还要注意方式方法，创造一个良好和谐的语言训练环境，对其进行适当的心理疏导等。最后，语言障碍矫正要以促进儿童的交际与发展为终极目标。因此，矫正方法要与语言交际紧密结合，单纯的机械化的重复发音练习效果往往不佳，而灵活地将语言训练融合到日常交往、对话、游戏当中，并结合一些非语言的训练方法，既能引起儿童的兴趣，又能达到良好的矫正效果。

事实上，各项语言矫正训练项目之间也可能存在协同作用，共同促进语言能力的提升。例如芒努松（Eva Magnusson）和纳克勒（Kerstin Naucler）基于对瑞典语的研究，曾提出阅读能力与韵律节奏高度相关。斯洛宾（Slobin，

1973）揭示了语法结构与沟通交际能力的密切关系。本书作者及所在团队的教研经验发现，韵律训练在汉语儿童语言训练中具有突破性作用，既能显著提升言语表达的流畅性，借助韵律性强的童谣材料进行汉字书写训练又比单纯的识字教学更有效。这也提示我们在开展语言矫正工作时应全面、综合考量。

（二）感觉统合游戏训练法

1972年，美国南加州大学博士爱尔丝（J. Ayres）根据脑功能研究，提出了感觉统合理论（sensory integration theory）。感觉统合是指人体在环境中有效利用自身的感官，从外界获得视觉、听觉、触觉等不同的感觉信息并输入大脑，大脑对输入信息进行加工处理并作出适应性反应的能力。感觉统合不足或失调会影响大脑各功能区、感觉器官及身体的协调发挥，带来语言、学习、生活等方面的问题。除了语言器官受损以外，儿童的语言发展障碍被认为与感统失调有关。因此，在特殊儿童教育、康复领域，尤其是儿童行为、语言的矫正训练中，感统训练得以广泛使用。表 2-9 列举了一些常见的感统训练形式。

表 2-9　常见的感觉统合训练形式

训练目标	训练内容
强化触觉	①梳梳子；②抓痒；③在浴室里玩水球等
强化前庭平衡	①父母背孩子在跳床上跳动；②走平衡台
强化本体感	①寻找物品（在透明器具中放置数种玩具，让儿童从中找出指定玩具）；②滑板游戏（让儿童俯卧在小滑板上，抓着预先架设好的绳子，双手交互攀着绳子慢慢前进）
强化运动知觉、增强身体协调能力	①拍球；②投球；③攀爬练习

（三）临床辅助矫正疗法

语言障碍往往是许多疾病或功能失调的表现，语言障碍的儿童伴有一定的脑发育不良，导致参与语言发展的各种功能受损。因此在临床上也有一些辅助的矫正方法，包含药物治疗、神经调控疗法、发音器官的电刺激法、中医疗法等。这些方法主要面向有神经系统疾病的患儿，例如脑瘫、癫痫、精神发育迟滞，也有一些应用于语言发育迟缓的案例。

1. 药物治疗

在临床上，对语言障碍的患儿以早期运动干预辅助营养脑神经细胞治疗，促进脑细胞发育及神经修复为主，缺乏特异性治疗药物，相关研究和文献也较少。国内张玲等（2014）对114例发育迟缓患儿进行单唾液酸四己糖神经节苷脂的对比研究，发现该药物在语言功能区效果明显。廖建湘等（2002）对40例未进行有关专业语言康复训练的确诊患儿口服石杉碱甲片进行治疗总有效率达67.57%，但此药物可能诱发癫痫患者癫痫发作，在使用上受到一定限制。一方面，药物治疗法虽然可以提高患儿的认知能力，但受限于其副作用以及高额的费用，目前应用不广。另一方面，对于那些存在单纯语言发展障碍的儿童，药物治疗法显然不是最佳选择。

2. 神经调控疗法

临床常见的神经调控疗法有经颅磁刺激（transcranial magnetic stimulation，TMS）、经颅直流电刺激（transcranial direct current stimulation，tDCS）两种，均属于非侵入性脑刺激（non-invasive brain stimulation）。神经调控疗法作为语言障碍、抑郁症、睡眠障碍等疾病的辅助疗法在欧美等国家得到普遍使用，近年来国内也开始在临床应用。

经颅磁刺激通过磁场产生感应电流的原理进行治疗，利用强电流通过线圈产生变化的磁场透过颅骨在皮质表面形成微弱的感应电流来刺激脑部皮质，已广泛应用到各种神经系统疾病的治疗中。对于语言障碍儿童，在实施时一般选择左侧布罗卡区、左侧前额叶等与语言功能相关的位点区域进行磁刺激，一般每次治疗时间为20分钟。近年来，多项临床研究（李新剑等，2015；冉雯雯，2017；吴文英等，2019；林陵、袁兰英，2020）证明经颅磁刺激疗法联合语言训练能显著改善特异性语言损伤、智力低下、精神发育迟缓、行为障碍等儿童的语言能力。

经颅直流电刺激通过低强度（0—2mA）的电流来调节大脑皮质的神经活动，刺激电极分为阳极和阴极，一般认为阳极靠近神经细胞胞体或树突时，静息膜电位降低，发生去极化，被刺激部位的皮质神经元兴奋性增强；阴极靠近则静息膜电位升高，发生超极化，抑制刺激部位神经元的兴奋性。在言语治疗领域，实施时一般选择左侧的语言相关功能区，如额下回、颞上回、布罗卡区、韦尼克区等持续时间在20分钟以内。经颅直流电刺激相对于经颅磁刺激，患者的不良反应少、依从性更高。国内以往研究多集中于经颅直流电刺激在成人失语症、慢性疼痛、精神类疾病的临床应用；在语言障碍儿童方面，张茜等（2020）对语言发育迟缓儿童进行了经颅直流电刺激治疗，结果发现常规手法按摩、言语训练联合经颅直流电刺激能显著改善患儿的语言能力。

3. 发音器官的电刺激法

语言的产生需要调动多种器官、组织，包括相应部位神经、肌肉组织，倘若这些组织出现功能异常将出现不同程度的语言发育异常。因此，刺激相应部位使麻痹的神经和肌肉神经细胞再生、重组，可以提高语言器官的协调性，重新建立完整的语言反射，达到治疗目的。对于儿童来说，电刺激治疗疼痛刺激较小，易于实施。刘柏秋等（2011）对40例语言发育迟缓患儿在语言训练的基础上利用电极刺激七颈椎处及颌下与环状软骨之间的部位，经过6个月的治疗，40例患儿的语言状况均有明显改善。张靳等（2011）利用电极刺激脑瘫儿童的面部颧髎穴、颊车以及唇角两边地仓穴，发现能显著增强患儿的发音及口肌力量。

4. 中医疗法

传统医学对语言障碍的治法着重于醒脑开窍、调理气血，多用头针法、舌针法、经络导平法、经络牵拉法等。邹林霞等（2011）发现结合语言训练和头针治疗智力低下儿童语言障碍的效果优于单纯语言训练治疗。刘志雄等（2014）取穴心穴、肾穴、肝穴、脾穴、中矩、金津、玉液，以舌针点刺为主，结合头针及语言训练的综合治疗手段，发现单纯性语言发育迟缓患儿的理解、认知功能得到提升。

总的来说，临床辅助矫正疗法在一定程度上弥补了行为疗法（如前文提到的语言训练法和感觉统合游戏训练法等）的不足，提升了语言矫正的效果。但由于很多疗效机制尚不明确，且可能带来一定的副作用，目前实际应用不广，在儿童身上使用更要慎重。

三、汉语儿童语言障碍矫正的进展

世界上许多国家包括美国、英国、法国、德国、加拿大、澳大利亚、日本等都非常重视语言障碍儿童的早期发现、矫正、教育和训练。在中国，对语言障碍儿童的关注则较晚。目前国内对于汉语儿童语言障碍的矫正训练手段和技术还不成熟，对于语言发育迟缓也缺乏特效药物和具有指导性的治疗手段。一些大城市的儿科医疗及康复机构开展了一些尝试性的儿童语言训练矫正工作，但相较于西方发达国家建立起的较为完善的儿童语言矫正网络，我国在这方面的发展起步晚。即便是在特殊教育学校，普遍存在的语言障碍问题也没有得到足够的重视，许多儿童特殊教育机构、康复中心也未将语言矫正纳入常规教育教学中。因此，当前汉语儿童语言障碍的矫正是在借鉴国际经验的基础上开展的初步探索。

儿童语言障碍的矫正是一个长期的、持续的、必须不断强化的工程，不仅需要医学专业人员的严谨评估、诊断和诊疗，也需要治疗师或教师能在儿童日常生活、学习中执行针对性的语言干预训练。当前，由医学专家对有语言障碍的儿童进行长期治疗并不现实，医学治疗方案难以有效实施，而院外的训练又缺乏医学、语言学专业指导，容易偏离儿童语言发育轨道。因此，医教结合成为国外对儿童语言问题所普遍采用的干预模式，在国内尚处于发展阶段。卡特和罗（Kot & Law, 1995）、张义宾等（2016）均强调医教结合的重要性，父母在临床治疗培训的指导下对语言障碍儿童进行干预效果会得到改善。两者结合可以互补长短，更有利于系统性、动态性地对儿童的语言发展进行持续追踪、干预和评估。章依文等（2007）对 14 例语言发展障碍患儿进行为期 12 个月的干预，由儿童保健专家对幼教老师进行专业培训，幼教老师则深入家庭，进行具体的干预指导，结果表明幼儿的语言水平和沟通能力得到显著提升。可见，医教结合语言干预将是汉语儿童语言障碍矫正的新趋势。

近年来，在儿童语言矫正领域，前沿技术的运用得到了重视。一方面，一些单位开发了语言矫正辅助软件，这利于儿童语言矫正以及相关研究的开展。例如，特殊教育中心教师邵云（2015）利用启智博士早期语言评估与干预系统，对儿童进行基本句式"我喜欢/不喜欢……"的训练，该系统还设计了相关的语言游戏，通过点击图片，增强了儿童语言矫正训练的趣味性。另一方面，一些精密仪器设备在语言矫正中也有应用前景，例如实验语音学研究常用的电子腭位仪。儿童在上腭的位置戴上人造硬腭后，硬腭上的压力传感器会侦测到发音是舌头碰触的信号，然后在电脑上形成电子腭位图（electropalatograph，EPG），不同音的电子腭位图是不同的。儿童利用电子腭位仪可以通过电脑屏幕看到自己的实时发音与正确发音腭位的差别，便于调整、改善其发音状况。此仪器目前仍以科研用途为主，尚未普遍推广到语言障碍的矫正中去。但毋庸置疑的是，今后前沿技术的研发和推广应用将给语言障碍的矫正带来更多可能性。

综上，国内医学、语言学、特殊教育学等领域的研究人员应加强对儿童语言障碍矫正的合作研究，尽早探索出一套适合汉语儿童的、有效、安全的矫正方案，并制定相关矫正指南和规范，促使更多汉语语言障碍儿童得到及时有效的语言矫正。

第三章

汉语儿童听理解障碍的筛查

听理解障碍是以声音为信息传递形式的言语的理解障碍的统称。儿童的言语理解障碍往往影响恶劣，会极大破坏儿童的语言习得能力，甚至会波及儿童的认知、智力、情绪加工等能力。在汉语普通话语音学特征基础之上，本章设计了针对汉语儿童听理解能力的全面评估系统，同时利用多种前沿神经探测技术，开发了多个专项汉语儿童听理解障碍精准筛查方案。

第一节　汉语语音学基础

一、语音的基本属性

语音是人类使用语言进行交际活动时所发出的言语声音。语言是一个复杂的符号系统，其中有语音、词汇、句法等一系列子系统，语音在整个系统中起一种"载体"的作用——说话的人通过发出言语声来表达自己的思想感情，言语声在空气中传播到达听话人的听觉器官，听话的人通过接收到的言语声来理解对方的意义和感情。我们认识和了解语音可以从语音的物理属性、生理属性和社会属性这三个方面来入手。

语音和人声

　　并不是所有由人的发音器官发出的声音都是语音。人类的语音是用来表情达意的，是有意识地自主地发出的，因咳嗽、打喷嚏或者不由自主地哭笑而发出的声音都不能算作语音。

（一）语音的物理属性

　　语音的本质是声音，语音在空气中的传播形成声波，这是言语交际过程的重要环节，因此语音具有物理属性。在研究声波的物理性质时，我们通常要从音高、音强、音长和音质四个方面进行分析，研究语音也是一样，这四个方面的特性称为语音的物理四要素。

　　音高指声音的高低，它取决于声波的频率，频率越高，声音越高，反之越低。语音的高低由人的声带的长短、厚薄和松紧状况决定。一般来说，成年男子的声带比成年女子的长且厚，成人的声带又比儿童的长且厚，因此男子的音高通常低于女子，成人的音高通常低于孩童。对于同一个人来说，声带松弛时发出的声音比较低，声带绷紧时发出的声音则比较高。

　　音强指声音的强弱，它取决于声波的振幅，振幅越大，声音越大，反之越小。对于语音来说，振幅的大小与很多因素有关，发音时所用的力度是决定振幅的因素之一。在发同一种声音时，如果用力大，发音时气流冲击声带的力量就强，声带振动的幅度较大，最终产生的语音的强度也就会较大。此外，声腔的形状也在一定程度上影响到声音的强弱，对于元音来说，口腔开度大的比口腔开度小的强度要大些。

　　音长指声音持续的长短。对于语音来说，声带振动持续的时间或者声腔中形成的某种阻碍保持的时间越长，发出的音就越长。

　　音质也叫音色，指声音的特色，这是语音最为重要的物理要素。首先从声学上来说，一个复合音的音质取决于其分音的数目以及各分音振幅之间的关系。音质的声学特点又是由振动体的材质、发音的方法和共鸣腔的状况等因素共同决定的。例如，听人说话可以区分出不同人的音质，原因之一就在于声带的特点，即振动体的特点有所不同。其次，发音的方法对音质的形成也起着很重要的作用，例如将舌尖抵住上齿龈然后突然放开，就会发出具有破裂色彩的辅音[t]（普通话中的声母"d"），而将舌尖靠近上齿背让气流从中间挤出去，就会形成具有摩擦色彩的擦音[s]（普通话中的声母"s"）。另外，共鸣腔（通常我们把口腔、鼻腔、咽腔合称为共鸣腔，也称为声腔）对音质的形成也很重要。例如，元音[a]、[i]、[u]之所以音色不同，就是因为发这三个元音时声腔最重要的部分——口腔的形状不同。

共鸣的重要性

声带振动产生的声音并不是人们听到的语音，语音音色的形成在很大程度上依赖于声腔的共鸣，人类改变语音音色的方法之一就是通过发音器官的运动改变声腔的形状和容积，从而产生不同的共鸣效果。

语音物理四要素中的音质特点是语音的**音质特征**或**音段特征**；语音的其他三个物理特征，即音高、音长和音强，是**超音质**或者**超音段特征**。

（二）语音的生理属性

语音是由人的**发音器官**发出的，最终又为人的**听觉机制**所接受和解析，因此语音还具有生理属性。人类之所以能够发出音色丰富的语音，与人类发音器官的构造有着很大的关系。跟发音活动有关系的器官很多，按照它们在人体内的位置，可以分为三个部分：肺和气管，喉头和声带，声腔。由这些发音器官制造出的丰富多彩的语音被人的听觉系统接收和传递，再经大脑的听觉中枢解码，形成听觉。语音的听觉感知加工机制详见本节第二小节。

（三）语音的社会属性

语言是一种社会现象，而作为语言的物质外壳，语音也是一种社会现象。语音是使用该语言的社会团体中全体成员约定俗成的交际符号，每一种语言或者方言都有自己独特的语音系统，语音与它所代表的意义之间的关系在不同的语言团体中是不同的，因此语音更具有社会属性。举例来说，同样一个意义，比如"书"，在不同的语言或方言中就用不同的语音来表示。在英语中是 book[bʊk]，在日语中是ほん[hon]，在现代汉语普通话中是[ʂu]，广州话是[ʃy]，福州话是[tʃy]。这就是说，用什么声音与表示什么意义没有必然的联系，而是随着社会不同而不同，这种语义关系是由使用一种语言的全体社会成员约定俗成的。

同样的语音形式也可以用来表示不同的意义。例如，bié 这个音节，在"别去""区别""别离""别针"等词语中所表示的意义各不相同。同样一个意义，也可以有多种语音形式，如"头"（tóu）和"脑袋"（nǎo dai），是同一事物的两个不同的名称。如果有人不顾社会的约定俗成，擅自改动词语的语音形式或任意赋予某一语音形式以不同的内容（意义），那么别人就会听不懂他的话，也就无法达到同别人交际的目的。

语音的社会属性还表现在语音的系统性上。不同的语言或方言有不同的语音系统，从物理和生理属性的角度看是不同的音，但在语言中可能认为是相同的音。例如，汉语塞音中的不送气塞音 b[p] 与送气塞音 p[pʰ] 分属两个不同的语音单位。"ba [pA]"（爸）中的"b[p]"与"pa [pʰA]"（怕）中的"p[pʰ]"不同。但在英语中，塞音中的不送气音和送气音却属于同一语音单位。例如，Spring 中的"p"念不送气音[p]，而 pen 里的"p"则念送气音[pʰ]，不同的塞音在字典里用同一个音标"p[p]"表示。仅此一点，就可以看出两种语言的语音系统不一样。以上两点再次说明，语音不仅具有物理属性和生理属性，还具有社会属性。

二、语音的听觉感知加工机制

语音感知就是指接收言语的声学信号，它是言语理解的起点。由于扩展的言语表述表现为一段段的连续语音，言语理解中的言语感知一般是对连续语音的感知。

乍一看，语音感知似乎很简单，就是通过听觉器官接收外部传入的语音声波信号，并由听神经传递到大脑皮质。其实不然，这是一个很复杂的过程，要经过听觉感受、语音选择、音位识别等阶段才能实现语音感知。

听觉感受就是指语音声波信号由声波形式的机械能转变为电化学能的形式，即神经冲动，并以神经冲动的形式将语音信息传递到大脑皮质。言语语音感知的神经机制模式参见图 3-1。

由于在实际言语交际中的语音声波信号往往是伴随着非语音声波信号出现的，在听觉感受中非语音信息也被传递到了大脑皮质，因此需要将语音信息从非语音信息中分辨出来。这样，语音选择就是继听觉感受之后的另一个重要阶段。在语音选择中，为了将语音信息和非语音信息区别开来，就需要有语音听觉记忆的支持。传入的语音信息由于能与语音听觉记忆相匹配而得到了强化，同时，非语音信息因不能与之匹配而受到抑制。这就是机器的轰鸣声在一定限度内并不阻碍人们的交谈的原因。

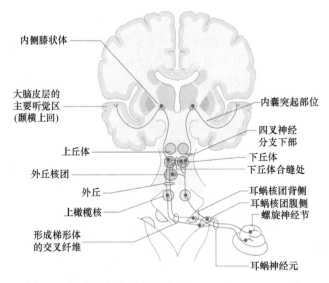

内侧膝状体

大脑皮层的
主要听觉区
(颞横上回)

内囊突起部位

四叉神经
分支下部

上丘体

下丘体
下丘体合缝处

外丘核团

外丘

耳蜗核团背侧
耳蜗核团腹侧
螺旋神经节

上橄榄核

形成梯形体
的交叉纤维

耳蜗神经元

图 3-1 语音感知的神经系统（Baars & Gage，2010）

由于语音的声学特征因人而异，甚至同一个人发同一个音时，前一次与后一次也会有所差别，听者还不能从经过选择、强化的语音信息中直接辨别出词来，这需要在记忆中的音位系统的支持下，对语音信息进行音位识别。音位系统由一定数量的相互区别的音位组成，每个音位由一组构成因素——区别性特征所决定，不同区别性特征的组合成为相互区别的音位。在音位识别时，听者在大脑皮质中根据语音信息中的若干区别性特征识别出音位。皮质电刺激和功能影像学研究显示，音位分析涉及初级听觉皮层的前部和后部（Molholm et al.，2014）、颞上回中部、初级听皮质（Miglioretti & Boatman，2003；Humphries et al.，2014）以及颞上回后部（Dehaene et al.，2005）激活。

听力与听觉

听觉具有两层含义，包括对声音的感知（听力）和对声音的认知（听觉）。

对声音的感知能力即是对声音的接收能力。这种能力先天具有，主要与听觉系统发育是否完整和健全有关。临床用纯音测听反映这一层次的功能。

对声音的认知能力，即对声音的理解能力则发生在第一层次的基础之上，经过各级听觉核团的加工处理以及听觉中枢水平的综合作用，其中包括理解、认知等复杂的心理过程，需后天学习。言语测听可反映这一层次的功能。

　　在音位识别的基础上，人脑会对音位和音节进行词汇层加工和语义理解，这是语音感知的一个重要环节，需要调用较为综合的脑神经网络来完成。目前研究认为，听觉语言加工的进行由腹侧流（ventral stream）和背侧流（dorsal stream）完成，即听觉语言加工的双流模型（dual-stream model of language processing，Hickok & Poeppel，2004）。如第一章第二节所述的，腹侧流和背侧流解剖分离，功能特异，是两个平行加工路径，腹侧流经腹侧连接颞枕区域和额叶皮层，背侧流经背侧连接颞上回后区域（posterior superior temporal gyrus，pSTG）和顶上皮层以及前运动皮层。腹侧流参与语言理解信号的加工，也称为听觉"what"通路，它有两个功能解剖组件：第一个组件能将词的语音结构映射到语义结构上，它主要在双侧颞中回后部（posterior middle temporal gyrus，pMTG）和颞下回后部（posterior inferior temporal gyrus，pITG）中实施，且具有左偏特征。第二个组件位于外侧前颞叶（anterior temporal lobe，ATL）中，且主要位于左半球，它有助于在短语和句子等复杂话语的层次上实现意义整合。背侧流参与把听觉言语信号转换为发音表征的过程，具有听觉运动整合功能，是正常言语产出的基础。具体神经过程参见图3-2。

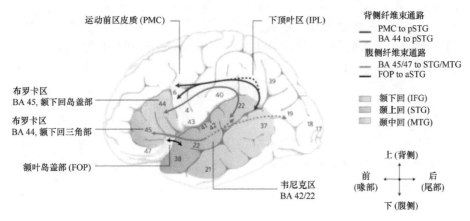

图 3-2　语言加工的腹侧流和背侧流，以及主要语言功能区（Friederici，2011）

三、汉语的语音特征

（一）汉语的语音单位

　　在自然交际活动中，言语实际上是一连串的声波。在分析语音的时候我们需要把这些成串的语音声波切分为不同的单位，并对这些切分出来的单位进行归类。切分语音单位并不完全是语言学研究在技术上的需要，一些语音单位实际上是潜藏于母语者的语感中的，因此语音单位的特点就在相当大的程度上反映了各种语言语音系统的特质。

1. 音节和音素

在听到自己熟悉的语言时，人们能够很容易地把连续不断的声音切分为或长或短的语音片段，在听自己母语的时候能够自然感知到的最小的语音片段叫**音节**。例如，我们在听一个汉语句子时，总是能够准确地说出听到了多少个字，由于汉语的一个字通常就是一个音节，这意味着说和听汉语的人都能够准确地感知到语流中音节的数目。

在一个音节的发音过程中，音质常常是有变化的，这就意味着音节还可能是由更小的语音片段组成的。例如，汉语普通话的"八"和"妈"是两个不同的音节，如果仔细辨析这两个音节的发音，可以发现这两个音节起始时音质不同，但后半程的发音是完全相同的。通过这种对比，"八"可以切分为"b[p]"和"ɑ[ʌ]"，"妈"分别可以切分为"m[m]"和"ɑ[ʌ]"。对于"b[p]、m[m]、ɑ[ʌ]"这三个语音片段来说，单靠听觉器官就难以对它们进行更细地切分了。这种单凭人的听觉可以切分出的最小的语音片段叫作**音素**（phone），也叫**音段**（segment）。

音素的心理现实性

尽管音素是为了语言研究的需要而人为划分出来的一种语言单位，但实际上人们对自己母语的音素还是有着朴素的意识的。例如，一些使用拼音文字的语言，字母所记录的就是这些语言中的音素。

---

2. 辅音和元音

根据发音时气流在声腔中是否受到阻碍，我们可以把音素分为**辅音**和**元音**两大类。我们将发音时声腔中有阻碍的音素叫作辅音，发音时声腔畅通的音素叫作元音。在上面所举的例子中，音节"bɑ[pʌ]"和"mɑ[mʌ]"起始的音素"b[p]"和"m[m]"就是辅音，发这两个辅音时都是在双唇的部位形成了阻碍。这两个音节中所包含的相同音素"ɑ[ʌ]"是元音，发音时声腔中是没有任何阻碍的。元音的声源是声带振动产生的声带音，在听感上一般比辅音响亮。根据发音时声带是否振动，辅音又分为清辅音和浊辅音两类，发音时声带振动的辅音叫浊辅音，声带不振动而发出的辅音叫清辅音。清辅音的声源来自阻碍解除时形成的噪声；浊辅音的声源有两个，其一是与清辅音相同的噪声声源，其二是声带音。根据声带是否振动，还可以把所有的音素分为清音和浊音两类，元音和浊辅音都是浊音，清辅音属于清音。

3. 声母、韵母和声调

汉语属于音节结构种类较少、结构规律性较强的语言。由于这个原因，中国传统的语音学（音韵学）将音节结构解析为**声母**、**韵母**和**声调**三个部分，这种"声韵调分析方法"一直沿用至今。从现代语音学角度看，声母和韵母是音节在音质层面切分出来的片段，而声调则是整个音节所携带的超音质成分，或者说声调是附着在音节之上的成分。

声母指音节起始的辅音。例如"普 pǔ""通 tōng""话 huà"三个音节开始的音素分别是辅音"p[pʰ]""t[tʰ]""h[x]"，这三个辅音分别是三个音节的声母。如果一个音节是以元音起始的，这样的音节叫作零声母（即起始辅音的音质为"零"）音节，例如"恩 ēn""爱 ài"两个音节分别是由元音"e[ə]"和"ɑ[a]"起始的，这两个音节都是零声母音节。需要注意的是，声母并不等同于辅音，声母是音节的组成部分，而辅音则是音素的一个种类。

声母后面的所有音素成分就组成了**韵母**，例如"话"的韵母就是"uɑ[uʌ]"，"恩"的韵母就是"en[ən]"。普通话所有的辅音声母当中都只有一个音素，韵母中的音素数目则比声母自由，最少是一个，最多可以有三个。例如"普 pǔ"的韵母只有一个元音"u[u]"，"快 kuài"的韵母中有三个音素"u[u]""ɑ[a]""i[i]"。普通话韵母的核心部分都是由元音充当的，但韵母中也会出现辅音，例如"安 ān[an]""康 kāng[kʰaŋ]"就是以鼻辅音收尾的。

在汉语中，音节音高的变化可以区别意义，这种在音节层面区别意义的音高形式叫**声调**。例如"八 bā""拔 bá""把 bǎ""罢 bà"这四个音节的声母和韵母完全相同，但由于声调不同，这四个音节所表示的意义也就不相同。不同的汉语方言中，声调的种类和每种声调的音高形式都有可能不同。声调在汉语中所承担的区别意义的任务是很重的，普通话中的音节有 1200 多个，而能够出现的声母和韵母的组合却只有 400 余种，这说明有相当多的音节是通过声调的不同来相互区别的。

4. 音位和音位变体

在一种语言或方言里，人们可以发出的音很多，可以区别意义的最小语音单位叫作**音位**，音位用括在双斜线"/ /"中的符号表示。例如，普通话中"梨（lí）"和"泥（ní）"只有辅音声母不同，这说明"n[n]"和"l[l]"可以用来区别不同的词义，因此这两个音素就属于两个不同的音位/n/和/l/。又如普通话中"李（lǐ）"和"吕（lǚ）"声母和声调都相同，唯一的差别就是韵母中的元音"i[i]"和"ü[y]"不同，因此，这两个元音就属于两个不同的音位/i/和/y/。

在一种语言中，如果两个音素的音质不同，但是它们的差别并不能用来区分语言单位的意义，那么这两个音素就是同一个音素的音位变体。例如，北京话中，有人将"新闻"中的"闻"说成[uən]，有人则说成[vən]。[u]是一个元音，发音时双唇拢圆；[v]是一个辅音，发音时上唇接触下齿。[u]和[v]尽管音质不同，但并不区别意义，因此不属于两个音位，而是同一个音位/u/的不同社会变体。又如在武汉话中，"梨"可以说成[ni]，也可以说成[li]，[n]和[l]的交替出现并不区别意义，因此，音素[n]和[l]就是同一个音位/n/的变体。

在上面的例子中，音位之间的相互区别都表现为音素的某种音质特点不同，例如"l[l]"和"n[n]"的发音方法不同，"i[i]"和"ü[y]"的舌位跟唇型都不同，因此以上这些音位也叫音质音位。语言中还存在超音质音位，例如汉语普通话中音节"八（bā）"和"拔（bá）"在音素序列上是完全相同的，但这两个音节的声调不同，表达的意思也就不同，这两个声调就是两个不同的音位，称为声调音位。

音位体现一种语言或方言中各种音素之间以及各种超音质特征之间的关系，每种语言都有自己特定的音位系统，这是语音社会属性的具体表现。

（二）汉语的语流音变和韵律特征

1. 语流音变

在自然语言中，音节在连读中的声韵调的表现与单念时的表现往往是不同的，音节相连时产生的这种变化叫语流音变。语流中的音变现象非常复杂，现代汉语普通话的**儿化**、**轻声**、**变调**等现象就是典型的语流音变。

（1）儿化

普通话中有两个不同的"儿"，一个有实在的意义，例如"婴儿""儿女"中的"儿"在语音上是一个音节。另外一个"儿"没有具体的意义，只能出现在一些具有实在意义的词或者语素后面作词尾，例如"花儿、玩儿、小孩儿、宝贝儿、好好儿"等。后一种"儿"在语音上不再是一个独立的音节，而是与前面的音节融合成为一体。这种"儿"尾与前面的音节融合成为一个新音节的现象叫作儿化。"儿"尾与前面的音节融合后，对前面音节的影响主要是在韵母上，融合了"儿"尾的韵母叫儿化韵。儿化韵的主要特点就是韵母中韵腹的卷舌。

（2）轻声

在念一些多音节词的时候，我们会感到音节的轻重有显著的差别，例如"桌子""馒头""妈妈""朋友"等词的第二个音节在听感上没有它们前面的音节"重"。这些"轻"音节的具体表现是，在音高形式上不再属于四声里的任何一个声调，在音长上比前面的"重"音节短。这种在连续话语中失去原来的声调、听感上又轻又短的音节叫作轻音音节，"轻音"是与正常重音相对应的一种超音质特征。轻声虽然是一种语音现象，但与词法和句法也有非常密切的关系，因此可以从词法和句法的角度来观察轻声的规律。可以发现以下这些构词或句法成分应该念成轻音：一是意义虚化的单音节词缀"子""头""们""巴""么"等；二是一些拟声或者摹态的四音节词中的第二个音节一般读为轻音，这些轻音音节的韵母常常是[i]；三是重叠式称谓词的第二个音节；四是动词的重叠形式中的第二个音节；五是结构助词"的""地""得"（读音都是[də]），动态助词"着""了""过"。以上所列举的是必须念成轻声的成分，但是在普通话的口语中也还存在着一些轻重音格式不很稳定的成分，需要特别记忆。

（3）变调

音节单念时的声调叫作单字调，也叫本调，两个声调相连时其中的一个发生变化或者两个声调都发生变化的现象叫连读变调，音节相连时声调的变化形式叫变调。连读变调是现代汉语普通话和现代汉语方言中的一种常见现象。

1）上声的变调。上声的本调是[214]，这是一个低降升调，可是在语流中这个调型出现的机会很少，这是因为上声在绝大多数条件下都会发生变调。

上声的连读变调规则是：①上声在一个不是上声的声调前面变为[21]调，由于这个调型是本调[214]脱落了升尾形成的，因此也称为"半上"声。②上声在另一个上声前变为[35]调，与阳平调值相同。在下面例子中，一个"上声+上声"的组合与其对应的"上声+阳平"的组合（例如"土改"与"涂改"）是同音的。③上声在轻声音节之前有两种变调形式：在一般的轻声音节前，上声变为[21]调；在由上声音节轻化而来的轻声音节前，上声都变为[35]。当三个或三个以上的上声连读时，变调情况比较复杂。三个上声连读时可能发生两种变调形式，一种是变为 a 式"[35]+[35]+[214]"，另一种是变为 b 式"[21]+[35]+[214]"。

2）"一"和"不"的变调。普通话中有两个常用的单音节词有自己的变调形式，这就是"一"和"不"这两个字。先看"一"的变调规律："一"的单字调为阴平，在两种情况下不变调。一是做序数词不变调；二是作为一个多音节数词（不管是基数词还是序数词）的十位数和个位数时，也不变调。但在其他情况下，"一"以后面音节的声调为条件发生变调，变调形式有两种：第一种，在阴平、阳平、上声之前变为去声；第二种，在去声前面变为阳平。"不"的变调比"一"更加简单一些。"不"的本调是去声，它只在去声之前变为阳平调，在其他条件下仍然念去声。

2. 韵律特征

在自然的言语交际中，人们说出的一连串的话语在听感上总有轻重、高低和缓急的交替，这些语音现象都属于超音质特征。在语流层面，超音质特征是表达语义的重要手段之一，这种在句中用以表达语义的所有超音质特征统称为韵律特征，包括**重音**、**节奏**和**语调**三个方面。

（1）重音

在语流中，词语的语音轻重程度也是不一样的。一句话中的某个词或词中的某个音节在听感上比句子中的其他音节突显、声音响度较大的语音现象叫作"重音"。

1）词重音。对重音语言来说，词重音是词层面最重要的超音质特征，例如英语的"record ['rekɔ：d]"（名词"记录"）和"record[rI'kɔ：d]"（动词"记录"）是通过重音位置的不同来区别词性和词义的。汉语是声调语言，声调是语词层面最重要的超音质特征，例如"鱼刺"和"遇刺"是通过第一个音节声调的不同来相互区别的。不过这并不意味着在汉语的语词中完全不存在重音问题。首先，在上面所介绍的"语流音变"中曾指出，普通话中有一部分词的第二个音节必须念成轻音，并且第二个音节的轻重与否有时还有区别词义的作用，例如"东西"和"东·西"、"地下"和"地·下"。对于带轻音的词来说，词的重音显然是落在前面的非轻音音节上的。其次，即便是不带轻音的多音节词，即正常重音的词，也可能存在不同的重音模式。在普通话中，多数的多音节词在单念时都是最后一个音节比前面的音节要突出一些，虽然在这些词当中音节的轻重对比不如轻音词那样明显。

2）句重音。普通话往往利用语句中重音位置的变化来表达不同的意义。语句中的重音分布规律是很复杂的。概括地说，成为语义焦点的句子成分一般是要重读的，而句子中的新信息成为语义焦点的机会总的来说比旧信息多，因此这些新信息一般是重读的。比如"·我总是星期三值班"强调"我"，"我总是·星期三值班"强调"星期三"。在表示对比或强调时，旧信息也有可能被重读，比如"什么？为什么你总是·星期三值班？"。

（2）节奏

在句子内部，词和词之间结合的紧密程度是不同的，有些词之间允许出现停顿，有些词之间不允许停顿；如果一个词的后面有停顿出现，这个词的末音节往往会产生时间上的延长。语流中的节奏主要就是靠停顿或音节的延长形成的。例如，"我想买双拖鞋"这句话里有 6 个单音节的句法词，但说话时并不会在 6 个词后面都加上停顿，如果句子中间一定要停，倾向于在"想"和"双"后各停一次，也就是说倾向于把这些单音节的词两两组合起来形成一个韵律上的基本单位，这样的单位叫作**音步**，音步边界可以用"｜"表示，上边这句话的节奏就是"我想｜买双｜拖鞋"。

在现代汉语中，**双音节音步**是最常见的音步形式。在句子里如果出现连续的单音节词，人们会按照从左向右的方向将这些单音节组合成一个个双音节音步，上面的例子就是这样的情况。通常朗诵古诗时也都是按照这样的格式进行韵律上的处理的。在两两组合之后，如果还剩下一个音节，那么这个音节就会黏合到最后一个音步上，形成一个较大的音步，比如"日照｜香炉｜生紫烟，遥看｜瀑布｜挂前川"。节奏单位的形成是韵律规则和句法规则共同作用的结果，这两种规则在自然语言中有着相当复杂的相互制约机制；同时节奏的安排又有一定的自由度和个体差异，比如"我觉得｜这事｜不简单"，在一开头就有一个三音节的音步。

（3）语调

语调这个概念有广义和狭义之分，广义的语调包括句子中的音高、时长和音强三种超音质特征，狭义的语调仅指句子层面的音高变化。句子的重音和节奏等韵律因素以及音高产生的生理机制等因素都对句子的音高变化有重要影响，因此语调的形成机制是比较复杂的。对于非声调语言来说，句子层面的音高曲线基本上就是句子语调的音高表现了。

汉语是声调语言，因此，句子的音高曲线上不光负载着语调的信息，同时还负载着句中各音节的声调信息。如果用同一种语调说话，只要句子中某一个音节的声调发生变化，句子的音高曲线都会随之发生变化。因此，既然汉语的语调是对句子中各音节调域的调节，那么我们就无法用简单的上升或下降的模式进行描写，因为调域的变化是相当复杂的，调域上限和下限既可能独立地发生变化，也可能同时发生变化。语调与音节层面的声调、语流层面的句重音都有密切的关系，同时语调的具体实现也与句子的节奏有关。

从音素到音节，再到多音节词和句子，语音的单位逐渐扩展，语音的变化也越来越复杂，而音节和语词层面的语音分析是研究句子和篇章中语音变化规律的基础，也是现代汉语语音最重要的内容。

（三）汉语语音的听觉感知

汉语语音的听觉感知机制的特殊性主要体现在声调感知和韵律加工上。

作为有声调语言，汉语借助声调区别意义，这意味着汉语母语者需要敏锐地识别语音中的音高特征。与语言的偏侧化优势类似，声调感知同样具有偏侧性。根据甘多尔等（Gandour et al.，2004）的功能假设，左右脑均参与言语音高信息的加工，其中右脑负责声学语音学特征的分析，左脑负责加工音高信息的语言学意义。谢等（Hsieh et al.，2001）通过实验发现，言语中音高信息的声学语音学分析主要由右脑进行，但是这种偏侧化主要出现在非声调语言中，比如英语，声调并不是一个区别意义的声学音位。在汉语这种有声调语言中，声调加工机制也有很大不同。

神经探测实验发现，在声调加工中，汉语母语者主要激活左脑区域，如额下回、脑岛和扣带回后部等（Gandour et al.，2000；Gandour，2006），也有研究者发现左额下回以及左前运动皮层的局部脑血流量在辨别声调时有增加（Hsieh et al.，2001）。其中，左侧额下回这一区域的神经加工激活是比较确定和一致的，其激活通常与语言加工和语义加工相关（McDermott et al.，2003），表明汉语普通话声调既包含语音信息，又包含语义信息。同时，右脑在汉语声调加工中的作用同样不可忽视，如甘多尔等（Gandour et al.，2004）发现汉语母语者在辨别普通话声调时右侧颞上沟中部和额中回区域有相应激活，事件相关电位研究也发现声调变异诱发的失匹配负波（Mismatch Negative，MMN）[①]呈现右脑偏侧化趋势，这一脑电成分主要反映大脑在前注意阶段的自动化加工过程，因此提示汉语声调加工的第一阶段，即提取声调的时序和光谱信息过程，发生在右脑。总的来说，汉语普通话声调的神经加工主要表现为左脑偏侧化，但右脑可能参与了声调的早期加工。

此外，有趣的是，研究发现这类激活模式只出现在声调语言使用者对母语声调的加工中。例如，只有汉语母语者在辨别汉语声调时表现出左侧额叶、顶叶和顶枕叶脑区的激活（Klein et al.，2001），汉语母语者在比较泰语声调时，布罗卡区并没有出现显著激活（Gandour et al.，2000），中泰两国的被试在进行汉语、泰语的声调加工时，仅在加工母语声调时出现左脑偏侧化加工现象（Xu et al.，2006）。近期也有研究表明，基于语言经验的神经加工表征并非一定要达到语言加工的深度才会出现差异，如在辨别与汉语声调一样具有"平上去入"变化的非语言噪声时，中国被试依然强于英国被试（Chandrasekaran et al.，2007），英国音乐家对上述刺激的辨别虽然弱于中国被试，但还是强于普通的英国被试（Chandrasekaran et al.，2009）。因此可以说，当声调差异辨别被置于语音加工水平时，其神经加工机制还是具有领域一般性的，但当这种差异包含语义信息时，则会引起母语者的左偏侧化激活。

由于系列脑损伤研究发现汉语普通话的四个声调都有可能受到大脑损伤的影响，其中，上声声调出现错误的可能性最大，因此，有研究者提出应从语言学的角度细化了声调感知机制的探索，并通过脑电实验发现阳平和上声的区别感知具有微弱的右脑优势，而且是对基频变化率分辨的优势（方至等，1998）。

进入 21 世纪后，随着人们对语言神经机制探究思路的变化，对韵律加工机制的研究从一个特定区域或特定半球转向了两个半球的大规模空间分布网络。汉语声调加工的神经机制初步确定在左半球的一个背侧额叶网络（Li，

---

① 失匹配负波是听觉事件相关电位的重要成分（Steven，2009），主要分布在大脑前额叶以及中央区域，反映了一种听觉早期差异自动检测机制的激活。

2003），涉及选择性注意和内部引导的系列认知过程。

与声调类似，语调同样涉及音高变化，但后者承载更多的语言情感信息。语调的感知研究主要提出了右半球优势假说。甘多尔等（Gandour et al., 2005）采用 fMRI 探测了汉英母语者在声调和语调区分任务中的激活表现，发现汉英被试均表现出大脑右侧颞上沟中部和额中回区域的激活，而只有汉语母语者的左侧顶下、后上颞、颞前和额极（执行语调区分任务）区域被激活。

汉语是强韵律性语言，这种特征尤其体现在汉语古诗句和俗语中。汉语因自身的语言历史之丰富，天然形成了俗语、古诗等几类特殊的韵律句。汉语俗语具有匀称和谐、节奏明快的特征，表现出独特的韵律特征；汉语古诗则在上述特征之外，还格外注意押韵形式的创作，传诵时往往产生朗朗上口的和谐感，同时也更易于记忆，直到现在仍有众多经典诗句在广为流传。对汉语中这类特殊的韵律句，相关神经感知机制的探究数量仍比较有限。有研究者使用脑电技术考察了汉语五言绝句的韵律边界感知（李卫君、杨玉芳，2010），分析发现，三种韵律边界都出现了典型的边界感知 ERP 成分——边界正向漂移（Closure Positive Shift，CPS）[①]，分布在双侧额及中央脑区。其中，绝句内部各边界在音高和时长方面都存在不同程度的差别，却诱发了几乎完全相同的 CPS，反映出句内边界加工不止对边界声学线索进行感知。边界正向漂移也在七言古诗中被探测到（李卫君、杨玉芳，2010）。有研究者使用脑电技术考察了熟悉度较低的七言绝句的视觉加工（张晶晶等，2013），分析发现，不押韵的诗句在 300—500 毫秒诱发了波幅更大的负成分，且表现出右侧化趋势，因此该研究认为诗歌阅读中押韵规则得到了实时加工。

第二节　听理解障碍的成因和表现

一、听理解障碍的成因

听理解障碍是以声音为信息传递形式的言语的理解障碍的统称。儿童的

---

① 边界正向漂移也是事件相关电位的一个成分，是加工句中韵律边界时会出现的一个正波，主要分布在中后部，在中线的波幅最大，主要反映韵律短语的终止。此外，一些研究也发现书面语中的逗号和音乐中的小节边界也能诱发此脑电反应，因为它们具有与口语韵律边界类似的韵律切分。

言语理解障碍往往影响恶劣，会极大破坏儿童的语言习得能力，甚至会波及儿童的认知、智力、情绪加工等能力。

听理解障碍的主要成因可以分为三个：一是听力障碍，二是言语听觉中枢损伤，三是和语言相关的认知障碍。

（一）听力障碍

很多疾病都可能引起听觉器官受损，导致儿童无法正常感知外界声音，也就无法感知语音。儿童时期尤其是学龄前儿童，是学习语言的关键时期，3岁前是学习语言的黄金期。由于儿童语言习得的主要输入途径是语音，如果此阶段儿童由于听力障碍不能接受到足够的言语信息刺激，就不能够正常获得语言能力，其语音听辨、语言理解、语言发音等多方面能力都可能出现障碍，甚至完全不能掌握母语。学龄期儿童的听障问题还会影响读写能力。

耳聋按病变部位大致可分为传导性耳聋、感音神经性耳聋、混合性耳聋三种。不同类型的耳聋对儿童言语理解的影响也有所不同。

1. 传导性耳聋

病变位于外耳和中耳时（图3-3），影响声波从外界到内耳之间的震动，导致听力下降，形成传导性耳聋。单纯传导性耳聋的患者听力损失一般不超过60分贝，因为60分贝以上的声音可通过颅骨传入内耳。儿童患者在听取言语时，常常感到辨音不清，但面对面用较大声说话时则没有听音障碍。所以传导性耳聋如果发生在语言习得期，可能导致儿童语言发育迟缓，但是大多数患儿可以慢慢习得语言，在及时治疗的情况下并不会导致语言障碍。另外，环境噪声对传导性耳聋患者的听力干扰轻微，这种患儿在噪声较大的环境中接受语言的能力往往和正常儿童相仿。听力损失程度分级标准见图3-4。

2. 感音神经性耳聋

还有一些儿童是因为一些疾病导致耳蜗对声音的处理能力下降（耳蜗聋），或蜗后神经无法正常传导声音的电信号（蜗后聋），导致声波转换为电信号的过程产生畸变，从而表现为对声音的频率、时间或强度的分辨障碍。感音神经性耳聋的突出病症就是影响患者的语音听辨能力，患者对语音的

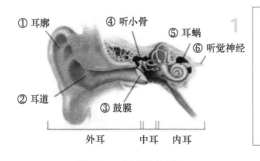

图 3-3　人耳的构造

听力损失程度分级标准 (根据世界卫生组织1997)	
≤25dBHL	正常听力；
26~40dBHL	轻度耳聋；
41~60dBHL	中度耳聋；
61~80dBHL	重度聋；
81dBHL以上	极重度耳聋。

图 3-4　听力损失程度分级标准

辨别能力会低于对纯音的辨识能力。由于技术的限制和幼儿能力的局限，儿童习得语言之前发生的感音神经性耳聋往往难以及时诊断，导致疾病无法得到及时治疗，严重影响患儿的语言习得。所以，对儿童感音神经性耳聋，重点在于预防和早期发现和治疗。例如，目前在我国开展的耳聋基因诊断和新生儿听力筛查工作，极大地改善了感音神经性耳聋的发病状况。

耳蜗聋的患儿可以安装人工耳蜗，但是人工耳蜗对声音的分辨能力比正常耳蜗差，如果安装或使用不当，还可能造成语音听辨的明显困难。研究发现安装人工耳蜗的儿童对语音中的精细结构线索分辨存在困难，比如对声调、相近音色、韵律特征的分辨敏感度低，这就会加大语前聋儿童对汉语的习得困难。实践中应该在条件允许的情况下尽早安装人工耳蜗，并且在耳蜗植入后尽早开展语言训练，并可根据语音听辨效果及时调试人工耳蜗设备的设置参数，以尽可能降低此类儿童的语音听辨困难。

3. 混合性耳聋

混合性耳聋是指传导性耳聋与感音神经性耳聋两种耳聋并存，两部分受损的原因既可相同，也可各异。如儿童可能因为化脓性中耳炎导致传导性耳聋，同时细菌毒素入侵内耳引起感音神经性耳聋；也可能因为药物中毒引发感音神经性耳聋，同时又因为其他原因患中耳炎而发生传导性耳聋。这种患者的空气传导听力和骨传导听力都会降低，治疗上应该根据具体病因对症治疗。

（二）言语听觉中枢损伤

听觉中枢是指位于听神经以上的脑干和大脑半球中的听觉结构。听觉中枢纵跨脑干、中脑、丘脑，直到大脑皮质。听觉皮质位于颞叶的颞横回（41区、42区），是初级听觉区，接收和分析听觉信息。每侧听觉中枢都接受来自双耳的冲动，因此一侧听觉中枢受损，不致引起全聋。大脑听觉中枢的功能是分析、理解声音，并把这些声音的含义和指令传达给其他有关的中枢，例如运动中枢、记忆中枢、视觉中枢等。听觉中枢与语言中枢关系极为密切，图 3-5 展示了听觉的传导通路。

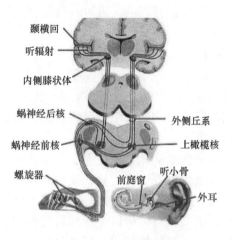

图 3-5　听觉的传导通路

　　听觉语言中枢在大部分右利手人群中存在左偏倾向，位于左颞上回（BA22）、左颞中回（BA22、21）、左颞下回（BA 37）、左楔叶（BA18）、左额前区（BA10）、左梭状回（BA18）和左舌回等（Balsamo et al., 2002），包括主管语理解的韦尼克区。该区对语言的听理解任务激活明显，参与听到声音并将声音理解成语言的一系列过程。无论是整个听觉中枢，还是听觉语言中枢，发生损伤后都可能会导致言语理解障碍。患儿能够听到声音，甚至细小的声音也能听到，但是听辨困难（即"听不清"），无法正确提取声音信息的特征，无法正确进行分类、存储、整合等加工。比如舌面音 j/q/x 的声学区别特征不太明显，它们都属于中高频范围频率，音强较弱，且持续时间均较短，所以听觉中枢患儿在这三个声母的听觉分辨和识别方面常常存在明显的困难。发生在韦尼克区的障碍则会导致儿童"听而不闻"，也就是虽然能够听辨语音，但是无法正常进行语义加工。

引起儿童听觉语言中枢损伤的常见疾病有脑炎、脑部肿瘤、麻疹、严重的感冒等。传导性耳聋如果发生在婴儿早期（如先天性），也可能继而引发听觉语言中枢发育异常和功能障碍，因为听觉语言中枢长期得不到应有的信号刺激，无法获得正常的功能发育。在语言习得之前发生的言语听觉中枢损伤往往不易察觉，延误治疗，导致儿童产生严重的语言习得障碍。但是，听觉语言中枢有较强的可塑性，对于儿童来讲，这种可塑性更强，所以一旦诊断后，应该及时加以治疗和语言训练，可以获得较好的矫正效果。

（三）语言相关的认知障碍

语言功能和很多其他认知能力息息相关，如记忆、逻辑、情绪，等等。这些认知能力也和脑听觉通路的高级中枢密切相关，因此一些语言相关的认知障碍会引发言语理解障碍。

注意缺陷多动障碍和孤独症儿童往往无法专注注意力，发生在幼儿习得语言期的话，会干扰儿童对外界语音信息的接收和加工，从而引发言语理解障碍。智力障碍的幼儿也常常体现出只能理解简单常用词汇的情况，他们因为无法加工语法和复杂语义信息，所以无法理解长的句子和语篇。

一些患有精神类疾病（如情感障碍、精神分裂症）的儿童可能会出现言语理解障碍，还可能出现言语性幻听等感知觉错乱，导致无法正常理解他人的言语。

还有研究发现存在言语理解障碍的儿童往往也伴随口语语速和肢体动作速度的迟缓（Peter & Stoel-Gammon，2008；Peter，2012），这或许说明言语理解障碍的原因之一是儿童大脑的加工速度异常，导致儿童无法及时对语义信息进行反应和整合。

还有一些儿童存在不明原因的逻辑思维能力发展迟缓，这就会导致儿童难以理解语言中的逻辑信息和一些语法结构关系，如并列关系（如"牙刷和牙缸"）、修饰关系（如"红色的气球"）、因果关系（如"因为下雨，所以今天不能出去玩"），等等。存在言语逻辑理解困难的儿童一般可以理解生活中常用的词语，也能根据情境理解生活中的简单指令，但是无法理解长的句子或对话，在表达产出上也会非常受限，仅能进行简短词语的表达。

二、儿童听理解障碍的表现

一直以来，儿童听理解障碍均缺乏统一的判断和评估标准，难以及时发现，甚至很容易与其他儿童发育异常混淆，如孤独症、注意缺陷等。注意缺陷问题可能会导致儿童对外界语音听而不闻，从而引发听理解障碍。同时还有研究发现注意缺陷儿童往往存在语音听觉皮层异常（Riccio et al.，1994；Chermak，2002），说明言语理解障碍也可能是引起注意缺陷障碍的原因之一。

对于低龄儿童来说，言语理解障碍往往被误判为孤独症。有研究仔细对比了听理解障碍儿童和孤独症儿童在语言、认知、社会行为等多方面能力后发现，孤独症儿童在语言方面有更差的表现，但是两组儿童的非语言行为表现确实高度相似。这或许是因为儿童早期的听理解障碍本身就很容易引发孤独症（Bartak et al.，1975）。辨别孤独症和言语理解障碍的方法之一是进行全面的孤独症量表评估，真正孤独症儿童会在更多的评估维度上表现差，而且在语言交际方面的表现更差（Noterdaeme et al.，2000）。

听理解障碍的分类也缺乏统一标准，我们大致可以从语音听辨障碍和语义理解障碍两个方向进行观察。

（一）语音听辨障碍

语音听辨障碍的儿童问题主要出在无法辨识语音上。行为上多表现为呼之不应，不能理解简单指令，发声困难，发音不准，无法跟读，存在明显的构音障碍。语音听辨障碍发生在语言习得之前的话会导致儿童无法习得语言，出现全方位的语言障碍表现。即使发生在语言习得之后，也会导致儿童语言能力严重退化，甚至引发孤独症、智力障碍等其他严重的儿童发育障碍。

有一些脑电 ERP 成分对声音听辨敏感，如 N1（刺激出现后 100 毫秒左右产生的一个负波）、P2（刺激出现后 200 毫秒左右产生的一个正波）对声音的频率、强度等信息敏感，在语音听辨障碍儿童的脑电测试结果里，这两个成分可能无法找到或者波形异常。

（二）语义理解障碍

另一种类型是因大脑对语义信息的加工处理环节出了问题。这类孩子在信息输入大脑后，或者缺乏对词汇语义信息的提取加工能力（词汇理解障碍），或者无法整合词汇语义信息（句法理解障碍），又或者无法根据实际语境恰当理解言语信息（语用—会话理解障碍）。这三种类型的表现并不是界限分明的，实际中有时候也难以做出清晰的划分。

1. 词汇理解障碍

儿童的理解问题出在词汇层面，包括词汇的记忆、调取、使用的环节。儿童只能理解日常常用词汇的意义，无法学会生词，词汇量非常有限，在表达的时候只能使用少量日常词汇，一般不存在构音障碍。词汇理解障碍导致更长单位的言语也无法加工，儿童整体语言表现较差。

2. 句法理解障碍

儿童的理解问题出在句法层面，即无法把单词的词义组合成更大单位（如词组、句子）的意义。这类儿童对词汇的习得问题不大，跟读能力和构音能力没有大的异常，在其熟悉的日常生活沟通中能够完成基本的理解，能够产出词汇和简单的词组，表达自己的基本需求；但是在语速较快的交流时，或者课堂等社会社交情境下会发生理解困难，可能观察到通常所说的"跟不上""发呆""走神儿""不爱说话"等表现，也无法产出复杂结构的句子，讲述事件有严重的困难。这类儿童往往会继发读写障碍和学习困难。

另外，也有一部分此类儿童机械记忆较强，可以记住很多单词和句子，能观察到他们正确地说较长的话语，但其实他们只是"仿说"，难以完成随机性较强的对话或表述。

3. 语篇—会话理解障碍

儿童的理解问题出在语用层面，即无法根据上下文语境来判断话语的信息和隐含义信息（也即"言外之意"）。这类儿童能够正常习得词汇和句子，构音能力无异常，说话流利，但是经常出现答非所问的现象，在语言交流中，难以保持话题，或者只能关注自己所选择的话题，无法顺利进行**话轮转换**。

这类儿童对隐含义丰富的话语尤其表现出加工困难，如开玩笑、讽刺，等等，比如很常见的正话反说"瞧你干的好事"，儿童可能会按照字面意义理解，无法获得"批评"的信息。这类儿童还常常表现得不爱社交、情绪波动大、固执，等等。一些**高功能自闭症**儿童也表现出类似的症状。

高功能自闭症

　　高功能自闭症是孤独症谱系障碍的一个亚型，与其对应的是低功能自闭症。两者主要根据孩子的智力水平进行区分，当一个孤独症孩子智商在 70 以上，就被称为高功能自闭症，低于 70 为低功能自闭症。高功能自闭症患者一般都有社交困难的问题。

话轮转换

　　话轮就是一个对话中的说话的机会或者交谈一方进行说话的行为。一个成功的对话必须要求参与方合理地进行话轮转换。也就是适时地发言，并且发言的内容恰当。

　　总之，听理解障碍是儿童语言障碍中比较严重的一类，一定会引发口语表达障碍，如果障碍持续至学龄，则往往引发读写障碍（Smith et al.，2008）。语言理解能力对儿童智力的发展至关重要，所以低龄儿童的听理解障碍还可能会妨碍智力发育。幼儿习得语言之前的听理解障碍会严重干扰儿童语言习得，并大大增加孤独症、注意缺陷的发育障碍的发生概率。听理解障碍的尽早检出极为重要，但是受限于儿童的认知能力、配合度等，听理解障碍的检测一直以来比较困难，亟待开发科学高效的检测新技术。

第三节　汉语儿童听理解障碍的评估方法

　　目前国内外对儿童听理解能力的评估工具测验难度较为单一，基本测试形式为听话识图，有些测试还需要儿童口头作答，因而难以区分儿童的语言障碍是由听理解障碍还是表达障碍造成的。另外，大多数的评估工具也并非专门针对听理解能力评估而编制，也包括了表达能力、视觉理解等方面的能力。因此，在参考国内外测试材料编制经验的基础之上，结合汉语语言的自身规律，设计出一套面向汉语儿童的全面听理解障碍的评估测试工具是必要的。

针对汉语儿童，本书作者主持研发了一套全面听理解障碍评估系统，通过语言学不同层面的评估测试方案明确儿童听理解障碍的具体表现和障碍程度。本章第二节提到，听理解障碍主要可分为语音听辨障碍和语义理解障碍这两大类，听理解障碍会对儿童整体语言表达产生困难，因此有必要重点对学龄前儿童进行全面听理解障碍的评估。这套评估系统在设计上也充分考虑了语音听辨和语义理解两大方面，包含以下四项测试内容：音位听辨测试、词语听理解测试、句子听理解测试、语篇听理解测试。

一、音位听辨测试

音位听辨测试面向 4 岁及以上的汉语儿童，主要考查儿童对汉语语音的辨识能力，主要包括对汉语普通话系统中韵母、声母和声调的听辨能力。音位听辨能力是习得语言的基础，也是儿童从语前期就开始获得的一项重要能力。在 1 岁前，儿童一般会发展出基本的语音感知能力，例如 2 个月即能区分语音和非语音，9 个月左右的汉语儿童可分辨出除阳平调（二声）以外的其他三个声调。一般来说，4 岁以上的儿童基本能区分汉语的四个声调。

> **什么是音位？**
>
> 音位是在一种语言或方言说出的所有音素的基础上，根据区别意义的功能归纳出来的语音单位，即某一语言或方言里能够区别意义的最小的语音单位。音位可以用双斜线"//"表示。不同的音有可能是同一个音位，例如有的方言区不区分[n]和[l]，它们就是同一个音位，但是在普通话里[n]和[l]可以区别意义，"lán"（蓝）≠"nán"（难），因此[n]和[l]在普通话中分属两个不同的音位/n/和/l/。可见，掌握母语系统内音位的区别是言语听理解的基础。

在音位听辨测试中，一般两两音节为一组，组内仅有单个音位要素不一致（例如韵母听辨中，目标音均读零声母、阴平调，仅韵母不同）。测试时，通过计算机软件系统给出两个目标音，要求儿童判断两个发音是否相同，通过点头或摇头（也可通过言语）作出回答即可，由主试人员记录测试情况。

注意音位听辨受方言影响很大，这里给出的是普通话音位听辨测试方案，如在方言区实施的话，应同时考虑方言中是否分辨特定音位，如果不区分的话，则在宽松标准下可以不做要求。比如很多湘语、赣语地区方言不区分 n/l，则此地儿童听辨测试可以不实施这一对声母的听辨测试。表 3-1 是普通话儿童音位听辨测试方案介绍。

汉语普通话儿童音位听辨测试方案大纲

🕐 指导语：小朋友，仔细听，这两个音是一样的吗？如果一样，请你点点头；如果不一样，请你摇摇头。

表 3-1　汉语普通话儿童音位听辨测试方案大纲

（1）韵母听辨				
单韵母	1. i/u	2. i/ü	3. e/o	
复韵母	4. ai/ei	5. ao/ou	6. ia/ie	7. ua/uo	8. ie/üe
	9. uai/uei	10. iao/iou			
鼻韵母	11. an/ang	12. in/ing	13. un/ueng	14. ong/yong	
有无介音	15. ei/uei	16. ou/iou			
（2）声母听辨				
送气与否	17. b/p（爸/怕）	18. d/t（大/踏）	19. g/k（哥/磕）	
	20. j/q（机/七）	21. z/c（自/刺）	22. zh/ch（志/赤）	
翘舌、尖团	23. z/zh（资/支）	24. c/ch（词/池）	25. s/sh（丝/诗）	
	26. z/j（资/机）	27. c/q（词/骑）	28. s/x（丝/西）	
	29. zh/j（支/机）	30. ch/q（池/骑）	31. sh/x（诗/西）	
鼻音、边音	32. m/n（麻/拿）	33. n/l（那/辣）	34. l/θ（立/意）	
塞音、塞擦音、擦音	35. j/x（机/西）	36. q/x（七/西）		
	37. z/s（资/丝）	38. c/s（刺/四）		
	39. zh/sh（支/诗）	40. ch/sh（吃/诗）		
	41. g/h（嘎/哈）	42. k/h（咖/哈）		
其他	43. b/m（八/妈）	44. f/h（福/胡）	45. r/θ（日/意）	
（3）声调听辨				
不带声母	46. ī/í（衣/姨）	47. ī/ǐ（衣/以）	48. ī/ì（衣/义）	49. í/ǐ（姨/以）
带声母	50. dā/dá（搭/达）	51. dā/dǎ（搭/打）	52. dǎ/dà（打/大）	53. dá/dǎ（达/打）

二、词语听理解测试

词语听理解测试针对 2 岁及以上的儿童，通过听音选图（四选一）的形式进行评估，主要考查儿童对基本词汇和短语结构的听理解和图片—语义理解能力。考虑到学前儿童掌握的词汇中实词占主体，因此这项测试在词类上主要以常见高频的名词、动词为主，兼顾少量的形容词；在韵律结构上以双音节词（含叠音词）为主，兼顾三音节词，共 8 题。短语部分涵盖了并列、动宾、主谓、偏正和介宾结构，共 7 题。题目难度总体符合学龄前儿童的语言、认知水平。测试时，由计算机软件系统播放目标语（见表 3-2，图 3-6），同时呈现四幅图片，要求儿童用手指出听到的内容。以下作简单介绍。

汉语普通话儿童词汇听理解测试方案

⏰ 指导语：小朋友，请你用手直接指出你刚刚听到的内容。

表 3-2　汉语普通话儿童词汇听理解测试方案

序号	目标语	测试选项 1	测试选项 2	测试选项 3	测试选项 4
54	猫	狗	猫	猪	鸡
55	苹果	苹果	香蕉	西瓜	葡萄
56	哥哥	爸爸	妈妈	哥哥	妹妹
57	花花	星星	球球	娃娃	花花
58	电风扇	红绿灯	自行车	电视机	电风扇
59	抱抱	拍拍	抱抱	跳跳	亲亲
60	骑车	骑车	跑步	跳绳	爬山
61	伤心	平静	伤心	生气	高兴
62	牙刷和牙膏	牙刷和杯子	牙膏和杯子	牙刷和牙膏	牙刷和毛巾
63	眼睛和鼻子	眼睛和眉毛	鼻子和嘴巴	眼睛和耳朵	眼睛和鼻子
64	吃米饭	喝饮料	盛米饭	吃米饭	吃西瓜
65	爷爷扫地	小朋友扫地	爷爷看报	爷爷扫地	小朋友看书
66	红色的气球	黄色的气球	红色的气球	红色的花瓶	黑白的足球
67	高兴地玩耍	伤心地哭	伤心地坐着	高兴地吃面条	高兴地玩耍
68	在盒子里面	在盒子里面	在笼子里面	在桌子上面	在盒子外面

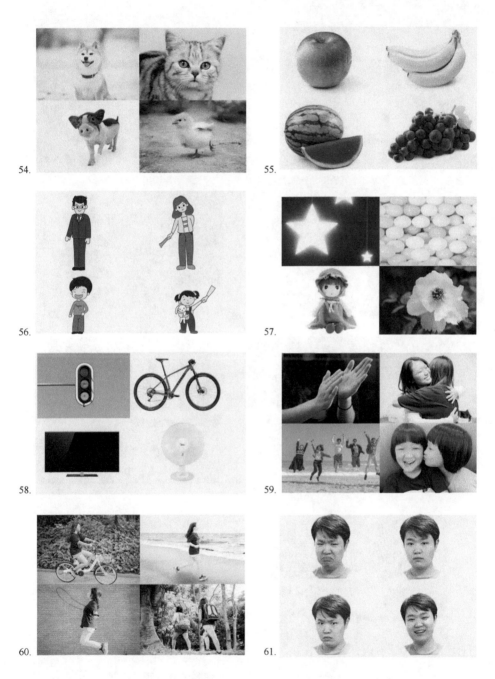

54.

55.

56.

57.

58.

59.

60.

61.

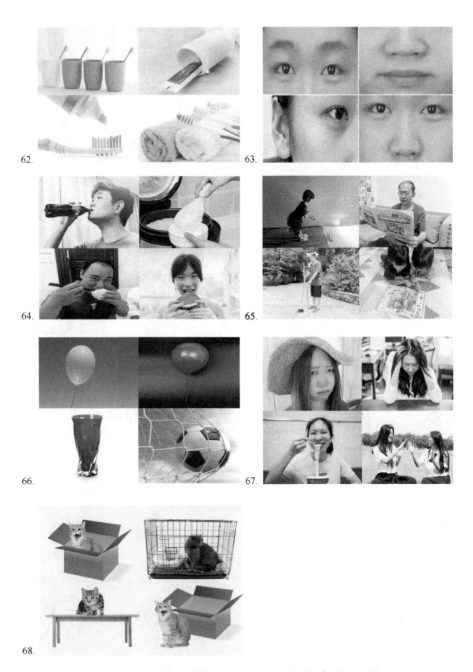

62.

63.

64.

65.

66.

67.

68.

图3-6 汉语普通话儿童词汇听理解测试方案测试用图

三、句子听理解测试

句子听理解测试面向 2 岁及以上的儿童，包括听句子完成指令、听句子选图、听句子判断正误、听句子判断韵律格式四种测试形式，旨在考查儿童对日常指令、常用语的听理解能力。相较于词汇、短语听理解测试，句子听理解测试更关注汉语儿童对语义整合和句法知识的掌握程度。

对 2—3 岁儿童，应从第 69 题开始测试；3 岁以上儿童则可直接从第 72 题开始（如图 3-7 至图 3-11 所示）。由于汉语历来讲究声音的抑扬顿挫以及声律的和谐统一，韵律在汉语中的表现尤为突出，因此针对性设计了听句子判断韵律格式的题型，但低龄幼儿往往很难理解此题型的要求，因此 6 岁以上儿童才要求全部完成这部分测试。

汉语普通话儿童句子听理解测试方案大纲

（一）听句子完成指令（选做，仅适用于 2—3 岁儿童）

🕐 指导语：小朋友，请你听我说，然后按我说的去做。
69. 现在拍拍你的手。
70. 请用手指一下你的爸爸/妈妈。（或者"请用手指一下铅笔/水杯"）
71. 请把桌上的娃娃拿给我。

（二）听句子选图（3 岁以上儿童可直接从第 72 题开始）

🕐 指导语：小朋友，请你用手直接指出你刚刚听到的内容。
72. 什么动物可以在水里游？

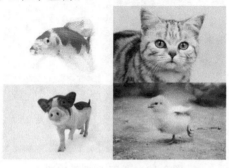

图 3-7　第 72 题测试用图

73. 哪一个是宝宝喝水用的？

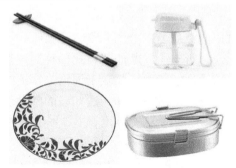

图 3-8　第 73 题测试用图

74. 哪幅图里只有一个绿色的苹果？

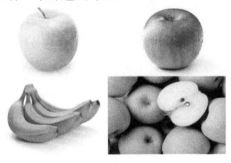

图 3-9　第 74 题测试用图

75. 她一边开车一边打电话。

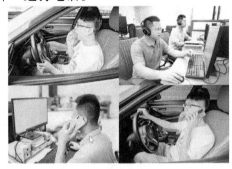

图 3-10　第 75 题测试用图

76. 一个人坐在蓝色的沙发上面。

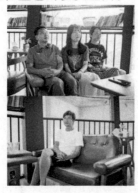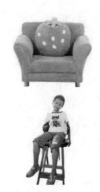

图 3-11 第 76 题测试用图

（三）听句子判断正误

🕐 指导语：小朋友，接下来你将听到一些句子，如果你觉得在生活中这么说是正确的，请你点点头；如果你觉得是错误的，请你摇摇头。

77. 老师吃了一首歌曲。×

78. 广州下了一场空调。×

79. 爸爸买了一些巧克力。√

80. 昨天面包吃了姐姐。×

81. 帽子被妈妈拿走了。√

82. 衣服把小朋友洗干净了。×

（四）听句子判断韵律格式（适用于 6 岁以上儿童，6 岁以下儿童选做）

🕐 指导语：小朋友，接下来你将听到一些古诗句，如果你觉得上下两句的韵律节奏一样，请你点点头；如果你觉得不一样，请你摇摇头。

83. 一/去二/三里，烟村/四五/家。×

84. 床前/明月/光，疑是/地上/霜。√

85. 故人西/辞黄/鹤楼，烟/花三月/下扬州。×

86. 有缘/千里/来相会，无缘/对面/不相逢。√

四、语篇听理解测试

语篇听理解测试面向 3 岁及以上的儿童，包括听语篇故事进行图片排序（如图 3-12 所示）、判断故事情节正误两种测试形式，旨在考查儿童对语篇信息的听觉感知和理解能力。语篇听理解测试对儿童的篇章逻辑理解、工作记忆能力有更高的要求，需要儿童联系上下文理解语义信息，属于听理解障碍评估中的高阶测试。

（一）听《熊和狐狸》的故事，然后将四幅图画按故事内容排好顺序

☺ 指导语：小朋友，接下来你将听到《熊和狐狸》的故事。请你认真听，然后将这四幅图片按发生的顺序排好。

87.《熊和狐狸》：有一天，小熊看见狐狸在荡秋千，他心想：要是我也能去荡会儿秋千就好了。于是小熊就去把狐狸赶走，自己一个人荡秋千。小熊荡呀荡呀，突然嘎吱一声，秋千的绳子断了。小熊从高处摔下来，腿也受伤了。

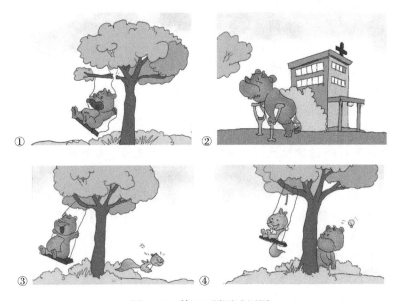

图 3-12　第 87 题测试用图

120

（二）听童话故事，判断题目正误

🕐 指导语：小朋友，接下来你将听到一个森林里发生的故事。请你认真
　听，然后回答三个问题。（若儿童沉默不语，可提示他可以通过点头
　或摇头回应）

有一天，小黄鸭到森林里去玩。忽然，它一不小心掉进了一个大坑里。
"救命啊！救命啊……"小黄鸭拼命地呼救。这时小鸟看到了，就急忙去搬
救兵。第一个到的救兵是小猴，他用长长的木棍捞，可是怎么也捞不上来，
因为小鸭子没有手，根本抓不住木棍。接着小熊也赶到了，他把满满的一桶
水往坑里倒，可是坑太大了，水桶又太小了，还是救不了小黄鸭。这时候，
小象急冲冲地赶来了，说："还是看我的吧！"小象把长长的鼻子伸进了大
坑里，它用鼻子把小黄鸭卷了起来。小黄鸭终于得救了，大家都夸小象是森
林里最最聪明的动物！

88. 小黄鸭是故意跳进大坑里的，它想在里面玩一会儿，对吗？ ×
89. 小熊成功地把小黄鸭救出来了，对吗？ ×
90. 小象是这个故事里最最聪明的动物，对吗？ √

第四节　基于眼动技术的汉语儿童听理解障碍筛查

儿童的听理解障碍往往发生早、检测评估困难，且给儿童的语言发展
带来多方面的严重影响。近年来兴起的多种先进认知行为探测技术为儿童
听理解障碍的筛查提供了很多新方法，其意义尤其体现在早期筛查和精准
筛查上。

人类获取外界信息80%以上都来自视觉（Haupt et al., 2008），通过观
察眼球的运动，即人的注视情况，可以了解人的心理活动。很多听理解障碍
儿童存在听力障碍，导致依赖声音交流的筛查方法实施困难。但是只要他们
没有视觉障碍，我们可以就利用眼动技术，设计恰当的测试方案，通过探测
他们在测试中的眼球运动情况来筛查其听理解障碍的情况。

一、眼动技术简介

眼动仪是用于精准实时追踪眼球运动情况的设备。目前常用的技术是利用人眼虹膜对光线的反光特点，主动投射红外线等光束到虹膜，同时用摄像机追踪虹膜对红外线的反光，以此来确定眼球运动的情况。眼动仪能够记录人在处理视觉信息时的多种眼动轨迹特征，也即对外界视觉信息的注视加工特征，如注视点位置、注视点运动轨迹、瞳孔大小、注视时长，等等。

以 Eyelink 1000 Plus 型眼动仪为例，其采样频率为 1000 Hz，也即每秒钟等间隔记录 1000 次被试的眼球运动情况。仪器构成和工作原理如图 3-13 所示。被试面向一个电脑屏幕，并且在实验过程中始终保持对屏幕的注视（为提升记录数据准确度，可以用支架固定头部），屏幕上呈现实验刺激材料，屏幕下方有一个红外线发射器和一个摄像头，实时记录被试的眼球运动情况。

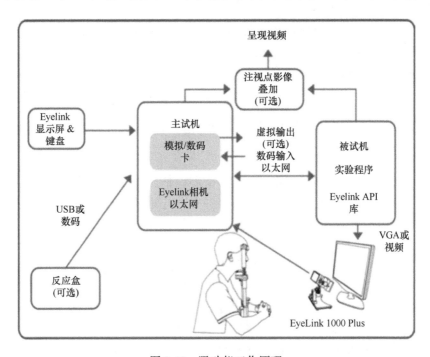

图 3-13　眼动仪工作原理

　　获得的眼球运动信息会在同一时间轴下叠加到被试屏幕上呈现的影像上，从而得到被试对实验刺激材料的注视加工信息。比如图 3-14 呈现了阅读任务下的被试的眼动轨迹，蓝色圈显示了注视点（fixation），圈的大小显示了该注视点的持续时长，黄色线显示了注视点之间的跳跃轨迹，也即眼跳（saccade）轨迹，此外我们还可以得知各个时间下的被试的瞳孔大小。综合这些信息可以得到被试进行该篇文章阅读时的详细加工模式。图 3-15 呈现了注视点在同一个实验刺激下的分布情况，越红的区域表示分布越多。

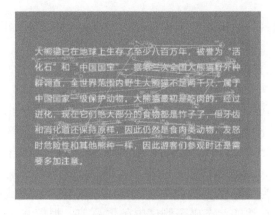

图 3-14　眼动轨迹示意图

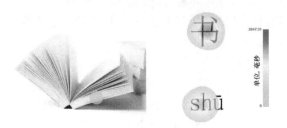

图 3-15　眼动注视分布热点图

二、基于眼动技术的汉语听理解障碍测试方案

　　人们的视听能力往往有着紧密的整合效应，人们在听到一个信息（或大脑在处理一个信息）时，会不自觉地在视野里搜索与该信息相关的目标刺激，以辅助大脑的认知加工过程。利用眼球追踪技术可以探测儿童是否能够正常

听辨并理解语言信息。与传统的听音选图的行为观测相比，眼动追踪可以更加精准细腻地获知儿童的听理解加工进程和障碍类型。下面介绍一项基于眼动仪的词汇听理解加工测试方案。

基于眼动仪的汉语儿童词汇听理解障碍筛查方案

（一）适用对象

适用于应当具备基本词汇听理解能力的汉语儿童，建议年龄为 2—18 岁。

（二）测试设备、场景和流程

选择安静独立房间，被试机电脑屏幕为 14—20 英寸，儿童的视线距离屏幕 50—60cm，房间屏蔽日光，根据儿童接受情况，可以允许家长安静地坐于儿童身旁，以便安抚儿童的情绪，但是应避免家长在测试过程中发出干扰。

实验采用 Eyelink 1000 Plus 型眼动记录仪，采样频率为 1000 Hz。被试机屏幕刷新频率为 150 Hz，分辨率为 1024×768 像素。被试进入实验室后，引导儿童以舒适自然的状态坐于测试电脑屏幕前，根据儿童身高调整座椅位置，以确保儿童的双眼正对屏幕，且视线位于屏幕上 1/4-1/3 高度。根据儿童接受程度选择固定头部测试或遥测模式，并进行 5 点校准。

（三）测试流程和材料

首先用亲切、通俗易懂的语言向儿童讲解实验的任务要求，要求儿童注意听电脑所播放的声音，双眼始终注视屏幕。测试分两组，两组之间根据儿童情况进行短暂休息。第一组共 10 个试次，试题内容都是不超过三音节的名词或动词，每次屏幕呈现 4 张图片，同时播放语义符合其中一张图片的词汇发音，如"苹果"，图片呈现 1 秒以后进入下一试次。

第二组共 8 个试次，均是词组，音节长度比第一组更长，且涉及语法加工，每次屏幕呈现 4 张图片，图片呈现 3 秒，同时播放语义符合其中一张图片的语句发音，如"小猫在盒子里"，3 秒呈现完后进入下一试次。流程见图 3-16。

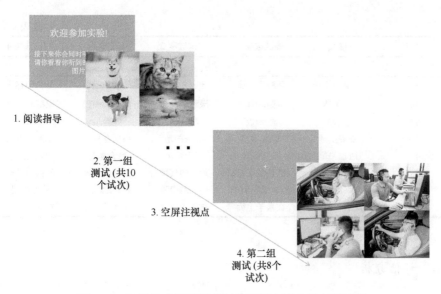

图 3-16 汉语儿童词汇听理解障碍筛查眼动仪实验流程

测试用材料如表 3-3 所示，所用测试项目的一部分跟本章第三节的评估测试内容一致，目的是获得多种来源的测评数据，数据可以进行互相印证，从而可以进行多角度综合评估分析，提升筛查的精准度和可靠性。

表 3-3 汉语儿童词汇听理解障碍筛查眼动仪实验刺激材料列表

序号	目标语	测试选项 1	测试选项 2	测试选项 3	测试选项 4
第一组					
1	猪	狗	猫	猪	鸡
2	苹果	西瓜	香蕉	苹果	葡萄
3	哥哥	妈妈	哥哥	爸爸	妹妹
4	花花	球球	星星	娃娃	花花
5	刀子	锤子	刀子	刷子	夹子
6	警察	警察	医生	教师	消防员
7	电风扇	电视机	电风扇	自行车	红绿灯
8	胡萝卜	卷心菜	蜘蛛网	胡萝卜	红辣椒
9	黄色	黑色	蓝色	绿色	黄色
10	抱抱	抱抱	跳跳	拍拍	亲亲
11	骑车	跑步	骑车	爬山	跳绳
12	伤心	生气	高兴	伤心	平静

续表

序号	目标语	测试选项 1	测试选项 2	测试选项 3	测试选项 4
第二组					
13	牙刷和牙膏	牙刷和牙膏	牙刷和杯子	牙刷和毛巾	牙膏和杯子
14	眼睛和鼻子	眼睛和耳朵	眼睛和鼻子	鼻子和嘴巴	眼睛和眉毛
15	吃米饭	吃米饭	喝饮料	吃西瓜	盛米饭
16	爷爷扫地	爷爷看报	爷爷扫地	小朋友扫地	小朋友看书
17	两根铅笔	两只气球	三根铅笔	两盒蜡笔	两根铅笔
18	红色的气球	红色的花瓶	黄色的气球	红色的气球	黑白的足球
19	高兴地玩耍	高兴地吃面条	伤心地坐着	高兴地玩耍	伤心地哭
20	在盒子里面	在盒子上面	在笼子里面	在盒子里面	在沙发上面

（四）评估分析

采集儿童的多个眼动指标进行分析，每一个试次的四个图片分别是用于眼动分析的四个兴趣区。用于评估筛查的敏感眼动指标包括：首次注视区、首次注视点时长、目标注视区注视点占比、首次进入目标注视区时间、注视热度最高的注视区等。听理解正常的儿童和听理解障碍儿童在这些指标上有系统性差异。比如不同兴趣区的注视时长，正常儿童在目标区的注视时长占比更大，一般为四个兴趣区的最高者，障碍儿童在目标区的注视时长占比更小，两组的差异在眼动注视时长所生成的热点图上对比显著，如图 3-17、图 3-18 示例，目标区是左下图"猪"。

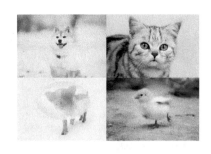 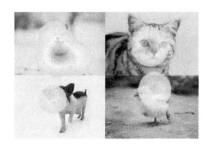

图 3-17　正常儿童注视时长热点图举例　图 3-18　听理解障碍儿童注视时长热点图举例

通过分析一些具体指标，还可以获得更加详细的儿童词汇听理解障碍的信息。比如注视热度最高的区域如果不是目标区，则可以获知儿童的偏误类型，从而推断儿童听理解障碍的具体类型和原因。对于第二组的测试项目，具体注视动作还可以用于判断儿童是否存在语法或语义整合层面的听理解障碍。

第五节 基于高密度头皮脑电技术的汉语儿童听理解障碍筛查

儿童的听理解障碍往往发生早、检测评估困难，并且会给儿童的语言发展带来多方面的严重影响。近年来兴起的多种神经探测技术为儿童听理解障碍的筛查提供了很多新方法，其意义尤其体现在早期筛查和精准筛查上。本节介绍基于头皮高密度脑电技术的汉语儿童听理解障碍筛查方法。

一、高密度头皮脑电技术原理

人脑的工作依赖于脑中神经元的连接和活动，神经元活动时会产生电位的变化，这些变化可以反映大脑内的神经过程。神经电生理技术就是借助电活动的相关指标，对大脑活动进行记录和探测的一种重要手段。语言障碍者在语言任务中的大脑活动有多种障碍特异性的特征，这些特征往往非常敏感、不受多种主观因素影响，所以电生理技术也常常被用于语言障碍的筛查。

脑电图（EEG）是最常见的一种使用电生理指标记录大脑活动的方法，大脑在活动时，大量神经元同步发生突触后电位，经总和后形成的电位变化可以被仪器检测到。检测到的 EEG 脑电活动是脑神经细胞的电生理活动在大脑皮质或头皮表面的总体反映。脑电图数据最明显的优点是具有很高的时间分辨率，可达到毫秒级的扫描频率，为内在神经活动提供了精确的时间记录，描绘了当信息在大脑中加工时，神经活动如何随时间改变。图 3-19 展示了大脑脑电波常见的神经振荡频段。

由于脑电图反映的是大脑的总体电活动，因此较难通过脑电波的变化直接提取细微的反应特征，对探讨认知过程存在一定的局限性。因此，认知神经科学家采用了一种更强大的方法，来反映在特定任务中大脑活动的改变，从纷繁复杂的全体信号中分离出被事件或任务诱发的神经反应。

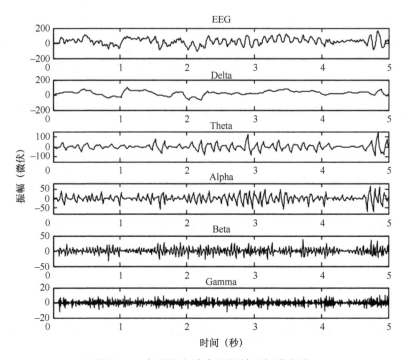

图 3-19　大脑脑电波常见的神经振荡频段

这一方法的核心是锁时锁相的叠加平均，即根据外部事件，比如刺激的呈现或者反应，将大量试次中所得到的脑电图对齐，进行叠加平均。这样的处理，称为事件相关电位，能够去除与目标事件无关的大脑电活动的变异，提取出的平均波形反映了与特定的感觉、运动或者认知事件相关的神经活动。

在以往的研究中，以特定类型的刺激出现的时刻为时间起点，把脑电图数据进行分段和叠加平均后，研究者们发现，在特定的电极区域出现了一些在特定的时间点前后达到峰值的波形，且该波形常常与特定的神经活动或者心理因素有关。这些特定波形经过大量检验后被证明是出现条件比较明确、与心理因素的关系比较清楚，因此被确立为事件相关电位的基本成分（或称 ERP 成分），在实验中可以作为研究神经活动的工具使用。ERP 的分析和提取见图 3-20。

目前被学界确立的 ERP 成分已有很多，见图 3-21 举例。其中与语言加工直接相关的是 N400（与语义加工有关）和 P600（与句法加工有关）成分，另外，反映听觉失匹配加工的 MMN 成分、与字形的视觉辨别过程相关的

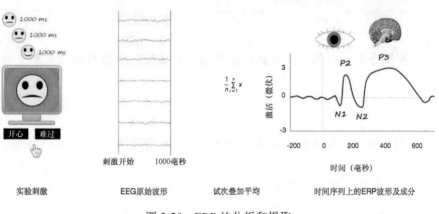

图 3-20 ERP 的分析和提取

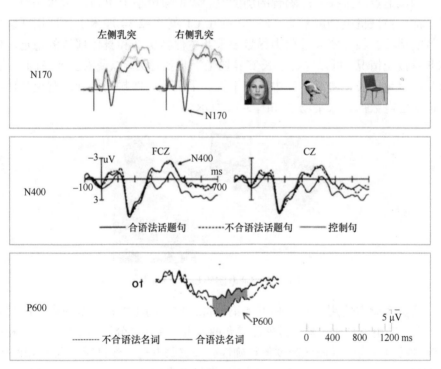

图 3-21 与语言相关的头皮脑电 ERP 成分举例

N170 成分、与新异刺激注意相关的 P300 成分，也常作为有力的工具被用来探索语言、文字的处理加工过程。

二、高密度头皮脑电技术探测汉语儿童语音听辨障碍

测试方案一：基于头皮脑电的汉语儿童音位听辨能力测试方案

（一）适用对象

适用于应当具备基本听觉能力的汉语儿童，建议年龄为 2—18 岁。

（二）测试设备、场景和流程

测试地点需选择安静隔音的屏蔽室，背景噪声小于 30dB，温度适宜、干净舒适。被试机电脑屏幕为 14—20 英寸（1 英寸=2.54 厘米），选用环绕立体音响播放音频。实验过程中尽量要求儿童保持头部和身体部位的稳定。根据儿童接受情况，可以允许家长安静地坐于儿童身旁，以便安抚儿童的情绪，但是应避免家长在测试过程中发出干扰。采集环境做封闭处理，避免其他因素影响脑电数据，采集场景如图 3-22 所示。

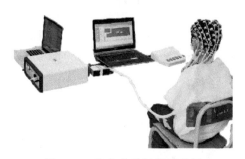

图 3-22 脑电实验场景示意图

测试实验需使用高密度脑电采集设备，包括高密度盐水电极帽、配套隔离电源、专用信号放大器。另外还需要两台电脑主机，分别用于数据采集和呈现测试材料。为保证测试数据的精确性，头皮脑电电极数目应不低于 128 个。考虑到儿童的接受程度，建议使用不需要导电膏的盐水电极帽或干电极帽。

电极排列示意图如图 3-23、图 3-24 所示，均以国际通用的 10—20 电极定位坐标对应高密度脑电电极位置。进行数据采集时以 Cz 为参考点，采样率为 1000Hz，电极阻抗均在 10kΩ 以下。

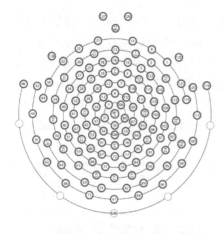

图 3-23   128 导脑电电极排列图示

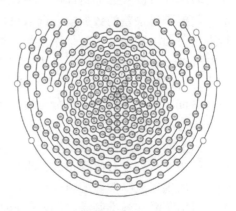

图 3-24   256 导脑电电极排列图示

被试进入实验室后，引导儿童以舒适自然的状态坐于测试电脑屏幕前，根据儿童身高调整座椅位置，且为儿童佩戴合适的脑电采集帽。测试设备运行程序和播放设备，设置采集参数并调整阻抗后，便可开始测试。

（三）测试流程和材料

首先用亲切、通俗易懂的语言向儿童讲解实验的任务要求，要求儿童注意听电脑所播放的声音。测试材料为汉语"八"的四个声调（bā、bá、bǎ、bà），四个声调的发音两两成对组合，共分为 6 个测试组。组中一个声调为目标刺激（即我们感兴趣的实验刺激），另一个声调为标准刺激（对照刺激）。每组中有90 个实验刺激，其中目标刺激和标准刺激的比例为 1∶5。在实验设计时将目标刺激安排在第 4—20 个刺激时随机出现，所有刺激音频时长均为 500 毫秒，标准刺激的间隔时长为 500 毫秒，目标刺激的间隔时长在 400—600 毫秒随机选择。

实验操作的要求分为两种，分别针对低年龄段和高年龄段的儿童。高年龄段的儿童被要求在听到目标刺激（即出现频率低的刺激）时，做出按键反应，而对低年龄段的儿童不做该行为要求。

（四）实验分析方法

使用带通滤波 0.1—30Hz 对数据进行滤波，根据编程时设定的 mark（预先实验设计时设置的编辑标记）将数据进行分段，去除包括眼电等信噪比较低、数据质量很差的数据段，选取目标刺激前 100 毫秒到刺激后 600 毫秒进行平均叠加。数据分析时采用全脑平均电压值作为参考，可以降低单个不稳定电极对全脑波形造成的不良影响。完成预处理后将数据导入 Matlab 进行进一步分析。使用在 Matlab 环境下可运行的电生理信号处理工具箱 EEGLab，通过 Bianca 算法进行独立成分分析（Independent Component Analysis，ICA），进一步提高数据信噪比。

　　参考前人实验范式的结果，可以发现高年龄段的正常儿童在目标刺激出现后的 300 毫秒左右出现正波，即 P3b 脑电成分，如图 3-25 所示。其最大波幅通常出现在大脑皮质的顶叶区，这与儿童对异常语音投入的注意力资源有关。目标刺激和标准刺激间的差异越大，儿童需要投入的注意力资源越多，P3b 的波幅越大。

　　针对低年龄段儿童设计的非注意条件下的测试程序，我们可以通过事件相关电位中的失匹配负波成分来对儿童的语音听辨能力进行测试。MMN 测量指标主要是潜伏期和波幅，其潜伏期通常在 150—250ms，如图 3-26 所示。波幅通过标准刺激脑电波幅减去目标刺激波幅进行测量，且 MMN 的波幅从前额中心到顶区中心再到枕叶中心依次递减。

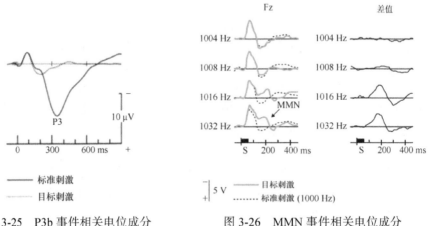

图 3-25　P3b 事件相关电位成分　　　　图 3-26　MMN 事件相关电位成分

　　实验材料的设计可以根据具体测试目标音位而定，以测试儿童声调音为例，测试材料可以分为以下 6 组。

Block 1【标准音"搭"30 次—偏离音"达"6 次】

Block 2【标准音"搭" 30 次—偏离音"打" 6 次】

Block 3【标准音"搭" 30 次—偏离音"达" 6 次】

Block 4【标准音"达" 30 次—偏离音"打" 6 次】

Block 5【标准音"达" 30 次—偏离音"大" 6 次】

Block 6【标准音"搭" 30 次—偏离音"大" 6 次】

对实验数据进行 ERP 分析后，若儿童没有出现明显的相应成分，或其脑电波形与正常儿童有统计学差异（如图 3-27 所示对比，对声调差异的听辨实验，从上到下的三名儿童的 MMN 成分越来越不明显），则说明最下边的儿童对实验声调的敏感度和分辨能力与正常儿童有一定程度的不同，需要密切关注其听辨能力的发展和汉语语音的学习。

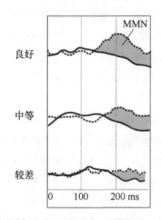

图 3-27　听理解障碍儿童在音位听辨任务下的脑电示例图

三、高密度头皮脑电技术探测汉语儿童词汇语义整合障碍

测试方案二：基于头皮脑电的汉语儿童词汇语义整合测试

（一）适用对象

适用于应当具备基本听力且对汉语词汇有一定理解能力的汉语儿童，建议年龄为 4—18 岁。

（二）测试设备、场景及流程

与测试方案一一致。

（三）测试材料和实验流程

考虑到头皮脑电 ERP 分析的特点，目标词均位于句末。为了充分全面地考查儿童的词汇听理解能力，以及保证专注力，实验分为三组，组间可以短暂休息。三组代表了三类常见词汇语义特征，分别为名词、形容词、动宾型动词组，每组语义融洽句和语义违反句各 15 句。测试材料见表 3-4。

表 3-4　基于头皮脑电的汉语儿童词汇语义整合测试材料（下划线标记目标词）

序号	目标词语义符合句意	目标词语义违反句意
第一组：目标词为名词		
1	天气很冷的时候，爸爸会穿上他的毛衣	天气很冷的时候，爸爸会穿上他的水果
2	每天早上吃早餐，妈妈都会给我倒一杯牛奶	每天早上吃早餐，妈妈都会给我倒一杯警察
3	我的理想是，长大后当一个优秀的老师	我的理想是，长大后当一个优秀的本子
4	每次去动物园，我都最喜欢去看猴子	每次去动物园，我都最喜欢去看玻璃
5	我爸爸喜欢一边吃饭，一边看电视	我爸爸喜欢一边吃饭，一边看拖鞋
6	夏天来了，我又可以吃很多西瓜	夏天来了，我又可以吃很多镜子
7	妈妈答应我，等放暑假就带我去海边	妈妈答应我，等放暑假就带我去毛笔
8	为了预防近视，妈妈不让我经常玩手机	为了预防近视，妈妈不让我经常玩面包
9	吃油条的时候，我一般会喝豆浆	吃油条的时候，我一般会喝房子
10	我最喜欢去吃麦当劳，因为可以吃薯条	我最喜欢去吃麦当劳，因为可以吃早上
11	生日的时候，爸爸妈妈会给我买一个蛋糕	生日的时候，爸爸妈妈会给我买一个空气
12	这个遥控器没电了，你去换一节电池	这个遥控器没电了，你去换一节香蕉
13	去上学的时候，一定要带上自己的课本	去上学的时候，一定要带上自己的闪电
14	写完作业之后，我最喜欢做的事是看漫画	写完作业之后，我最喜欢做的事是看办法
15	为了锻炼身体，妈妈每天都带我去打篮球	为了锻炼身体，妈妈每天带我去打书架
第二组：目标词为形容词		
1	我最喜欢秋天，因为天气一般很凉爽	我最喜欢秋天，因为天气一般很年轻
2	今天我考了一百分，爸爸妈妈都很高兴	今天我考了一百分，爸爸妈妈都很干净
3	我家里的小狗死了，我觉得非常伤心	我家里的小狗死了，我觉得非常整齐
4	我很崇拜我的爸爸，因为他很勇敢	我很崇拜我的爸爸，因为他很晴朗
5	妈妈让我向哥哥学习，因为他学习很刻苦	妈妈让我向哥哥学习，因为他学习很好吃
6	我每天都锻炼身体，所以身体很健康	我每天都锻炼身体，所以身体很无聊

续表

序号	目标词语义符合句意	目标词语义违反句意
7	我数学成绩不太好，考试的时候总是很**粗心**	我数学成绩不太好，考试的时候总是很**雪白**
8	这盆花虽然香，但是没有旁边那盆**漂亮**	这盆花虽然香，但是没有旁边那盆**诚实**
9	我喜欢迪士尼公主，她们的裙子都很**美丽**	我喜欢迪士尼公主，她们的裙子都很**危险**
10	每次下雨的时候，天气一般都比较**潮湿**	每次下雨的时候，天气一般都比较**生气**
11	如果姐姐没按时回家，爸爸妈妈会很**着急**	如果姐姐没按时回家，爸爸妈妈会很**寒冷**
12	我今天早上上学迟到了，我感到非常**后悔**	我今天早上上学迟到了，我感到非常**明亮**
13	奶奶给我买了一件羽绒服，穿上特别**暖和**	奶奶给我买了一件羽绒服，穿上特别**聪明**
14	今天我肯定能考一百分，考试题目很**简单**	今天我肯定能考一百分，考试题目很**强壮**
15	过年的时候全家人都会在一起，家里很**热闹**	过年的时候全家人都会在一起，家里很**有用**
	第三组：目标词为动宾型动词组	
1	每天放学之后，我都要跟音乐老师学**弹琴**	每天放学之后，我都要跟音乐老师学**喝水**
2	我哥哥学习很好，他每天都在房间里**看书**	我哥哥学习很好，他每天都在房间里**上楼**
3	妈妈在门口叫我，我就跑过去给她**开门**	妈妈在门口叫我，我就跑过去给她**玩水**
4	爸爸说客人来的时候，我要给他们**倒茶**	爸爸说客人来的时候，我要给他们**关灯**
5	我昨天发烧了，妈妈带我去医院**看病**	我昨天发烧了，妈妈带我去医院**穿鞋**
6	妈妈下班之后，第一件事就是去超市**买菜**	妈妈下班之后，第一件事就是去超市**打伞**
7	今天下午不用上课，妈妈带我去学**画画**	今天下午不用上课，妈妈带我去学**给钱**
8	春天的时候，学校组织我们一起去郊外**爬山**	春天的时候，学校组织我们一起去郊外**教书**
9	我的好朋友转学去外地了，我经常给他**写信**	我的好朋友转学去外地了，我经常给他**骑马**
10	我姐姐非常喜欢音乐，每天都戴着耳机**听歌**	我姐姐非常喜欢音乐，每天都戴着耳机**买书**
11	我的妈妈很讲卫生，经常提醒我们饭前要**洗手**	我的妈妈很讲卫生，经常提醒我们饭前要**写字**
12	老师教育我们，在公交车上要给老人**让座**	老师教育我们，在公交车上要给老人**烤火**
13	妈妈拿给我一个空脸盆，让我去**装水**	妈妈拿给我一个空脸盆，让我去**开会**
14	老师告诉我，遇到不懂的问题要敢于**提问**	老师告诉我，遇到不懂的问题要敢于**捐钱**
15	不管是坐公交车还是地铁，都要先**买票**	不管是坐公交车还是地铁，都要先**看花**

首先用亲切、通俗易懂的语言向儿童讲解实验的任务要求，要求儿童注意听电脑所播放的声音。电脑播放的测试材料为汉语句子，其中根据句尾目标词的词性（名词、动词、动宾型动词组）可将材料分为三组。每组包括15对前句一致的句子，其目标词分别符合或不符合语义，两类句子的目标词所属的语义类别相差较大。前一分句对目标词的语义只有提示或管约作用，但目标词并不是符合前句内容的唯一搭配，也不能被轻易地预测。

（四）数据分析方法

前期预处理部分同测试方案一一致。结合多项研究，我们可以发现正常儿童在听到目标词违反整体句意的句子时，会在目标词出现的 400 毫秒左右出现一个明显的负波成分，这一成分被称为 N400，一般认为这一成分与长时记忆中语义信息的提取和语义期待有关，且 N400 的波幅随语义背离程度的增大而增大（图 3-28）。

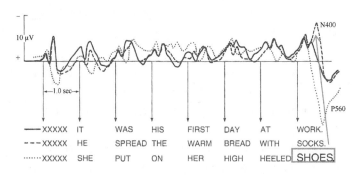

图 3-28　语义违反实验正常儿童神经响应情况

当儿童在听到有明显的语义违反的句子时，通过其 N400 的神经响应，可以推测儿童对词汇词义的理解能力以及对词义组合能力的高低，若出现与正常儿童的脑电响应有显著差异，则应重点关注其语义加工能力的发展，并进行进一步的神经检测。如图 3-29 所示黑实线显示正常发展儿童有正常

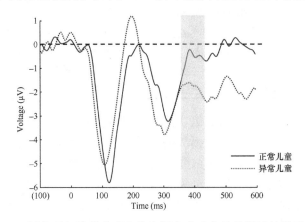

图 3-29　语义理解障碍儿童在脑电语义违反实验的测试结果示意图

的 N400 响应，虚线代表儿童的 N400 响应不够，提示其对语义违反的感觉不敏感，语义理解能力有异常。

第六节　基于近红外脑成像技术的汉语儿童听理解障碍筛查

儿童的听理解障碍往往发生早、检测评估困难，但是又给儿童的语言发展带来多方面的严重影响。功能性近红外脑成像技术是近年来新兴起的脑功能探测技术，跟高密度头皮脑电相比，其空间定位准确，对被试更加友好，尤其适用于为儿童听理解障碍的筛查提供早期判断和精准评估。本节介绍基于功能性近红外脑成像技术的汉语儿童听理解障碍筛查方法。

一、近红外脑成像技术原理

功能性近红外光谱成像技术是近 25 年来新兴的脑成像技术，是一种光学的脑成像技术，通过向脑内发射波长在 650 到 950 纳米（nm）范围内的近红外光，并接收经大脑血液中氧合血红蛋白（oxyHb）和脱氧血红蛋白（deoxyHb）吸收后的反射光，据此计算上述两项指标的变化情况，最终达到观测大脑活动的目的（图 3-30、图 3-31）。

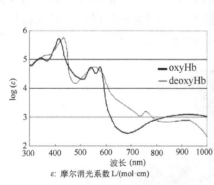

图 3-30　血红蛋白吸收谱图

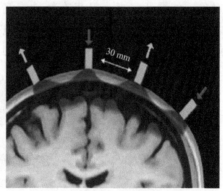

图 3-31　光传播模拟图

据研究，当某一大脑区域在执行特定任务而被激活时，对氧和葡萄糖的需求会增加，从而带来区域内脑血流的过补充，这一功能性充血是由神经血管间的耦合机制调节产生的（Nippert et al.，2018）。因此，当某一脑区因激活而产生脑血流过补充时，该区域的氧合血红蛋白会增加、脱氧血红蛋白则会减少，而这些变化都可以通过它们对近红外光的吸收量被观测到并计算出来。当然，这一技术主要利用了大脑中的其他生物组织（如水、血红蛋白、胶原质及蛋白质等）对近红外光的相对弱吸收性，使氧合血红蛋白和脱氧血红蛋白被视为主要吸收源，因此得以被重点观测及计算。

功能性近红外光谱成像技术有着其独特优势。该技术采集的是头皮表层的血红蛋白的血动力反应信号，这一反应通常在 6 秒左右达到顶点，而近红外成像系统的时间采样率通常最高可达到 10Hz，远超血动力反应功能（hemo-dynamic response function，HRF），使其能很好地追踪和记录脑血动力及血氧变化过程，这一优越的时间采样率也是功能性磁共振成像不能达到的。空间分辨率上，近红外成像技术一般能达到 2—3 厘米，比一般的脑电系统更能精准地定位脑区。

另外，该技术还对运动伪迹有着较高的容忍度，特别适合用于言语及对话任务的研究，如菅田正志等（Masashi et al.，2010）在被试进行面对面交谈任务时，对其进行了额叶和颞叶激活的有关研究，该研究也证明了近红外光谱成像技术在现实的社会互动中对大脑功能进行检测的可能性。除了上述的对运动伪迹的高容忍度外，近红外技术的无侵入性、无噪声等其他特性，为其在实验程序的设计及实验被试的选择上增添了独特优势，特别是一些特殊对象，如婴儿、老人及患有精神疾病的被试等，一般很难进行其他脑成像技术监测，如功能性磁共振成像及脑电技术等，因为一般很难令其保持长时间静止地躺、坐在实验环境中。设备构成如图 3-32 所示。

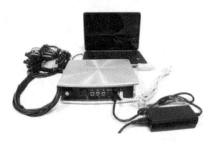

图 3-32　近红外光谱成像技术的仪器构成

　　近红外光谱成像技术作为新兴的脑成像技术，目前已报告的用于语言障碍研究的数量并不多。吴汉荣等（2004）使用近红外考察了汉语阅读障碍儿童在复述词语与动词联想时的血氧变化情况，实验结果显示阅读障碍儿童在加工视觉刺激并复述该词时，左前额叶的局部脑血流变化为正，即处于激活状态，局部血容量增加，而正常儿童的变化则不明显甚至有些出现负值，即该脑区处于相对休息状态，并没有过多地参与到本项任务的加工中来，因此证实了两组儿童在完成语言视觉编码时的血氧加工变化存在明显差异；另外在动词联想任务中，两组儿童的左前额均处于激活状态，然而语言障碍儿童的血流量增加值要小于正常儿童，提示正常儿童在汉语词汇动词联想加工时左前额叶的激活程度要比阅读障碍儿童大。

二、近红外脑成像技术探测儿童韵律加工能力

　　韵律感知能力是儿童语言发育过程中一项重要的语言能力，有研究证实韵律感知能力在儿童语言习得过程中扮演着重要角色，与多项其他语言功能的发育息息相关，比如韵律信息能帮助儿童更好地分词，进而提升词汇学习的能力，又如儿童能使用韵律信息来消除句子结构上的歧义；同时，有的研究者发现韵律感知能力与阅读能力的发展也有重要联系。

　　因此，对儿童韵律感知能力进行测试对其整体语言发育情况有重要的提示作用，使用近红外光谱成像技术能实现对韵律感知能力无侵入性的精准探测。下面介绍三项基于近红外光谱成像技术的韵律感知加工测试方案。

测试方案一：古诗押韵感知听辨筛查方案

（一）适用对象

　　适用于具备基本音节差异听辨能力的汉语儿童，建议年龄为 2—18 岁。

（二）测试设备、场景和流程

　　测试采用岛津 LIGHTNIRS 便携式近红外光谱脑成像装置，采样频率为 13.33Hz，八组发射光源及八组接收光源被分别置于儿童头部两侧，经岛津

3D 定位仪测量，具体形成通道的位置见图 3-33。

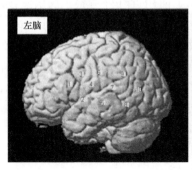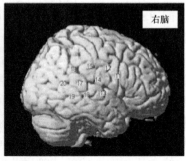

图 3-33　岛津 LIGHTNIRS 便携式近红外脑成像系统光极放置形成的通道位置

测试程序在刷新频率为 150 赫兹的屏幕上呈现，屏幕分辨率为 1024 像素×768 像素，并通过入耳式耳机向儿童播放测试刺激材料（不方便佩戴耳机时，将通过置于桌面的一对便携音箱向儿童播放）。测试在静音环境下开展，儿童面对计算机屏幕坐好，视距为 75 厘米，保持正常坐姿不动。

为儿童佩戴好光极帽后，测试光极间形成的通道信号质量，质量良好方能进入正式测试。测试时要求儿童尽量保持不动，放松身体，注意认真听播放的声音。开启测试程序后屏幕上呈现测试指导语，告知儿童测试流程、耗时及相关要求等，测试正式开始的信号为屏幕中央出现"+"符号，儿童准备好后按任意键进入正式测试。测试材料以 75 分贝随机播放，儿童被动接受刺激，每句材料播放完毕后有 15 秒的休息阶段，使血氧水平回归基线，因此测试总耗时 15 分钟左右（视儿童的光极佩戴需不需反复调整而定），测试刺激呈现方式及时间如图 3-34 所示。

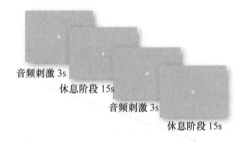

音频刺激 3s
休息阶段 15s
音频刺激 3s
休息阶段 15s

图 3-34　测试程序刺激呈现方式示意图

（三）测试材料

测试材料选自中国古代五言诗歌，选取不常见的古诗句 60 句，其中押韵古诗 30 句、不押韵古诗 30 句，经古代文学领域专家从中选定 40 句，判定该材料严格遵守古诗声律规则，其中 20 句上下联押韵、20 句不押韵。以上两组实验材料在整句层面上形成对比，且控制了其他次要影响条件，如字数完全相同，均为 10 字，另外经 20 名本科生打分熟悉度均在 4.5 分（5 分为非常熟悉），具体材料示例见表 3-5。测试材料由一名专业男性播音员使用标准普通话进行朗读并录音，并使用 Audacity 软件进行音频剪辑，使音频刺激材料时长一致，统一播放 3 秒。

表 3-5　测试材料分组列表

序号	材料一：押韵古诗句	序号	材料二：不押韵古诗句
1	寥落古行宫，宫花寂寞红。	1	我宿五松下，寂寥无所欢。
2	北斗七星高，哥舒夜带刀。	2	江城如画里，山晓望晴空。
3	太守耀清威，乘闲弄晚晖。	3	异俗吁可怪，斯人难并居。
4	未洗染尘缨，归来芳草平。	4	落笔生绮绣，操刀振风雷。
5	三十六离宫，楼台与天通。	5	春华沧江月，秋色碧海云。
6	吾爱王子晋，得道伊洛滨。	6	新亭结构罢，隐见清湖阴。
7	忆昔作少年，结交赵与燕。	7	郢门一为客，巴月三成弦。
8	文章千古事，得失寸心知。	8	忠州三峡内，井邑聚云根。
9	野寺残僧少，山园细路高。	9	远海动风色，吹愁落天涯。
10	人烟生处僻，虎迹过新蹄。	10	圣达有去就，潜光愚其德。
11	问讯东桥竹，将军有报书。	11	康乐上官去，永嘉游石门。
12	何年顾虎头，满壁画瀛州。	12	暂往比邻去，空闻二妙归。
13	落日在帘钩，溪边春事幽。	13	天宫水西寺，云锦照东郭。
14	元日到人日，未有不阴时。	14	汉道昔云季，群雄方战争。
15	斧钺下青冥，楼船过洞庭。	15	幽州胡马客，绿眼虎皮冠。
16	时出碧鸡坊，西郊向草堂。	16	殊俗还多事，方尧变所为。
17	一室他乡远，空林暮景悬。	17	宿昔试安命，自私犹畏天。
18	竟日雨冥冥，双崖洗更青。	18	野桥齐度马，秋望转悠哉。
19	凉气晚萧萧，江云乱眼飘。	19	避地岁时晚，窜身筋骨劳。
20	汉北豺狼满，巴西道路难。	20	苍生未苏息，胡马半乾坤。

（四）评估分析

对采集到的血氧数据进行分析，经过滤波、去漂移等预处理后，分别构拟两个测试条件的血氧反应函数（HRF）模型。以普通最小二乘法（ordinary least squares）将血氧数据与该模型进行线性回归拟合，得出表示模型解释度权重的 β 值。这一数值可以看作各个通道的血氧数据能在多大程度下被理想模型解释：β 值越大则表示相关度越高，即该通道对测试材料有突出响应，在这一测试条件下所在脑区有激活反应。

押韵感知听辨能力正常的儿童与障碍儿童在激活模式上有显著差别，将押韵条件与不押韵条件相比，即去掉其他因素，仅保留押韵感知差异，正常发育儿童在大脑左半球的缘上回、颞上回区域有显著的血氧含量增加，可以看出加工押韵这一韵律子概念时正常发育儿童会积极调用该脑区的资源（见图 3-35）；障碍儿童则不会表现出这一激活模式，条件相比没有出现显著激活的脑区，从而可以推断他们在进行押韵的听辨感知时没有正确地运用大脑资源，押韵感知能力的发育是不正常的，存在押韵感知障碍（图 3-36）。

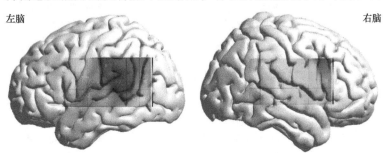

图 3-35　正常儿童押韵感知脑激活情况

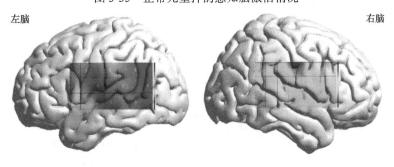

图 3-36　障碍儿童押韵感知脑激活情况

测试方案二：韵文韵律感知加工筛查方案

（一）适用对象

适用于具备基本句子听辨能力的汉语儿童，建议年龄为 2—18 岁。

（二）测试设备、场景和流程

测试采用岛津 LIGHTNIRS 便携式近红外光谱脑成像装置，采样频率为 13.33Hz，八组发射光源及八组接收光源被分别置于儿童头部两侧，经岛津 3D 定位仪测量，具体形成通道的位置见图 3-33。

测试程序在刷新频率为 150 赫兹的屏幕上呈现，屏幕分辨率为 1024 像素×768 像素，并通过入耳式耳机向儿童播放测试刺激材料（不方便佩戴耳机时，将通过置于桌面的一对便携音箱向儿童播放）。测试在静音环境下开展，儿童面对计算机屏幕坐好，视距为 75 厘米，保持正常坐姿不动。

为儿童佩戴好光极帽后，测试光极间形成的通道信号质量，质量良好方能进入正式测试。测试时要求儿童尽量保持不动，放松身体，注意认真听播放的声音。开启测试程序后屏幕上呈现测试指导语，告知儿童测试流程、耗时及相关要求等，测试正式开始的信号为屏幕中央出现"+"符号，儿童准备好后按任意键进入正式测试。测试材料以 75 分贝随机播放，儿童被动接受刺激，每句材料播放完毕后有 15 秒的休息阶段，使血氧水平回归基线，因此测试总耗时 15 分钟左右（视儿童的光极佩戴需不需反复调整而定），测试刺激呈现方式及时间如图 3-34 所示。

（三）测试材料

测试材料以汉语韵文句子为材料组一，以日常常用句为材料组二。根据儿童年龄及受教育程度，可分为常见句子测试组和不常见句子测试组，年龄较小或受教育程度较低的儿童可选用常见句子测试组，年龄较大或受教育程度较高的儿童可选用不常见句子测试组。常见句子测试组的材料组一为汉语常见俗语句，材料组二为普通日常用句；不常见句子测试组的材料组一为汉语不常见古诗句，材料组二为不常见古文句，这一组的测试相较于常见句子测试组更好地去除了语义因素的影响。

常见句子测试组的测试材料组一为汉语常见俗语句，选自《俗语大词典》（2015 年，商务印书馆出版），选取了 20 句上下句的音节数、节拍完全相等的常见对偶俗语，其整句韵律性较强，并经 20 名本科生打分熟悉度均在4.5 分（5 分为非常熟悉）以上；材料组二构拟了高词频的 20 句日常生活中经常使用的普通句子，其整句韵律性与俗语相比较弱，在整句层面上在两种测试条件间形成对比。具体材料举例见表 3-6。测试材料由一名专业男性播音员使用标准普通话进行朗读并录音，并使用 Audacity 软件进行音频剪辑，使音频刺激材料时长一致，统一播放 3 秒。

表 3-6 测试材料分组列表（一）

序号	材料一：常见俗语句	序号	材料二：普通日常用句
1	儿不嫌母丑，狗不嫌家贫。	1	老师没有怪我今天迟到了。
2	常在河边走，哪有不湿鞋。	2	爸爸说明天想回一趟老家。
3	与君一席话，胜读十年书。	3	睡觉前我会看两集电视剧。
4	是福不是祸，是祸躲不过。	4	今天妈妈做的炒肉太咸了。
5	老乡见老乡，两眼泪汪汪。	5	请帮我们把剩菜都打包吧。
6	吃得苦中苦，方为人上人。	6	他每天都会去大菜市买菜。
7	公说公有理，婆说婆有理。	7	现在的学生周末都要补习。
8	见人说人话，见鬼说鬼话。	8	我还以为今天不会下雨了。
9	只要功夫深，铁杵磨成针。	9	看来这个周末我得加班了。
10	三个臭皮匠，顶个诸葛亮。	10	周末我约了几个朋友吃饭。
11	不是一家人，不进一家门。	11	别忘了明天要带上身份证。
12	人善被人欺，马善被人骑。	12	今早我睡到了将近十一点。
13	叫天天不应，叫地地不灵。	13	这家店的蔬菜感觉不新鲜。
14	帮人帮到底，送佛送到西。	14	你做了什么让他这么生气？
15	行家一出手，就知有没有。	15	我们边吃饭边聊聊工作。
16	秀才遇到兵，有理说不清。	16	坐久了最好站起来动一动。
17	世上无难事，只怕有心人。	17	钱要放在一个安全的地方。
18	不比不知道，一比吓一跳。	18	同学们都围着老师问问题。
19	狗咬吕洞宾，不识好人心。	19	星期一博物馆一般不开门。
20	山中无老虎，猴子称大王。	20	她很开心收到了生日礼物。

不常见句子测试组的材料组一为汉语不常见古诗句，从中国古代五言诗

歌中选取了 30 句不常见的古诗句，经古代文学领域专家从中选定 20 句，判定该材料严格遵守古诗声律规则并保证上下联押韵，其整句韵律性较强。材料组二选自《元史》中较难理解的 30 个句子，经 20 名本科生根据熟悉度及理解难易度打分，选取了其中 20 句熟悉度最低、理解难度最高的句子，且保证句中相邻两字均无法组合成现代常见词汇，整句韵律性较古诗弱。两组测试材料在整句层面上形成对比，同时控制了其余次要影响条件，如字数完全相同，均为 10 字，具体材料举例见表 3-7。测试材料由一名专业男性播音员使用标准普通话进行朗读并录音，并使用 Audacity 软件进行音频剪辑，使音频刺激材料时长一致，统一播放 3 秒。

表 3-7　测试材料分组列表（二）

序号	材料一：不常见古诗句	序号	材料二：不常见古文句
1	寥落古行宫，宫花寂寞红。	1	纳真率八剌忽谷诸民。
2	北斗七星高，哥舒夜带刀。	2	札阿绀孛谋与按敦阿述。
3	太守耀清威，乘闲弄晚晖。	3	札木合复乘隙谓亦剌合。
4	未洗染尘缨，归来芳草平。	4	遣阿里海致责于汪罕曰。
5	三十六离宫，楼台与天通。	5	其属带儿兀孙献女迎降。
6	吾爱王子晋，得道伊洛滨。	6	比者近侍奏除官丐赏者。
7	忆昔作少年，结交赵与燕。	7	大宗正也可扎鲁忽赤议。
8	文章千古事，得失寸心知。	8	麻合没的滑剌西迷主之。
9	野寺残僧少，山园细路高。	9	金便宜都总帅汪世显降。
10	人烟生处僻，虎迹过新蹄。	10	以别都鲁思为达鲁花赤。
11	问讯东桥竹，将军有报书。	11	都元帅纽邻留密里火者。
12	何年顾虎头，满壁画瀛州。	12	脱里赤括兵于漠南诸州。
13	落日在帘钩，溪边春事幽。	13	诸被灾地并弛山泽之禁。
14	元日到人日，未有不阴时。	14	平章政事赛典赤兼领之。
15	斧钺下青冥，楼船过洞庭。	15	敕岭北行省瘗阵没遗骸。
16	时出碧鸡坊，西郊向草堂。	16	万户韩世安率镇抚马兴。
17	一室他乡远，空林暮景悬。	17	始以畏吾字书givereboth驿玺书。
18	竟日雨冥冥，双崖洗更青。	18	向诏百司务遵世祖成宪。
19	凉气晚萧萧，江云乱眼飘。	19	思州守臣换住哥招谕之。
20	汉北豺狼满，巴西道路难。	20	其冒以官地献者追其直。

（四）评估分析

对采集到的血氧数据进行分析，经过滤波、去漂移等预处理后，分别构拟两个测试条件的血氧反应函数模型。以普通最小二乘法将血氧数据与该模型进行线性回归拟合，得出表示模型解释度权重的 β 值。这一数值可以看作各个通道的血氧数据能在多大程度下被理想模型解释：β 值越大则表示相关度越高，即该通道对测试材料有突出响应，在这一测试条件下所在脑区有激活反应。

韵文感知加工能力正常的儿童与障碍儿童在激活模式上有显著差别，将韵文条件与非韵文条件相比，即去掉其他因素，仅保留韵律感知差异，正常发育儿童在大脑右半球的缘上回、颞上回区域有显著的血氧含量增加，可以看出加工韵律句时正常发育儿童会积极调用该脑区的资源（见图 3-37）；障碍儿童则不会表现出这一激活模式，条件相比没有出现显著激活的脑区，从而可以推断他们在进行句子韵律感知时没有正确地运用大脑资源，句子韵律感知能力的发育是不正常的，存在句子韵律感知障碍（见图 3-38）。

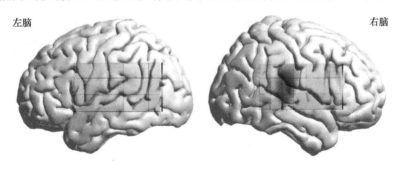

图 3-37　正常儿童句子韵律感知脑激活情况

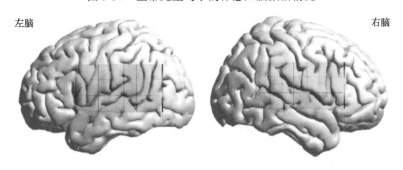

图 3-38　障碍儿童句子韵律感知脑激活情况

除此之外，障碍儿童还可能在特定脑区出现血氧变化曲线异于正常儿童的现象，如图 3-39 所示。

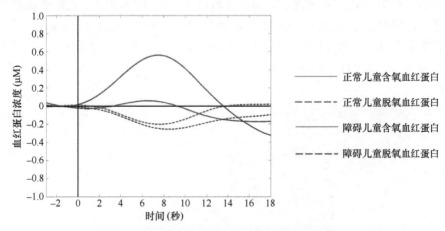

图 3-39　正常儿童与障碍儿童血氧变化曲线对比图

测试方案三：语音—非语音感知听辨加工筛查方案

（一）适用对象

适用于具备基本话语语音听辨能力的汉语儿童，建议年龄为 2—18 岁。

（二）测试设备、场景和流程

测试采用岛津 LIGHTNIRS 便携式近红外光谱脑成像装置，采样频率为 13.33Hz，八组发射光源及八组接收光源被分别置于儿童头部两侧，经岛津 3D 定位仪测量，具体形成通道的位置见图 3-33。

测试程序在刷新频率为 150 赫兹的屏幕上呈现，屏幕分辨率为 1024 像素×768 像素，并通过入耳式耳机向儿童播放测试刺激材料（不方便佩戴耳机时，将通过置于桌面的一对便携音箱向儿童播放）。测试在静音环境下开展，儿童面对计算机屏幕坐好，视距为 75 厘米，保持正常坐姿不动。

为儿童佩戴好光极帽后，测试光极间形成的通道信号质量，质量良好方能进入正式测试。测试时要求儿童尽量保持不动，放松身体，注意认真听播放的声音。开启测试程序后屏幕上呈现测试指导语，告知儿童测试流程、耗时及相关要求等，测试正式开始的信号为屏幕中央出现"+"符号，儿童准备好后按任意键进入正式测试。测试材料以 75 分贝随机播放，儿童被动接受刺激，每句材料播放完毕后有 10 秒的休息阶段，使血氧水平回归基线，因此测试总耗时 12 分钟左右（视儿童的光极佩戴需不需反复调整而定），测试刺激呈现方式及时间如图 3-40 所示。

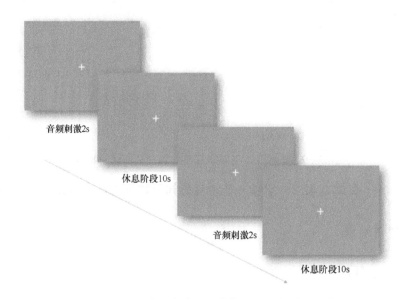

图 3-40 语音—非语音感知听辨加工测试刺激呈现方式

（三）测试材料

测试材料分为三组，材料组一为话语语音，选择了 20 句常见的五字日常用句，具体材料示例见表 3-8。材料组二为纯音音频，分别拟合了材料组一常用句的音高变化曲线及音节响度，频率为 440Hz，这组材料保留了语音的部分特征，即音高变化曲线及音节响度，但不含语义信息。材料组三为自然音，选取了 20 种动物的叫声，这组材料为非语音材料，不包含任何语音特征，不存在任何语义信息。

表 3-8　材料组一测试材料举例

序号	组一：常见五字常用句	序号	组一：常见五字常用句
1	我睡得很晚。	11	我刚吃过饭。
2	大象鼻子长。	12	我想睡午觉。
3	记得多喝水。	13	用纸擦一下。
4	你长高了吗？	14	广州很漂亮。
5	我没有手机。	15	我家不太远。
6	他们在看书。	16	公交车没来。
7	今天很凉快。	17	学校不放假。
8	妈妈做了饭。	18	我在找东西。
9	千万别迟到。	19	我不想看了。
10	请小声说话。	20	几点出发呢？

（四）评估分析

对采集到的血氧数据进行分析，经过滤波、去漂移等预处理后，分别构拟两个测试条件的血氧反应函数模型。以普通最小二乘法将血氧数据与该模型进行线性回归拟合，得出表示模型解释度权重的 β 值。这一数值可以看作各个通道的血氧数据能在多大程度下被理想模型解释：β 值越大则表示相关度越高，即该通道对测试材料有突出响应，在这一测试条件下所在脑区有激活反应。

语音—非语音感知听辨能力正常的儿童与障碍儿童在激活模式上有显著差别，在语音感知条件下，正常发育儿童在大脑左侧颞上回、颞中回、梭状回以及右侧颞上回、颞中回均有显著的血氧含量增加，可以看出感知语音时正常发育儿童会积极调用该脑区的资源；障碍儿童表现出的激活模式则与正常儿童不一致，感知语音时显著激活的脑区是左侧颞上回、颞中回以及右侧颞上回、颞中回，与正常儿童相比，感知加工所激活的脑区范围较小，特别体现在左脑梭状回的部分（见图 3-41 和图 3-42）。在感知纯音及自然音时，正常儿童的脑激活模式与语音条件不相同，激活范围大大减少，但异常儿童对这三种条件的感知听辨的脑激活情况差异不大，从而可以推断他们在感知语音时没有正确地运用大脑资源，语音与非语音的感知听辨是不正常的，不能很好地区分语音与非语音。

左脑 右脑

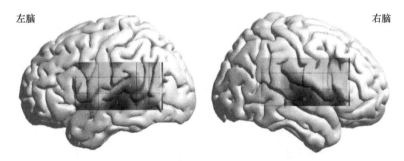

图 3-41 正常儿童语音感知脑激活情况

左脑 右脑

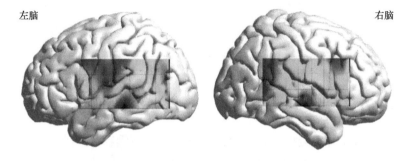

图 3-42 障碍儿童语音感知脑激活情况

第四章

汉语儿童表达障碍的筛查

汉语儿童表达障碍有多方面、多层次的原因，可能在于发音器官的器质性损伤，这一般会导致构音问题；也可能在于脑功能的发育异常，这可能会带来词汇、语法等方面的错误表达。还有的儿童不愿与人进行言语交际，抗拒语言表达，这可能源于先天因素（例如孤独症），也可能是后天的语言环境、家庭背景等因素导致的语言交际困难，这同样属于表达障碍的范畴。对于汉语儿童而言，表达障碍的筛查至关重要，本章将简述汉语发音基础、表达障碍的成因和表现，并对汉语儿童表达障碍的筛查方案进行详细的介绍，包括汉语儿童全面表达行为引导范式、多模态表达数据采集和分析方法，以及基于神经探测技术的表达障碍精准筛查方案。

第一节　儿童言语表达机制和障碍成因

一、言语表达的生理基础

言语表达也就是"口语"，通俗一点可叫作"说话"，使用言语传递信息、表达想法是语言的基本功能，也是语言最突出的外显形式，它涉及意义构思、语音编排、发音动作等一系列复杂的过程。语言的口头形态是所有语言的唯一天然物质基础。一般儿童在幼年时期习得的主要就是口语。口语以具体的交际情境为背景，可以通过语音直接地表达思想、态度和情感，具有高度人际互动的特点。

运用语言进行交际的过程是瞬息间的事情，但却包含着一系列复杂的问题，这一过程大体上可以分为"编码—发送—传递—接收—解码"五个阶段。说话人为了表达某一信息，首先需要在语言中寻找有关的词语，按照语言的语法规则编排起来，进行编码；说话人力求编码清晰、明确，避免失误。编码完成，通过发送器输出，口语的发送器是肺、声带、口腔、鼻腔、舌头等发音器官。

言语行为的生理过程可以作如下描述：在言语产生阶段，大脑的语言神经中枢提取出所需的存储在大脑中的语言材料，并按照语言规则对要表达的言语的具体内容进行组织和编码，再由运动神经中枢通过传出神经发出相应的神经信号传导到言语表达的效应器——构音器官，构音器官按照传来的神经脉冲做出相应的协调运动，从而表达出言语的外在形式——语音。在言语产生阶段，言语是以生物电信号的方式传递的。

综上，言语行为的生理过程如图 4-1 所示。

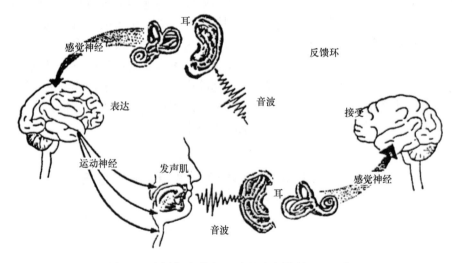

图 4-1　言语行为的生理过程（李胜利，2014）

言语产生的生理器官主要涉及到人体的三个系统：肺和气管系统、喉系统和声门上系统。图 4-2 是这三个系统的略图。下面依次简单介绍这三个系统的生理构造、发声功能及与言语产生有关的某些特性。

1. 肺和气管

肺和气管是人类的呼吸器官，由于处于声门之下，因此也叫声门下系统。它们为人类发声提供动力，是发声的动力器官。吸气时，在吸气肌群的作用下，胸廓开大，肺泡充气；呼气时，在呼气肌群的作用下，胸廓压缩，肺泡排气。

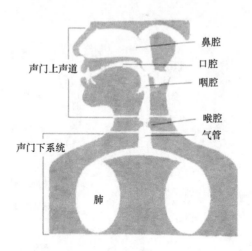

声门上声道 —— 鼻腔

口腔

咽腔

喉腔

气管

声门下系统

肺

图 4-2 言语产生的三个生理系统示意图（吴宗济、林茂灿，1989）

人们在说话时的呼吸方式与安静时会有所不同。安静时的呼吸频率为16—20 次/分，说话时则为 8—10 次/分；人在安静时的呼吸路径主要是经鼻来完成，而人在说话时的呼吸路径则主要由口来完成。

2. 喉

喉是一个空气阀，喉由甲状软骨、环状软骨和杓状软骨组成（见图 4-3），它有两种基本功能：呼吸时，声门大开；发声时，声门做有节律的开闭动作，使肺中呼出的平直气流调节成为脉动气流。这种携带了声能的脉动气流成为言语发声的基本声源。在言语发声的时候，喉部的协调运动是实现发声的关键，声带的节律振动又是语音的主要声源。

声带是两片富有弹性的薄膜，一端附着在甲状软骨上，另一端附着在两块杓状软骨上，杓状软骨可以活动，带动两片声带并拢或分离，声带分离时形成的 V 形空隙叫声门。声带的位置和结构见图 4-4。吸气时，杓状软骨牵引声带，使声门张开。说话时，声门关闭，从肺部呼出的气流积聚在声门下面形成压力，当声门下压力大于声门上压力时，气流就冲击声门，使声带一张一合地振动，声带振动产生的声音叫声带音。声带音是元音的声源，也是浊辅音的声源之一。杓状软骨的活动还可以使声带拉紧或放松，使得声音产生高低变化。

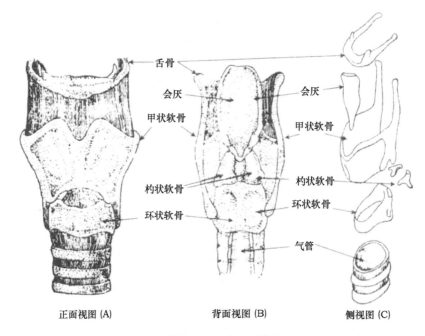

图 4-3　喉的结构（吴宗济、林茂灿，1989）

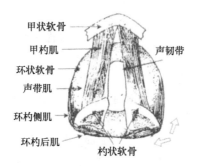

图 4-4　声带的位置和结构（顶视图）（吴宗济、林茂灿，1989）

3. 声门上

　　声门以上直到双唇为止实际上是一根形状复杂、充满空气的管子，又称为声腔。它是语音产生的共鸣腔，又称调音器官，它由口腔、鼻腔和咽腔组成（图 4-5）。喉部产生的嗓音流（声门波）或气流，通过这些共鸣腔的调节，可以产生不同的音素。

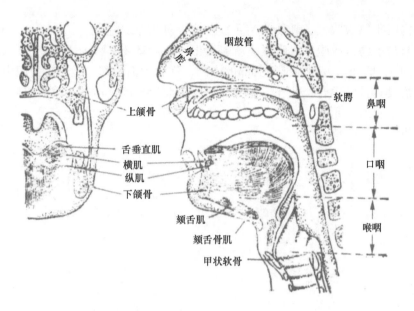

图 4-5　喉上器官及舌内肌示意图（Dew & Jensen，1977）

（1）口腔

口腔前面以唇为界，侧面以颊部为界，向后延伸至舌腭肌所形成的腭弓，其顶部由硬腭及软腭组成，底部包括舌的前 2/3 加上从舌延向下颌骨的黏膜，口底下面有下颌舌骨肌支撑，后部与咽腔相通。

①腭。腭标志着口腔的上限，因此又称为上腭（如图 4-6 所示）。上腭可分为硬腭与软腭。上齿的后方、硬腭的前端（弯曲部分）称为齿龈，这个部位对发音来说是很重要的，舌尖音往往在这个部位（或其邻近位置）形成。硬腭可细分为前硬腭和硬腭。软腭与硬腭的后缘相接，可细分为软腭和悬雍垂（即小舌）两部分。软腭可自由活动，或提升软腭关闭鼻咽通道，发出非鼻辅音和口元音；或下降软腭打开鼻咽通道，发出鼻辅音和鼻化元音。

②舌。舌是最活跃、最积极的发音器官，图 4-7 是舌的分区图。舌的前端部是舌尖，舌尖与上下门齿构成阻塞或收紧能发出舌齿间音；舌尖与上齿背或齿龈构成阻塞或收紧，可以发出各类舌尖音，比如普通话的 d、t、n、l、z、c、s 等。舌尖后面是舌叶，这部分与上腭构成阻塞或收紧可以发出舌叶音，比如英语里的[ʃ] "sheep"。普通话没有舌叶音，但是粤语有，如 "左[tʃɔ]"。舌面又称舌背和舌脊，可分为舌面前、舌面后两部分。利用舌面前部隆起与

155

上腭构成阻塞或收紧，就能产生舌面前音，如普通话里的 j，q，x；舌面后部隆起与上腭构成阻塞或收紧，就能发出舌面后音（又称为舌根音），如普通话的 g，k，h。舌面前部与后部的中间，称为舌面中部，能产生舌面中音，普通话没有舌面中音。此外，舌头在口腔中前后、高低运动，改变口腔的形状，可以发出前元音、央元音、后元音/高元音、中元音、低元音等，参见第三章第一节的介绍。

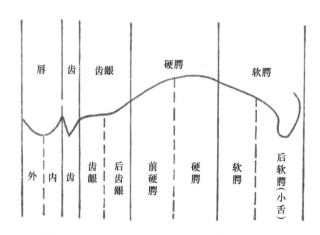

图 4-6　上腭分区（Dew & Jensen，1977）

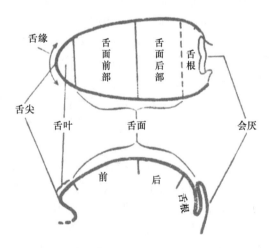

图 4-7　舌的分区（Dew & Jensen，1977）

③唇。唇位于口腔的最前端，分上唇和下唇，两唇共同围成口裂，口裂两端称口角。唇是言语器官中唯一可以从外部直接观察到的部分，因此在发音过程中，唇形的变化被聋哑人用来作为识别对方讲话的依据。这种"听懂"言语的方式称为"唇读"。唇形的变化及其在语音产生中的作用也成为语音学家的一大研究课题。在发音时，下唇与上齿接近能产生唇齿音，比如普通话的 f；在发元音时，唇用力拢圆则能发出圆唇元音，比如普通话的 u。

④齿。在发音器官中，齿的作用也是不可忽视的，特别是前面的切牙更为重要，比如唇齿音就主要靠切牙与下唇形成阻塞。

（2）咽腔

咽腔为一管状结构，其后壁和侧壁是完整的，前壁有鼻腔、口腔和喉腔的开口，一般分为鼻咽腔、口咽腔和喉咽腔（图 4-5）。

鼻咽腔位于咽腔的最上端，鼻咽腔通道的开通和关闭受控于软腭。口咽腔上接鼻咽腔，其大小主要取决于舌头的位置。发前高元音时，舌根前移，腔体缩小；发后低元音时，舌根后缩，腔体扩大。口咽腔的容积在三个咽腔中最大，这部分的腔壁也最富弹性。喉咽腔上通口咽腔，下连食管，前壁上部是舌根和会厌，下部通喉前庭部。人类很少直接利用咽腔的变化来改变语音的音色，但咽腔的存在让整个声腔的形状变长、舌头前后运动的空间变大，也就使得人类的共鸣腔可以产生更加复杂的变化，这也是人类能够使用语言表达千变万化的意义的重要生理基础。

（3）鼻腔

鼻腔是最上部的空气通道。鼻腔由鼻中隔分成左右两个通路。鼻腔前端有两个前鼻孔与外界相通，后方有两个鼻后孔与鼻咽腔相连。鼻腔覆盖着较厚的黏膜层，并有丰富的血管。一般认为鼻腔是容积固定的空腔，但在病变以及心理因素的影响下，鼻腔内的海绵体丛会因充血而膨胀，从而改变鼻腔的体积，影响通道的畅通，引起鼻共鸣特性的变化，俗称为"鼻音变重了"。

二、构音和表达的神经机制

说话似乎对大多数人来说都是轻而易举的事，但是言语的产生实际上是在非常复杂的神经活动控制下才完成的。人类目前还不能完全了解言语产生的神经机制，从研究和观测上，一般可以分为词汇层面的构音和把多个词串联起来表达一个完整的交际意图两个层面。词汇构音的神经过程大致可以分为三个阶段：以交际意图驱动的概念和词汇选择、词汇的语音编码、构音动作完成。可参考图 4-8，先有两个阶段的词汇选择，再有三个阶段的形式编码。

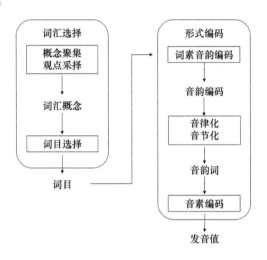

图 4-8　词目模型的序列双系统结构（Levelt，2001）

从概念到词汇的选择涉及心理词典，不同语言的心理词典内容和构造既有共性又有差异（Evans，2010；Malt & Majid，2013），同一语言的不同个体之间也有一定的差异。词汇激活时，目标词汇（比如"马"）会较快和较强烈地被激活，同时也会激活一些相关的词汇概念（比如"牛、羊、动物"等），但是相关词汇的激活程度要弱一些（Levelt et al.，1991）。存在词汇提取障碍的人群则可能无法高强度激活目标词汇，也无法抑制对相关词汇的激活，就会发生表达时使用了错误的相关词汇的现象，比如把"山坡上有很多马"说成"山坡上有很多羊"。从概念到词汇选择的过程涉及广泛的脑区协作，有很多研究认为核心节点位于双侧半球的前颞叶，且有轻微的左偏倾向（Patterson et al.，2007；Visser et al.，2010）。接下来的目标词汇的选择可能涉及左侧额下回后部，包括布罗卡区（Novick et al.，2005；Snyder et al.，2011）、左侧颞中回中部（Indefrey & Levelt，2004），这一片区域可能执行单词的语义和音韵信息相匹配的工作，其中左侧颞中回中部在听理解任务中也被激活，执行反相的音韵信息匹配语义信息的工作（Hickok & Poeppel，

2004；Hickok，2012）。大量神经科学研究发现，口语词汇产生过程的神经
成像研究图像如图 4-9 所示。左图是定位的图示表征和计时结果，数字表示
图片命名中这些区域的激活的精确时间窗口（单位：毫秒）。参与拼音编码
和发声的区域包括右侧腹侧运动和躯体感觉皮层，即双侧辅助运动区、双侧小
脑、双侧杏仁核和右侧中脑；参与自我监控的另一个区域是右侧颞上回中部。
右图是图片命名的时间进程。表达的最后一个神经过程是发声动作的执行，
有研究认为涉及双侧主要运动区、右侧辅助运动区、双侧杏仁核等（Indefrey
& Levelt，2004；Chang et al.，2011）。

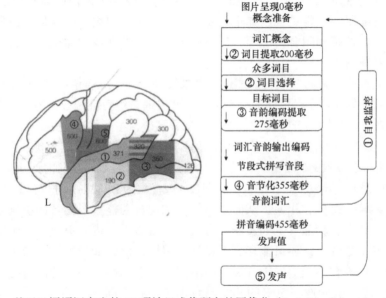

图 4-9　基于口语词汇产生的 82 项神经成像研究的图像化（Indefrey & Levelt，2004）

　　总的来说，语言口语表达涉及非常广泛的神经过程，布罗卡区（BA44、
BA45）仍然被广泛认为是口语表达的核心中枢。儿童的言语表达神经网络在
出生后要经历一个重要而漫长的发育过程，并且对于大部分右利手儿童来说，
言语表达神经网络有明显的逐渐左偏的过程，缺乏偏侧化则会伴发构音障碍、
语言迟缓等发育问题。儿童言语表达的发育还建立在言语理解基础上，幼儿
的听觉中枢发育非常早（新生儿就有区分语音和非语音的能力，也很快能分
辨照看者的语音），听辨音和词义理解能力早于发音和表达能力，相应地，
听理解神经系统的发育不良也会影响口语表达中枢的正常发育。

三、儿童表达障碍的成因

儿童表达障碍的定义有广义和狭义之分。广义的儿童表达障碍是指儿童语言发展过程中由于各种原因导致的口语表达水平明显低于同龄正常儿童,其成因包括构音障碍、词汇障碍、语法障碍、语用障碍、社交恐惧,等等。其中构音障碍是最常见的儿童表达障碍类型,狭义的儿童表达障碍一般就指构音障碍。

构音障碍(articulation disorder)是指各种原因导致的语音单位发声困难或不准确的现象。常见原因有完成发声动作的发声器官损伤或异常,也叫"器质性构音障碍",常见成因如小儿先天性唇腭裂、面裂、巨舌症、齿列咬合异常、先天性腭咽闭合不全等,口颜面的外伤、炎症或肿瘤也常常会导致器质性构音障碍。

器质性构音障碍一般可以通过手术来修补缺损达到言语康复的目的,但是修补术后部分人还是会遗留有构音障碍,此时通过针对性构音训练可以有效改善或治愈。器质性构音障碍的代表疾病是唇腭裂,主要发于儿童。唇腭裂是一种先天性的发育畸形,是由于在胚胎发育早期受到致畸因素的干扰,部分面部不能正常融合导致的唇部或腭部的裂开。唇裂和腭裂可以同时发生也可以单独发生,轻重程度差异较大。在中国,唇腭裂的发病率为0.182%(陈仁吉,2012)。

腭裂导致口鼻腔相通,从而影响饮食和构音功能。对构音的影响主要表现为过高鼻音、鼻漏气,如发非鼻音时,气流常常也进入鼻腔,产生错误的鼻腔共鸣(鼻音);还可能形成不良发音习惯,语音清晰度差。腭裂儿童还可能由于口鼻腔感染引发中耳炎等听障问题,继而影响整体的语言习得。腭裂修复术后,有30%—50%的儿童患者仍然存在不同程度的构音障碍(陈仁吉,2012)。近年来随着唇腭裂序列治疗的普遍开展,尤其是腭裂手术患者年龄的提前,腭裂术后构音障碍的发生率有下降的趋势。随着生活水平的提高,唇腭裂构音障碍的矫正越来越受到人们的重视。一般在术后2—3个月后就可以开始进行构音矫正训练,1岁以内完成手术的患儿则可以先观察其语言发展情况,再决定是否进行介入训练。

儿童构音障碍还可能由控制发音动作的神经系统异常导致,这种儿童神经系统异常致病病因常见于先天脑发育不良(如脑瘫、威廉姆斯综合征)、脑损伤(如癫痫、脑炎)等,运动神经障碍是其病理基础,也叫"运动性构音障碍"。另外,对音位差异听辨有困难的儿童也往往表现出构音障碍特征。这是因为音位差异听辨有困难的儿童未能掌握音位的发音特征，对语音各音素之间的区别性特征感知不敏感（如听不出来普通话里的 n-/l-声母的区别），所以他们难以准确发出相关语音单位的语音，这种构音障碍又叫"听觉感知型构音障碍"，这类障碍连同一些原因尚不明确的构音障碍又统称"功能性构音障碍"。

除构音障碍以外，广义的表达障碍还包括表达中出现词汇障碍、语法障碍、语用障碍、社交恐惧等情况。表达中的词汇障碍指儿童在口头表达时出现找词困难、用词错误等问题，其发生的原因多种多样，常见原因有词汇存储困难，即儿童不能记住足够多的词汇的语音语义信息，词汇量小，表达的时候出现找词困难，双语儿童往往在两个语言的习得初期存在与同龄单语儿童相比词汇量小的问题，表现出一定的表达障碍，但是随着两个语言的习得进展会改善和解除。词汇表达障碍还可能由语义理解障碍引起，儿童不能准确理解词汇的词义，也就不能准确记忆词汇，导致词汇使用不当；另外，很多词汇的掌握需要一定的抽象逻辑思维能力，存在逻辑思维发展障碍的儿童也会有词汇表达障碍，常见于脑瘫、智障、威廉姆斯综合征等疾病。

语法障碍的儿童会在句子和句子以上单位的表达出现问题，如语法错误、句子逻辑混乱等，这一障碍往往由语法理解障碍引发，也即在听理解层面存在语法信息理解困难（参见第三章）。另外，逻辑思维发展障碍的儿童也会发生语法表达障碍。语用障碍是指儿童在交际中不能根据语境进行恰当的表达，其问题往往出现在高层次的脑功能上，如高功能自闭症儿童或阿斯佩格症儿童会出现语用障碍，语用理解障碍也会导致语用表达障碍。

社交恐惧一般被认为是一种精神心理异常，过分惧怕和他人或者不熟悉的人进行社交，以至于无法完成交际表达。儿童社交恐惧可能是其本身存在的焦虑症、抑郁症导致；另外，语言上明显落后同龄儿童也会让儿童产生巨大的心理焦虑和自信心缺失，进而表现为社交恐惧。

总之，语言的唯一外在物质外壳就是语音，语言的核心功能是用于表达交际，表达障碍是最容易感知的儿童语言障碍，给患儿的身心发育、学习生活带来明显的影响，继而影响精神心理状态。尽早检出和尽早地有效干预训练往往能在很大程度上改善甚至解除障碍。

四、汉语儿童表达障碍的分类和表现

从表现上看，儿童表达障碍可以分为单纯性表达障碍和混合性理解及表达障碍。单纯性表达障碍指的是产出言语能力的发育迟缓或障碍，而混合性理解及表达障碍则涵盖了理解及产出言语方面的发育迟缓或障碍。

儿童交际障碍的症状多种多样，每个孩子的症状表现都可能不同。有的儿童存在构音问题，有的儿童与同年龄段正常发育的儿童相比词汇量非常有限，有的儿童在命名方面有困难，有的儿童无法产出完整的句子和表达一个完整的意思，而障碍最严重的儿童完全不会说话。患交际障碍的学龄儿童在理解和构词方面经常会有障碍，青少年则在理解和表达抽象思想时可能会遇到困难。总的来说，大多数患交际障碍的儿童尽管能发出声音，但在言语交流方面总有不同程度的问题，从而影响生活、学习的方方面面。总的来说，儿童表达障碍可以做如下分类（见图 4-10）。

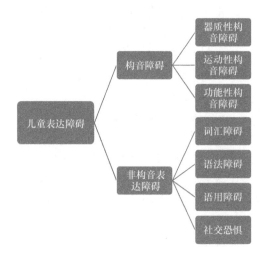

图 4-10　儿童表达障碍分类

构音障碍主要表现为发音困难或发音不标准，根据成因分为运动性构音障碍、器质性构音障碍和功能性构音障碍三种常见类型，现将这三类的主要表现介绍如下。

①运动性构音障碍：儿童语音产出明显迟缓，产出的语音数量少，语音不标准，在其母语（方言或者普通话）音系中构音动作越难的音位发音障碍越大。比如普通话里/n/、/l/声母的构音障碍频率高于/d/、/t/，塞擦音障碍频率高于单纯的塞音或擦音。常常出现送气音（如/t/、/s/）发音送气不足，元音发音不到位的现象。

②器质性构音障碍：构音障碍和构音器官损伤有直接关联，比如唇腭裂儿童发声鼻音化、共鸣异常等，舌系带过短儿童发卷舌音（如/zh/、/ch/、/sh/、/r/）受限。

③功能性构音障碍：这一类儿童的构音障碍原因尚不明确，可能与大脑语言功能发育异常有关，也可能和语言的其他环节能力异常有关，如语音的听辨、语言发育等。

功能性构音障碍多发于儿童，绝大多数都没有明显的器官缺陷或神经损伤，而且他们的咀嚼和吞咽能力一般正常，但是在说话时却表现出"口齿不清"的现象。从赵寄石、楼必生（1993）的研究成果来看，家庭成员、尤其是父母与儿童之间的关系是影响儿童构音障碍的首要社会心理因素。他们的调查发现，大多数构音障碍儿童来自社会经济背景较差的家庭，这可能是由于这部分儿童在成长过程中没有得到足够且有效的语言刺激和强化，父母花费在与孩子谈话上的时间相对有限。此外，也有许多研究认为，功能性构音障碍的产生可能与个体获得性构音动作技能的运用，语音的听觉接受、辨别、认知，感知缺陷以及注意缺陷等因素有关，还与个体所处的语言环境复杂有关，比如多民族和文化背景、多语种或多方言的干扰。例如，黄丽萍等（2020）对广西柳州市不同年龄段儿童的功能性构音障碍的分析结果就表明，儿童发音错误会受到当地方言和发音习惯的影响，且一定程度上表现出地域性特征。

汉语母语儿童常见的功能性构音障碍有：g 和 d 相混，如把"哥哥"发成"的的"；把 zh、ch、sh 分别发成 z、c、s（排除方言影响）；把 l 发成 n，等等。有些儿童在语言发展中会自行纠正错误的构音，但是也有些儿童的障碍不能自行及时解除，从而对其正常的语言习得、交际、学习产生不良影响。

我国目前的研究成果表明，构音问题是我国儿童语言障碍中出现率最高的一项。苏周简开等（1999）对南京地区儿童的一项调查表明构音障碍占当地儿童语言障碍的 20%。赵亚茹、郗春艳（1997）对 2316 名小学生言语障碍的调查发现，构音障碍的发病率高达 10%。万国斌等（1996）对湖南省 4—16 岁儿童发育性发音障碍的流行病学调查还显示功能性构音障碍在该地区儿童中的总患病率为 0.78%，且各年龄段中以 4—6 岁组最高，为 2.14%。虽然目前构音障碍的流行率数据并不一致，但很多研究者都认为，构音障碍是学龄前儿童和学龄期儿童中最常见的一种语言障碍，且其中绝大部分属于功能性构音障碍。

口吃是一种高发于儿童的特殊功能性构音障碍。口吃（stuttering）是指说话时字音重复或词句中断的现象，是一种习惯性的言语流畅性缺陷，俗称"结巴"。它牵涉到了遗传基因、神经生理发育、心理压力和语言行为等诸多方面，是非常复杂的语言失调症。

作为一种常见的言语流畅性障碍，口吃表征主要有以下几个特点：①异常的发音特征，如音素或音节的不恰当的重复、拖长、阻断，以及音节之间不恰当的停顿；②发音吃力或有过于用力的发音动作；③对言语行为有心理情绪上的困扰，如紧张、沮丧、畏惧、焦虑、压力、羞耻、内疚等。除此之外，口吃还常伴随一些言语之外的附加行为，如不正常的眨眼、跺脚、清喉咙、脸红或面部抽搐、面红耳赤、咬手指、全身摇晃等，或是逃避某些容易使自己感到压力、说话结巴的场合，等等（Craig & Tran，2014；Boyle，2015；Iverach et al.，2016）。

正常人在一些交际情境下也会发生暂时的口吃，比如在情绪非常紧张、激动时，但是这种口吃往往是有特定原因的，并且是可以解除的。很多儿童在正常习得语言的过程中也会发生偶尔的短暂的口吃现象。但是口吃儿童的口吃行为则是在其日常交际中普遍存在且频繁发生的，儿童难以自行解除这种行为，持续的口吃不仅影响其正常生活，还导致儿童对言语表达行为产生持续的恐惧或逃避情绪。大部分口吃发生在学龄前儿童身上。常见的表现为说话出现过多的字词音节重复、发音延长或中断。在学龄前儿童当中，男童口吃的比例是女童的 2 倍，且女童口吃康复的比例高于男童；在五年级（11—12 周岁）以后，男女口吃比例增大到 4∶1；在语言习得期发生口吃还可能合并其他语言障碍，如出现语言发育迟缓，也即儿童语言能力明显落后于同龄儿童，也可能合并其他类型的构音障碍（Briley et al.，2018）。

以下是一段口吃言语的文字转写[①]：

w……我……我……我在考试，但我——不会——会答案。我就 j（有唇形，无声音）……卷子……卷子上只写了……名字。我一个人，我躲在后——后面，我——我忍不住哭……哭了大概十分钟。

第二节　儿童全面表达行为引导范式

语言的基本功能就是交际，因此在儿童表达障碍筛查中，要侧重对儿童

---

① 口吃言语的转写文字中，省略号指的是停顿过长，破折号指的是发音延长。

言语交际能力的评估。由于儿童的配合度低、专注力差，在短时间内充分观测到儿童的言语交际水平是很困难的。因此，目前国内外都缺乏通行而有效的儿童言语交际能力测评方案。

基于此，本书作者主持设计了一套快速评价汉语儿童言语交际发育水平的全面表达行为引导范式，并且在大数据机器学习基础上开发了人工智能筛查汉语儿童表达障碍的系统。本节将对儿童全面表达行为引导范式进行介绍，在本章第三节介绍利用该范式采集数据的标注分析方法。

一、儿童全面表达行为引导范式的设计

（一）引导范式的设计思路

该儿童全面表达行为引导范式在设计方面首先考虑到低龄儿童无法认读汉字，所以全部采用图片、视频、音频形式来向儿童呈现测评任务（固定程序引导），避免出现文字题目。其次，考虑到儿童容易出现注意力分散的问题，因此在题量上进行了控制，实现在短时间内（10分钟左右）充分引导出儿童最优的语言表现。

该范式包括图片描述、视频内容复述及自由发言三类题型。每种题型侧重考查儿童语言的不同方面，每种题型内部的题目在语言学特征（如句法结构、语义类型、语音复杂度）上存在难度差异，遵循由易到难的梯度分布。同时，题目所用材料的内容和主题较为贴近儿童日常生活常见的场景和物品（如家庭、学校、食品、玩具等），避免由儿童认知能力有限导致的测试失败。三类题型的内容和要求简述如下。

- **图片描述**。主要考查针对图片的语义理解和口头复述能力。图片与描述该图片内容的音频同时呈现，儿童在音频播放结束后被要求描述或复述图片的内容。题目设计上通过控制句子的长度、句法和语义的复杂性而达到难度上的区分。难度最低的题目是重复听到的简单句，如"我喜欢吃水果"；难度最高的题目是根据四帧漫画及音频的描述情况来重述一个短篇故事，如"龟兔赛跑"，这需要更高水平的言语能力（如言语逻辑、工作记忆和流畅度）。同时，此部分也设置了无指导语的图片漫画题，要求儿童直接看图说话，相较于有音频指导语的题目，这考查更高层级的语言表达能力。

什么是"工作记忆"?

工作记忆是一种对信息进行暂时加工和贮存的容量有限的记忆系统,在语言等许多复杂的认知活动中起重要作用。语言任务中,工作记忆可以被理解为一个临时的心理"工作平台",在这个工作平台上,说话人对谈话信息进行理解、存储和决策,以决定接下来的话语表达。

- **视频内容复述**。主要考查对视频的语义理解、听理解和复述能力。儿童需要观看两段无字幕短片,每段短片播放完毕后复述视频故事内容。第一个短片选自儿童动画片《小猪佩奇》,该片段时长 1 分钟,呈现了一个简单而完整的故事,短片中的主要情节都由人物的语言表达出来。第二个短片是一段无声动画,呈现的是一个行为过程——学校操场上的一个小男孩干扰其他孩子的游戏活动。由于视频不给出语音来传达内容意义,第二个短篇的任务难度高于第一个短篇。完成该任务需要儿童正确地理解、记忆故事情节,并且选择恰当的词语和表达方式,完成一段具有逻辑性、连贯性的故事复述。
- **自由发言**。主要考查自由对话时的综合言语交际能力。此部分给出与儿童日常生活高度相关的话题(自我介绍及介绍家庭/讲述最喜欢的游戏/讲述最喜欢的动画片),儿童自选其一做出回答,答题时间限制在 1 分钟内。

整套引导范式的基本流程示意图如图 4-11 所示。

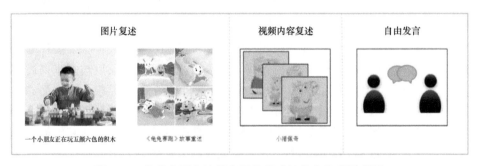

图 4-11　儿童全面表达行为引导范式的基本流程示意图

（二）引导范式的基本结构

儿童全面表达行为引导范式分为三类题型，共 17 道题目。在筛查语言表达障碍时，儿童需完成难度、类型不同的 7 道题目。测试时，题库将随机抽取对应的题目（自由发言题为儿童自由选择 1 题），儿童根据测试人员或测评网页的人声引导，通过观看图片、视频，按要求表达并录音，10 分钟左右即可完成测试。该引导范式的基本结构如表 4-1 所示，对应测试图片如图 4-12—图 4-16 所示。

表 4-1　儿童全面表达行为引导范式的基本结构

题型		题目内容	需作答
A. 图片描述	有音频指导语，可照样跟读或用自己的话复述	我喜欢吃水果。 这件衣服很漂亮。 今天下雨了。 我是一只小蜜蜂。	易：4 选 1
		一个小朋友正在玩五颜六色的积木。 李老师正在教小朋友们看地球仪。 男孩把礼物送给女孩的时候，女孩高兴地尖叫了起来。 他们五个正在拍照，每个人都露出了开心的笑容。	中：4 选 1
	无音频指导语，看图说话	《量身高》漫画 《龟兔赛跑》漫画	难：2 选 1
		《过生日》漫画 《包包子》漫画	难：2 选 1
B. 视频内容复述	有角色话语，复述故事	《小猪佩奇》动画	必做
	无角色话语，复述故事	《下课了》动画①	必做
C. 自由发言	有音频指导语，提示话题，具体发言内容不限	自我介绍和家庭情况 最喜欢的游戏 最喜欢的动画片	3 选 1
共计		17 题	7 题

在该引导范式下采集到的儿童表达行为数据将通过人工语言学分析标注和机器打分得到详细的语言评估分数，包含 6 大语言层面分数、共 14 个细

---

① 该动画片为《失物招领》，测评系统中的动画是从中截取的片段，结合片段内容将测试使用的部分命名为《下课了》。

项指标的分值，以筛查儿童是否存在表达障碍，表达障碍又表现在哪些具体方面。这部分内容将在本章第四节详细展开。

二、儿童全面表达行为引导范式的内容

（一）图片复述

1. 模仿朗读。

看图听录音，然后复述听到的内容。
【易】

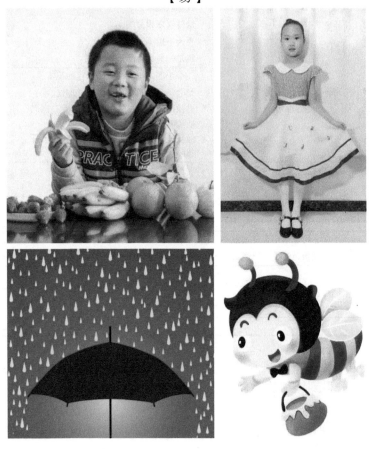

【中】

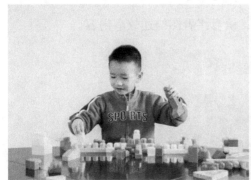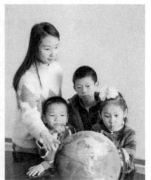

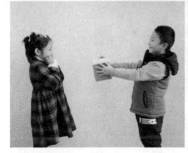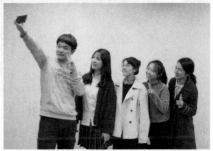

【难】

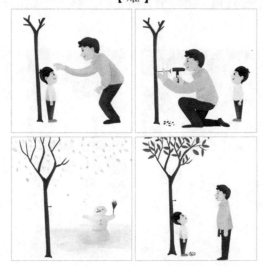

图 4-12　引导范式测试图 1

2. 看图说话。

二选一，此部分无指导语，请直接看图描述故事内容。

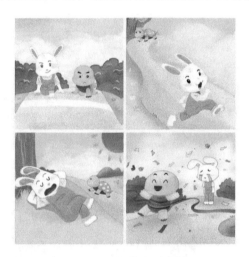

图 4-13　引导范式测试图 2

（二）视频内容复述

认真观看两个短视频，第一个有指导语，第二个无指导语，然后复述看到的内容。

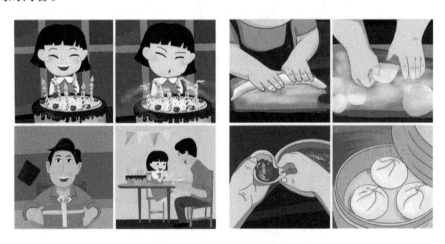

图 4-14　引导范式测试图 3

1. 观看动画片《小猪佩奇》，然后复述您看到的内容。

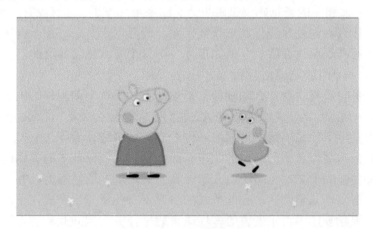

图 4-15　引导范式测试图 4

2. 观看以下动画短片，然后描述您看到的内容。

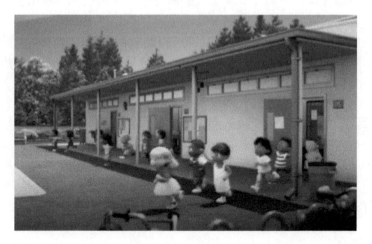

图 4-16　引导范式测试图 5

（三）自由发言

　　三选一，无须一一回答"提示"中的所有问题，只要儿童所讲内容与题目相关即可。

①请你做一个自我介绍。

提示：你和你的爸爸妈妈是哪里人，你今年几岁了，你有没有兄弟姐妹，你平时有什么兴趣爱好，喜欢吃什么东西，等等。

②你最喜欢玩什么游戏，请你描述一下这个游戏是怎么玩的。

提示：电子游戏；捉迷藏；木头人；不限。

③你平时最喜欢看什么动画片？请你描述一下这个动画片的内容。

提示：动画片的主人公有哪些人，他们之间是什么关系（同学、家人等），他们之间发生了什么事情，可以讲一件最有趣的事情，等等。

以上为本书作者主持开发的儿童全面表达行为引导范式的具体内容。此范式具有较强的趣味性，能吸引儿童尤其是低龄幼儿的注意力，并在相对自然的情景下引导儿童表达。在此范式的引导下，儿童先后完成句子跟读、图片描述、视频复述、自主发言等多项语言表达任务，因此儿童的作答情况能较全面地反映其真实的语言表达能力。

除此之外，考虑到儿童可能对专业测试人员产生抵触情绪，或是由于害羞等因素不愿开口，目前亦开发了智能测评平台（网址见本章第三节）。家长或学校老师只需在手机或电脑上登录平台，根据网页上的提示和指引，引导儿童完成题目、上传录音，完成后即可得到机器自动评分，在10分钟左右完成表达障碍的初步筛查。根据需要，该系统后台还可以进一步给出详细的语言筛查分析报告。

第三节　儿童多模态表达数据采集和分析方法

在上一节，我们介绍了汉语儿童全面表达行为引导范式，即儿童表达障碍的初筛方案。在此基础上，本节将对儿童多模态表达数据的采集和分析方法进行详述，主要围绕着儿童全面表达行为引导范式在语言表达障碍筛查中的实际应用展开，也兼谈利用神经探测仪器采集和分析语言表达数据的方法。

一、汉语儿童言语表达数据的采集方法

（一）采集表达数据的要求

利用上一节提到的儿童全面表达行为引导范式，将相对快速、容易地采

集到汉语儿童的言语表达数据，该数据一般为儿童在固定范式引导下说话的音频。采集表达数据时，需保证环境安静、无明显噪声，通过本书作者主持开发的数据采集软件进行引导和数据采集。线下采集一般在医院专用的研究诊疗室或实验室进行，对于低龄幼儿而言，家长或老师可在一旁陪同以稳定儿童情绪，但需避免对儿童进行过度提示（例如直接告诉儿童如何作答）。同时，线上自助测评平台也于2020年正式启用，家长或老师在阅读网站的测试说明后，可根据文字和音频指引，带领儿童一步步完成测评，相关测试音频数据将直接传送到网站后台，便于跨越时间、空间的限制，采集到来自全国各地、各年龄段汉语儿童的言语表达数据。无论通过线上还是线下采集，获取到的相关数据都将为汉语儿童语言习得和语言发育障碍的相关研究做出贡献，同时该数据也将作为儿童语言表达能力的评估依据，通过对该数据的分析实现对汉语儿童表达障碍的初步筛查。

（二）测试人员线下引导测评

线下采集时，测试人员为专业的语言障碍研究人员，一般为儿科临床医学专家及语言学相关专业的研究生，非常熟悉儿童全面表达行为引导范式以及测试流程和方法。正式测试时，测试人员使用项目开发的数据采集软件向儿童被试展示题目、播放引导语，并使用软件自带的录音功能进行录音，采集儿童言语表达数据。对部分重点观察被试，例如被诊断为孤独症、注意缺陷的儿童，将同时进行全程录像，录像时的拍摄角度应能够还原较完整的交际场景，以进一步观察其言语表达时的动作、表情和手势等。图4-17展示了平板电脑端数据采集页面。

当儿童录音失败，例如意外录入其他人员的说话声、环境噪声，或是儿童一开始拒绝作答等情况，可以重复录音2次。如果儿童长时间沉默，测试人员可以通过重复播放引导语、适当解释题目要求等方式来引导儿童，之后点击录音键进行录制。测试人员所有的引导都是自然的，并无测试语言知识的目的，旨在评估儿童最真实的语言表达能力。

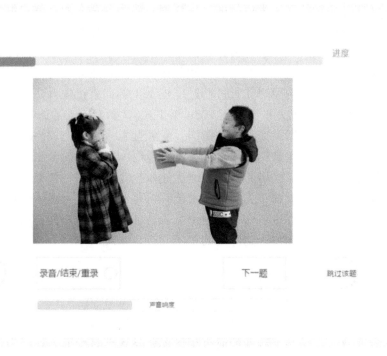

图 4-17　平板电脑端数据采集页面示例

（三）网站线上智能测评

　　这一评估系统目前已完成线上智能测评平台的开发。家长或教师可以使用手机或者电脑登录平台，根据网页上的指引，引导儿童通过听网页指导语、观看题目材料，录音完成测评，测评页面如图 4-18、图 4-19 所示。完成测评后网页将即时给出一个综合评分和语音、语义、语法、流畅度、能产性这五项的分项分数（图 4-20）。基于前期通过线下采集的 400 多名汉语儿童表达数据的人工标注，进而通过双通路（two-stream encoder）深度学习算法，建立起了汉语儿童语言音频特征、各项标注指标与语言能力等级之间的相关模型（Zhang et al.，2020），目前已实现对儿童的言语交际能力进行即时自动打分。根据需要，该系统后台还会再进一步给出详细的评估结果报告。

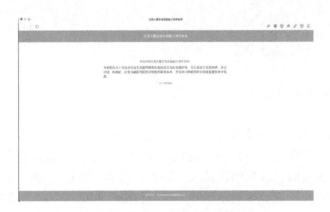

图 4-18　网页测评过程数据测评页面示例 a

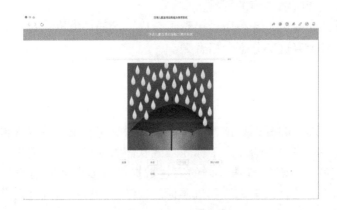

图 4-19　网页测评过程数据测评页面示例 b

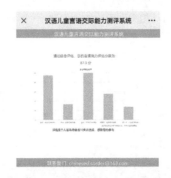

图 4-20　网页测评过程测评结果页面示例

二、汉语儿童言语表达数据的分析方法

（一）表达数据的预处理

对于采集到的音频数据而言，首先需要进行数据预处理，主要包括音频剪辑、音频降噪两部分内容。在以下情况下需要对音频进行剪辑和降噪：①音频中有大量时长较长的测试人员的说话内容，对这部分内容进行整段剪切。②音频时长过长，不利于后续人工标注分析和机器学习的进行，将音频保留 60 秒以内的时长后进行下一步分析。③音频含有背景噪声，与人声混淆，应降噪至能听清人声的标准。

若经过预处理后，音频质量仍然不合格，例如环境噪声过大、降噪后过于失真等，将舍弃这部分不合格音频。

（二）数据标注分析方法

经过预处理后的音频数据，使用本书作者主持开发的特殊人群语料转写软件进行文字转写，并辅以人工标注。该软件为项目组自行研发，可以针对儿童、语言障碍患者等特殊人群的表达数据进行多层面的语言学标注分析（见图 4-21）。结合人工标注和机器标注的结果，可以有效地对儿童的语言表达障碍进行初筛。

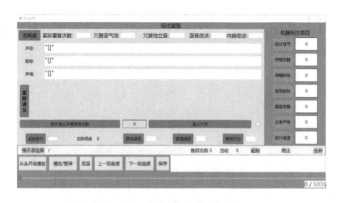

图 4-21　转写标注软件页面

　　针对儿童全面表达行为引导范式的题目内容，项目组基于汉语儿童口语特征自主研发了一套针对儿童语言表达障碍筛查的测评指标，包括**语音**、**能产性**、**流畅度**、**语法**、**语义**、**逻辑** 6 大方面能力，并细分为 **14 个分项指标**（见表 4-2）。

- **语音**。清晰准确的发音是语言能力的基础。汉语普通话的发音情况可从声母、韵母和声调三方面进行评估。通过计算声母、韵母和声调中的发音错误来计分，得到语音声母、语音声调和语音韵母三个细项的分数。

- **能产性（表达效率）**。语言的能产性是指在给定的时间单位内产生有意义的句子的能力。它代表了说话人的言语表达效率，是评估语言能力的一个重要方面。能产性的细项包括发音时长、实际语速、音节数。

- **流畅度**。语言的流畅度是指整体语言表达是否自然流利，它较大程度上影响听话人对说话人语言水平的直觉判断。语句的流畅度会因一些无意义因素而降低，比如停顿、重复等。流畅度的细项包括停顿次数、停顿时长、重述次数、冗赘独立语个数、冗赘语气词个数，这些指标的时长、数量和言语流畅度成反比。

- **语法**。语法是指语言的结构方式，主要包括词、短语、句子的组织。语法能力的精髓在于掌握语言规则、正确使用语言，是评估语言能力的重要部分。语法分数通过标注计算汉语功能词、语法结构和语序的错误使用情况而得到，无其他细项。

- **语义**。语义表达能力是指在限定谈话内容和主题时，言语表达的语义完整性和准确性。我们通过测评时儿童产出的关键语义信息情况进行打分，关键语义信息包括根据固定程序材料预先设定的与图片、视频相关的核心语义内容，同时对语义冲突和冗余的情况进行扣分（例如答非所问，将"男孩"说成"女孩"），无其他细项。

- **逻辑**。良好的言语表达应具有较强的逻辑性，这尤其体现在语篇叙述环节。通过对比实际测试时儿童组织篇章语句的情况与理想顺序（时间、逻辑先后）的一致性进行打分，评价语篇组织的逻辑是否正确，无其他细项。

表 4-2　儿童言语表达能力评价指标一览表

语言能力方面	评价指标	标注内容
语音	语音声母	声母发音错误的次数
	语音声调	声调发音错误的次数
	语音韵母	韵母发音错误的次数
能产性	音节数	实际发音音节个数
	实际语速	一秒内发出的音节个数
	发音时长	连续发音的累计时长
流畅度	停顿次数	超过 0.3 秒的发音停顿的次数
	停顿时长	超过 0.3 秒的发音停顿的累计时长
	重述次数	重复和改述的次数（合计）
	冗赘独立语个数	"这个""那个"等无意义独立语在短语或句子之间造成间隔的次数
	冗赘语气词个数	"嗯""额"等无意义语气词在短语或句子之间造成间隔的次数
语法	语法错误	使用功能词、语法结构和语序的错误数量
语义	语义	关键语义信息的覆盖、语义冲突的数量
逻辑	逻辑错误	语篇中关键语义信息的逻辑顺序错误数量

在对音频进行标注时，标注人员需同时对每道题目给出**直觉打分**（0—6分），分数越高代表直观感受评价其口语表达能力越好。直觉打分的标准如表 4-3 所示。

表 4-3　儿童言语表达直觉打分等级标准一览表

分数	直觉打分参考项					
	语音	产能性	流畅度	语法	语义	逻辑
0 分	几乎不能表达，没有产出有意义的音节或是可理解的话语					
1 分	基本说不出完整句，只能产出个别有意义的词					
2 分	只能产出一些语义、语法存在缺陷的不完整短句					
3 分	语义表达较完整，但流畅性方面明显异常，例如发音含混、口吃等					
4 分	基本能完成言语表达，但在流畅性或逻辑方面存在缺陷					
5 分	整体较好，偶尔出现个别细微的表达缺陷，例如发音带方言色彩，语篇表达时出现几处停顿等					
6 分	发音流利、清晰，语义完整，用语标准					

为保证所有语料标注的可靠性和准确性，我们采取了三轮标注的方式。首先让两位具有语言学专业知识背景的标注员对同一语料分别进行标注，直

觉打分应做到完全一致，除直觉打分外的各个指标均设置 10%的容错率。接着选取两轮标注后存在冲突的语料进行第三次标注，第三次由三位标注员对每段语料同时进行标注，在商议后三位标注员的意见仍不同的情况下采取投票制，最终得出训练集音频的所有指标得分情况。

（三）数据标注分析结果

根据标注后自动生成的数据结果（csv 文件格式），进一步对数据结果进行归一化（normalization）处理。对于语音、流畅性、语法和逻辑相关的负逻辑指标而言，分数归一化的方法为

$$x' = \frac{\max\{X\} - x}{\max\{X\} - \min\{X\}}$$

其中 $x \in X \subset \mathbf{R}^N$；$X$ 代表以往数据库收集所有被试表达数据的单项指标分数；N 为被试数量。对于能产性、语义相关的正逻辑指标而言，分数归一化的方法为

$$x' = \frac{x - \min\{X\}}{\max\{X\} - \min\{X\}}$$

归一化后的分数能较好地代表各项指标的能力水平，分数越高意味着能力越强。

三、多模态数据采集和分析方法在儿童语言表达障碍筛查中的应用

（一）不同研究视角下的多模态

多模态（multi-modal）在不同的研究领域有着不同的定义。在语言学领域，多模态是在社会文化中形成的创造意义的多种符号资源，意义是借助声音、文字、图像、动作等不同方式来表达的，语言只是其中一种模态。近年来，多模态研究视角受到广泛关注，通过探究人们使用不同模态资源的情况，深入探究交际互动等方面的语用特征。在儿童语言学研究中，人们广泛采集儿童的自然表达语料，通过录音、录像等形式，融合语言特征（例如表达时的发音、语义、语法等）和非语言特征（例如表情、动作、与他人的互动次数等），从而对儿童的表达能力进行评估。

在大数据分析领域，多模态融合方法是常用的，例如利用二维卷积神经网络（two dimensional convolutional neural network，2DCNN）和三维卷积神经网络（three dimensional convolutional neural network，3DCNN）分别提取视频中的动态特征和静态图像视觉特征，并借助多层长短期记忆网络（long short-term memory networks，LSTM）对语义和视觉信息进行编码，最终生成视频的语言描述（陈祥，2020）。在儿童语言表达障碍筛查中，多模态数据分析方法有着广泛的应用前景。

在脑科学研究领域，"模态"通常指的是感官及其相应的神经系统，身心健康的人在正常情况下与外部世界的互动是多模态的，人们通过视觉、听觉、触觉等感官系统与外部环境进行交流。近年来，随着神经科学的发展，新兴的神经活动模式与非神经活动结合的研究方法成为热点，例如将眼电（electrooculography，EOG）、肌电（electromyography，EMG）、功能性近红外脑成像技术（functional near infrared spectroscopy，fNIRS）融入脑电信号的控制模型中（Long et al.，2012；Ma et al.，2015；Bonkon et al.，2015）。

（二）汉语儿童全面表达水平评估的机器学习智能化筛查

本节介绍的汉语儿童全面表达数据引导形成一个多模态数据库，该数据库结合机器学习技术可用于汉语儿童语言障碍的智能化自动筛查，基于固定程序引导的语料具有较高的可比性，因而适合利用机器学习相关技术建模训练数据，实现语言障碍的自动筛查，如图 4-22 所示。张杏等（Zhang et al.，2020）基于本数据库中的 284 名汉语儿童言语交际水平音频数据和标注数据，通过双通路深度学习算法，同时提取语音流和内容流两个维度上的特征，建立起汉语儿童语言音频特征、各项标注指标与语言能力等级之间的相关模型，筛查语言障碍的准确率高达 92.6%。

除此之外，还可从语言学角度进一步探索汉语儿童语言障碍的特点。语言障碍儿童在言语交际中的各个维度表现如图 4-23 所示，不同颜色代表不同被试的言语表现得分。

六大语言维度对儿童语言障碍筛查的贡献率也存在差异，其中排在前三的是流畅度、语音、能产性，贡献率分别为 27.6%、23.7%和 17.3%（陆烁等，2016），如表 4-4 所示。

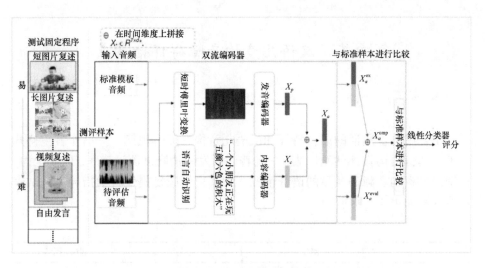

图 4-22　基于固定程序的机器自动评估算法框架示意图

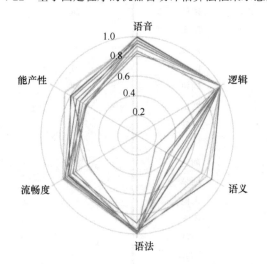

图 4-23　语言障碍儿童在言语六大维度的表现

表 4-4　六大语言维度对儿童语言障碍筛查的贡献率

低层级		中等层级		高层级	
语音	能产性	流畅度	语法	语义	逻辑
23.7%	17.3%	27.6%	9.5%	13.2%	1.5%

第四节　汉语儿童构音障碍评估量表

一、普通话儿童构音清晰度测试发音表

结合汉语普通话的语音特征和汉语儿童构音障碍规律，本书作者主持开发了一套言语构音评估测试表——《普通话发音清晰度测试表》，以便全面、精细地考察构音障碍儿童的语音情况，为其言语康复提供科学指导。测试表具体内容如表 4-5 所示。

表 4-5　普通话发音清晰度测试发音表

序号	测试用字	序号	测试用字
1	阿巴	23	阿灰
2	阿鼻	24	阿加
3	阿布	25	阿旧
4	阿爬	26	阿掐
5	阿飘	27	阿缺
6	阿妈	28	阿虾
7	阿忙	29	阿宣
8	阿发	30	阿杂
9	阿飞	31	阿资
10	阿达	32	阿擦
11	阿呆	33	阿村
12	阿他	34	阿萨
13	阿天	35	阿缩
14	阿拿	36	阿炸
15	阿女	37	阿知
16	阿拉	38	阿茶
17	阿良	39	阿船
18	阿嘎	40	阿沙
19	阿高	41	阿双
20	阿咔	42	阿绕
21	阿快	43	阿肉
22	阿哈		

二、分析方法

第一，实践中按需对被试发音情况作不同层面的处理分析，可以包括清晰度打分、目标音构音标注、形成普通话语音特征分析报告等。

第二，清晰度是对发音综合性表现的评判，能够对被试的发音的整体水平、构音障碍程度有直观了解，适用于门诊状态下的快速评估，其计分公式（四舍五入保留整数）如下：

$$清晰度得分=\frac{清晰度栏"\sqrt{}"的总数}{目标字总数(43)}\times100\%$$

第三，目标音构音标注采取国际音标和适当文字辅助的手段，根据现场记音及后续录音检查，使用普通话发音清晰度测试构音标注表（表 4-6）拆解出音节中的声母、韵母，对目标音逐个标注。其中发音与目标音一致的打"$\sqrt{}$"，不一致的打"×"，对不影响理解的音位变体也视为正确，同时用国际音标和文字记录患者的实际发音。此标注有利于深度掌握被试的构音情况，可以帮助形成个体的普通话语音特征分析报告。

表 4-6　普通话发音清晰度测试构音标注表

普通话发音清晰度测试构音标注表					
本书作者主持制定					
评估对象：_____ 评估者：_____ 评估时间：_____					
声母类型	目标字	目标音	构音情况	目标音	构音情况
双唇音	1.巴	p		A	
	2.鼻	p		i	
	3.布			u	
	4.爬	pʰ			
	5.飘	pʰ		iɑu	
	6.妈	m			
	7.忙	m		ɑŋ	
唇齿音	8.发	f			
	9.飞	f		ei	
舌尖中音	10.达	t			
	11.呆	t		ai	
	12.他	tʰ			
	13.天	tʰ		iɛn	

续表

普通话发音清晰度测试构音标注表

本书作者主持制定

评估对象：_____ 评估者：_____ 评估时间：_____

声母类型	目标字	目标音	构音情况	目标音	构音情况
舌尖中音	14.拿	n			
	15.女	n		y	
	16.拉	l			
	17.良	l		iɑŋ	
舌根音	18.嘎	k			
	19.高	k		ɑu	
	20.咔	kʰ			
	21.快	kʰ		uai	
	22.哈	x			
	23.灰	x		uei	
舌面前音	24.加	tɕ		iʌ	
	25.旧	tɕ		iou	
	26.掐	tɕʰ			
	27.缺	tɕʰ		yɛ	
	28.虾	ɕ			
	29.宣	ɕ		yan	
舌尖前音	30.杂	ts			
	31.资	ts		ɿ	
	32.擦	tsʰ			
	33.村	tsʰ		uən	
	34.萨	s			
	35.缩	s		uo	
舌尖后音	36.炸	tʂ			
	37.知	tʂ		ʅ	
	38.茶	tʂʰ			
	39.船	tʂʰ		uan	
	40.沙	ʂ			
	41.双	ʂ		uɑŋ	
	42.绕	ʐ			
	43.肉	ʐ		ou	

构音准确性得分：____/100

184

第四，构音标注表编排原理：拆解每个目标字为声母、韵母两部分，分列为不同的目标音，其中目标音[p]、[A]、[iA]作为控制的变量出现在多个目标字中，[p]只取第一、第二次出现时作为目标音，与其他辅音声母对齐，[A]、[iA]只取第一次出现时作为目标音，与其他韵母对齐，一共包含 66 个目标音，其中 42 个声母、24 个韵母。

第五，构音准确性计分公式（四舍五入保留整数）如下：

$$构音准确性得分 = \frac{构音情况栏 "√" 的总数}{目标音总数(66)} \times 100\%$$

第六，根据构音标注的结果形成个体普通话语音特征分析报告，报告中会结合被试的基本信息、病情信息、构音情况对患者总体语音面貌给出总结分析意见，为构音障碍矫正方案的制订提供科学依据。

第五节　基于神经探测技术的儿童表达障碍精准筛查

一、基于高密度脑电的儿童构音障碍精准筛查

使用高密度脑电技术对汉语儿童构音障碍进行精准筛查，特别适用于神经功能异常导致的构音障碍和原因不明的构音障碍儿童，因为如本章第一节所述，器质性构音障碍是由发音器官损伤引起的，一般易于诊断和评估。功能性构音障碍的儿童常常难以找到明确的原因，运动性构音障碍虽然由言语运动神经异常引起，但是也难以用常见检查方法测定具体的障碍定位。使用高密度脑电监测儿童在构音任务中的神经活动，可以帮助精准找出构音障碍的具体脑功能异常的区域或加工环节，也能更精准判定儿童构音障碍发生的语言层次。另外，对于怀疑构音障碍的儿童而言，应该首先排查其是否存在听理解障碍，听理解障碍的筛查方法可以参考本书第三章。

测试方案一：基于头皮脑电的汉语儿童构音障碍精准筛查方案

（一）适用对象

适用于听觉和听理解能力发展正常的汉语儿童，不存在构音器官器质性异常，能够发出声音，具备基本的跟读意识。建议年龄为 3—18 岁。

（二）测试设备、场景和流程

测试地点需选择安静隔音的屏蔽室，背景噪声小于30dB，温度适宜、干净舒适。被试机电脑屏幕为14—20英寸，选用环绕立体音响播放音频。实验过程中尽量要求儿童保持头部和身体部位的稳定。根据儿童接受情况，可以允许家长安静地坐于儿童身旁，以便安抚儿童的情绪，但是应避免家长在测试过程中发出干扰。采集环境做封闭处理，避免其他因素影响脑电数据，采集场景如图4-24所示。

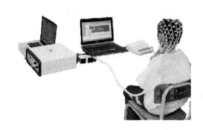

图4-24　高密度脑电测试场景示意图

测试实验采用高密度脑电采集设备，包括高密度盐水电极帽、配套隔离电源、专用信号放大器。另外还需要两台电脑主机，分别用于数据采集和呈现测试材料。为保证测试数据的精确性，头皮脑电电极数目应不低于128个。考虑到儿童的接受程度，不建议使用需要导电膏的电极帽。

电极排列示意图如图4-25、图4-26所示，均以国际通用的10—20电极

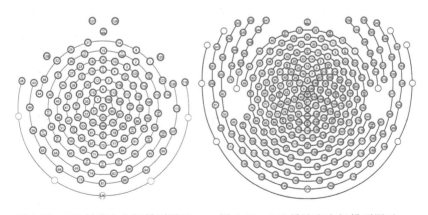

图4-25　128导脑电电极排列图示　　图4-26　256导脑电电极排列图示

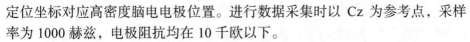

定位坐标对应高密度脑电电极位置。进行数据采集时以 Cz 为参考点，采样率为 1000 赫兹，电极阻抗均在 10 千欧以下。

被试进入实验室后，引导儿童以舒适自然的状态坐于测试电脑屏幕前，根据儿童身高调整座椅位置，并为儿童佩戴合适的脑电采集帽。测试设备运行程序和播放设备，设置采集参数并调整阻抗后，便可开始测试。

（三）测试流程和材料

首先用亲切、通俗易懂的语言向儿童讲解实验的任务要求，要求儿童注意听电脑所播放的声音。测试任务要求儿童听录音后跟读，录音材料为单到多音节词语。录音以正常语速播放词语，播放完成后在屏幕中央呈现一个"口"，要求儿童看见"口"后跟读发音，允许发音时长可根据儿童水平设置为 3—5 秒不等，超过时间则进入下一试次。听录音跟读任务材料如下。

第一组，（单音节）一、五、八、洞、发、龙、知、船。

第二组，（双音节）雨衣、高兴、苹果、红色、加油、缺口、虾米、姿势。

第三组，（三音节）乒乓球、收音机、麦克风、海产品、浅绿色、打电话、不好吃、想睡觉。

第四组，（多音节）喷气飞机、人山人海、笑口常开、气喘吁吁、不打不相识、八九不离十、水火不相容、知足者常乐。

以上四组材料顺次呈现，组内材料随机呈现，儿童在单一一组至少完成三个跟读（不考虑正确率）才进入下一组，否则自动终止实验。

（四）实验分析方法

使用带通滤波 0.1—70 赫兹对数据进行滤波，根据编程时设定的预先实验设计时设置的编辑标记（mark）将数据进行分段，去除包括有眼电等信噪比较低、数据质量很差的数据段，选取发音前 500 毫秒到发音后 300 毫秒进行平均叠加。数据分析时采用全脑平均电压值作为参考，可以降低单个电极对全脑波形造成的不良影响。完成预处理后将数据导入 Matlab 进行进一步分析。使用在 Matlab 环境下可运行的电生理信号处理工具箱 EEGLab，通过 binica 算法进行独立成分分析 ICA，进一步提高数据信噪比。

参考前人实验范式的结果，可以发现正常发音儿童会在跟读准备期间

（录音结束后）依次出现 P1 成分（mark 后 100 毫秒左右时的正波）、N1（mark 后 100 毫秒左右处的负波）、P2（mark 后 200 毫秒左右处的正波），可以选取双侧前颞叶、双侧布罗卡区、双侧颞中后区作为兴趣区进行分析。构音障碍的儿童可能会出现缺失成分、波幅过低、潜伏期过长等波形异常，并且不同时间窗口下的异常还代表了不同加工环节的问题，晚期成分的异常一般反映运动或语义提取构音障碍，早期成分异常反映语音解析异常。参考图 4-27，虚线为异常儿童 ERP 脑电波曲线，实线为正常儿童 ERP 脑电波曲线，可见疑似构音障碍儿童存在潜伏期晚、波幅偏低的表现。

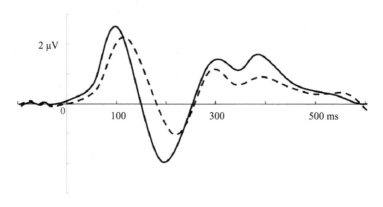

图 4-27　构音脑电测试结果示意图

值得注意的是，由于儿童构音任务的神经响应特征研究还比较匮乏，目前没有明确的结果说明各年龄段正常发展儿童的构音任务脑电活动常模，所以这里仅大概介绍利用高密度脑电技术进行儿童构音障碍探测的大体技术路线，实践应用中应该充分大量采集正常儿童神经数据后，依年龄段进行比对分析。

另外，还可以对本测试录得的儿童语音音频进行分析，主要分析反应时和正确率。正确率的判定以是否在不了解测试材料的情况下听出正确音节为准。反应时和正确率的结果可以比照同龄正常儿童数据，从而获得儿童构音障碍的参考行为评估结果。

二、基于功能性近红外脑成像技术的儿童交际表达障碍精准筛查

第三章第六节已经介绍过，功能近红外脑成像设备能够方便舒适地佩戴

于儿童头部，在允许儿童轻微头部和身体动作的情况下，较为准确地探测儿童完成任务时的脑激活情况。该设备有较高的抗干扰性，能够直接成像，探测器可以全脑排布，非常适合探测高级别认知加工任务的脑功能。很多儿童不存在单一词汇的构音障碍，表达障碍发生在句子甚至更高层面。这种句子层面的整合加工需要调动脑部多个区域协同工作，通过多个步骤完成，可以通过该技术进行探测从而发现交际表达障碍的具体定位。本小节介绍一种基于功能性近红外脑成像技术的儿童交际表达障碍精准筛查方案。

测试方案二：儿童交际表达障碍精准筛查方案

（一）适用对象

适用于听理解正常、基础构音能力正常的汉语儿童，建议年龄为 5—18 岁。

（二）测试设备、场景和流程

测试采用岛津 64 光纤 LIGHTNIRS 连续波近红外光谱脑成像系统，于被试颞叶、顶叶、额叶脑区形成 42 个测试通道，经岛津 3D 定位仪测量，具体形成通道的位置见图 4-28。该测试采样率为 27 赫兹，三种波长的红外光（780 纳米、805 纳米、830 纳米）被用于采集被试的总血红蛋白量、氧合血红蛋白量及脱氧血红蛋白量。

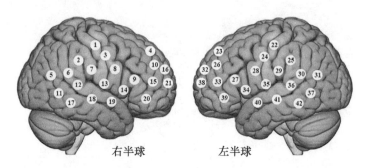

右半球　　　　　左半球

图 4-28　岛津 64 光纤 LIGHTNIRS 连续波近红外光谱脑成像系统光极放置形成的通道位置（Hirsch et al.，2017）

　　测试程序在刷新频率为 150 赫兹的屏幕上呈现，屏幕分辨率为 1024 像素 × 768 像素，并通过入耳式耳机向儿童播放测试刺激材料（不方便佩戴耳机时，将通过置于桌面的一对便携音箱向儿童播放）。测试在静音环境下开展，儿童面对计算机屏幕坐好，视距为 75 厘米，保持正常坐姿不动。

　　为儿童佩戴好光极帽后，测试光极间形成的通道信号质量，质量良好方能进入正式测试。测试时要求儿童尽量保持不动，放松身体，注意认真听播放的声音。开启测试程序后屏幕上呈现测试指导语，告知儿童测试流程、耗时及相关要求等，测试正式开始的信号为屏幕中央出现"+"符号，儿童准备好后按任意键进入正式测试。

　　测试任务要求儿童听录音，并根据录音的提问尽快作出回答。提问材料分为两组，顺次呈现，第一组是一般疑问句（是非问句），第二组是特殊疑问句。用以检测儿童是否能顺利完成一个话轮的对话。每组问句不少于 10 个，在儿童可以接受的专注时间下，问句越多越好，以获得尽可能好的数据质量。每条录音的时长应大致均匀，以免造成刺激条件差异的干扰。具体的问句内容设置可以根据儿童认知发展水平设定，以不超过其认知能力为准。录音以 75 分贝播放，组内播放顺序随机。每句材料播放完毕的 2 秒后出现一个 200 毫秒的基频音，之后儿童开始作答，作答允许时间是 15 秒。一般儿童可以在 2—8 秒内完成回答，剩余的时间是休息环节，以使血氧水平回归基线。测试总耗时 15 分钟左右，测试刺激呈现方式及时间如图 4-29 所示。测试材料由专业播音员使用标准普通话和自然的语气语调进行朗读并录音，并使用 Audacity 软件进行音频剪辑，使音频刺激材料时长一致，统一播放 1.5—2.5 秒。

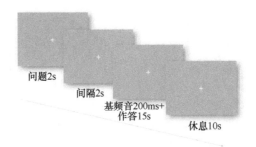

问题2s
间隔2s
基频音200ms+
作答15s
休息10s

图 4-29　儿童交际障碍表达测试程序刺激呈现方式示意图

注：暖色色块代表言语产出>言语理解激活区域，冷色色块代表言语理解>言语产出激活区域。其中，黑色圆圈分别代表布罗卡区（①）、韦尼克区（②）、发声运动区（③）。

以下是测试材料举例。

第一组：①你是女孩吗？②你在上小学吗？③今天冷不冷？④三加三等于六吗？⑤你家有宠物吗？⑥你喜欢吃糖果吗？⑦你会游泳吗？⑧你家离你的学校远吗？⑨西瓜是一种蔬菜吗？⑩你想放假去旅游吗？

第二组：①你几岁了？②你在哪个学校上学？③你放学后会做什么？④你最喜欢玩什么游戏？⑤你叫什么名字？⑥什么动物会爬树？⑦小猫是怎么叫的？⑧企鹅是什么颜色的？⑨你最喜欢和谁一起玩？⑩什么季节会下雪？

（三）评估分析

对采集到的血氧数据进行分析，经过滤波、去漂移等预处理后，分别构拟两个测试条件的血氧反应函数模型，以普通最小二乘法将血氧数据与该模型进行线性回归拟合，得出表示模型解释度权重的 β 值，这一数值可以看作各个通道的血氧数据能在多大程度下被理想模型解释，β 值越大则表示相关度越高，即该通道对测试材料有突出响应，在这一测试条件下所在脑区有激活反应。图 4-30 是可供参考的正常儿童在言语产出过程中的脑激活结果。

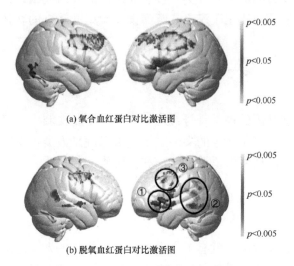

(a) 氧合血红蛋白对比激活图

(b) 脱氧血红蛋白对比激活图

图 4-30　正常发育儿童言语产出、言语理解的脑激活情况（Hirsch et al.，2018）

注：图中 P 值表示的是统计学检验结果，暖色色块或冷色色块都表示条件相对比结果显著。暖色色块代表言语产出>言语理解激活区域，冷色色块代表言语理解>言语产出激活区域。其中，黑色圆圈分别代表布罗卡区（①）、韦尼克区（②）、发声运动区（③）。

第五章

汉语儿童阅读障碍的筛查

阅读障碍是一种大脑综合处理视听觉信息障碍或语言障碍引起的文字阅读障碍症。阅读障碍是儿童语言障碍的一大类别，也是非常常见的一种儿童发展性障碍，会对学龄儿童的学习产生严重影响。据统计，学龄儿童学习困难中，80%以上是由儿童读写障碍导致的（Lerner，1993；Bender，2004）。由于汉字的独特文字学特征和认知加工特征，汉语的阅读障碍机制与英语等拼音文字不同。学界对于汉语儿童发展性阅读障碍一直缺乏研究，实践中缺乏科学有效的判断标准。本章首先介绍汉字的文字学特征和认知神经机制，其次介绍阅读障碍的成因和分类，接着介绍面向汉语儿童设计的阅读障碍评估测试量表，最后介绍用于汉语儿童阅读障碍精准筛查的新技术路线。

第一节　汉字的文字学特征

汉字是记录汉语的视觉符号系统。在人类主要文明中，汉字是唯一一个有独立起源并一直沿用至今的文字系统，可以说是人类古文字的活化石。汉字的造字法集中体现了汉语语言特征和汉民族文化特质。

一、汉字的起源和性质

从人类开始画画起，就有了产生文字的可能。古人要想记录一件事，最直接的方法就是画画，譬如画一头牛表示"牛"，画一只鹿和一个拉弓射箭的人，表示打猎。图 5-1 是发现于巴西塞拉达卡皮瓦拉山国家公园的洞穴壁画，历史可以追溯到 25000 年前。这些画非常详细地描述了狩猎、舞蹈等生活活动。

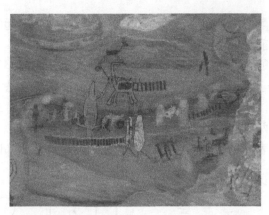

图 5-1　位于巴西塞拉达卡皮瓦拉山国家公园的洞穴壁画[①]

　　用画画的手法来记录事件是非常受限的，随着社会的发展，生活日趋复杂，需要记录的事情不断增多。由于没有时间详细地描摹，就画得简单些。例如画羊，他们不再画整只羊，只画个羊头；又如画十条短线，表示十个人。此外，他们还把许多幅简单的图画连接起来，以描述一件比较复杂的事情，这就成了"记事图画"，也叫"图画文字"，这就是文字的缘起。但是，图画文字还不能算是真正的文字，因为这些符号是对事物的直接代表，而不是对语言的代表，没有固定的读音和意义，符号的形态也不固定。

　　图画文字进一步发展，所使用的符号固定代表语言的音义时，便产生了"象形文字"。从商代后期算起，中国的象形文字至今已经有三千多年的历史了。它是用最简单的线条，扼要地描绘出实物的外形和特点。例如画个站着的人的侧面，造个"人"字；画个圆圈，中间加一点，造个"日"字（见图 5-2）。

图 5-2　汉字"人""日"的象形文字形态（裘锡圭，2013）

　　象形文字跟图画文字比较起来，不但更简单，而且写法固定，又有一定的读音，代表一定的意义。远古人类社会中，有独立起源的文字都是从图画

---

　　① editorial.世界文化遗产：巴西卡皮瓦拉山国家公园（Serra da Capivara National Park）.中国图报，2011-11-11.

汉语儿童语言障碍精准筛查

开始的，后来逐渐演变成象形文字。汉字就经历了这样的起源过程，汉字系统产生于约公元前 2000—1600 年的夏商之际。

世界上不同的语言之间的差异很大，不同文字之间的差异也很大。文字的特征首先取决于它记录语言的方法，也就是文字的造字法。因为语言是音义结合体，记录语言的文字的符号形态可以对应语言的声音或意义，所以文字符号可以分为两类："意符"和"音符"。

形态和所代表的词有意义联系的文字符号叫意符，比如图 5-3 中这些汉字的古文字形态。

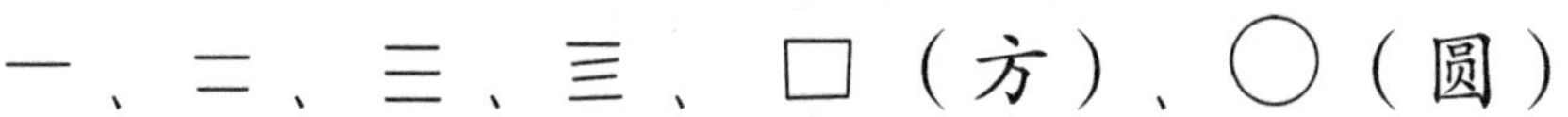

一 、 二 、 三 、 三 、 □（方）、 ○（圆）

图 5-3　汉字"一、二、三、四、方、圆"（裘锡圭，2013）

形态和所代表词有读音上的联系的文字符号叫音符，比如图 5-4 汉字"其"和"我"的古文字写法。"其"的字形本是簸箕的"箕"，是一个意符，但是在当时"箕"的读音和"其"相近，所以借用"箕"的字形来表示"其"，对"其"来说，这个形状跟词义没有关系，只跟它的读音有关。"我"的字形原本表示一种兵器，这个兵器的词音跟"我"接近，所以这个符号是代词"我"的音符。很多意义抽象的词都很难通过符号表意，那么就可以用这样的借代方式来表音。

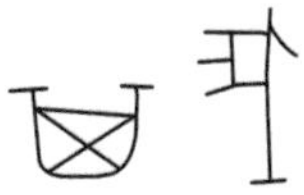

图 5-4　甲骨文中的"其""我"（裘锡圭，2013）

汉字的造字兼用意符和音符，所以汉字是意音文字。凡是独立形成的文字体系，都是兼用意符和音符的文字。其中的意符脱胎于图画，音符则是为了应对不易画画表意而使用。意音文字系统是最早的真正的书写体系。历史上发展成熟而又代表较发达文化的意音文字很少，只有西亚的楔形文字（见图 5-5，约公元前 3200 年由苏美尔人发明）、北非的圣书字（见图 5-6，产生于约公元前 3000 年）和东亚的汉字（见图 5-7）。

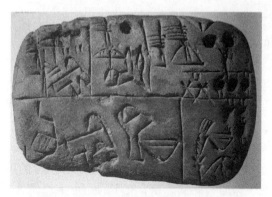

图 5-5　楔形文字（J. D.希尔，2013）

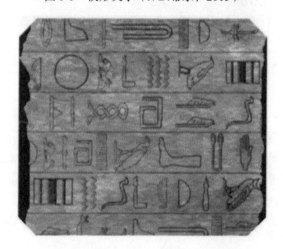

图 5-6　古埃及圣书字（盛文林，2014）

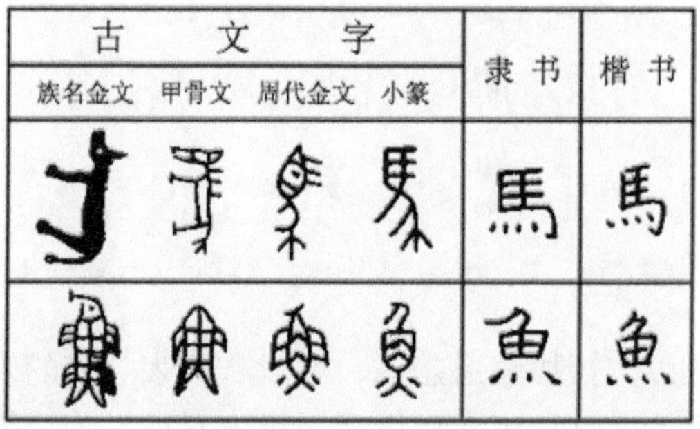

古　文　字				隶书	楷书
族名金文	甲骨文	周代金文	小篆		
				馬	馬
				魚	鱼

图 5-7　不同形态的古汉字（裘锡圭，2013）

195

楔形文字和圣书字很早之前就已消亡，只有汉字一直传承至今。虽然汉字的形态在漫长的历史演变中发生了很大变化，但是其意音文字的基本性质没有改变。

目前主流文明使用的文字大部分都是以音符为主，也就是说，大部分主流文明的文字都是表音文字，字形只和词音而非词义有关联，比如英语、俄语、阿拉伯语等，也叫"拼音文字"。按照字符单位对应语言字词的单位大小，还可以把表音文字分为"音素文字"和"音节文字"。音素文字的一个最小字符（也即字母）代表一个音素，如使用拉丁字母的英文、法文，使用斯拉夫字母的俄文、保加利亚文。音节文字的一个字符代表一个音节，即辅音和元音的结合体，使用假名的日语、使用阿拉伯字母的阿拉伯语，都是音节文字。由于语音在时间上是一维线性的，所以表音文字在构造上也是一维的。

二、汉字的造字法

汉字是由意符和音符构成的，汉字造字的基本逻辑就是表意或表音。具体来说，汉字造字方法可以分为三大类：表意、假借、形声。

表意的造字法也即文字的形状的设计是依据文字所表的意义，是最古老的造字法。最早起源的象形字就是代表。象形字直接描摹所代表事物的形状，如"凹、凸、丫"，由于汉字的字形在漫长的历史演变中发生了很多变化，今天的很多象形字已经不很象形了，但是其古文字形态的象形意味很强（见图 5-8）。

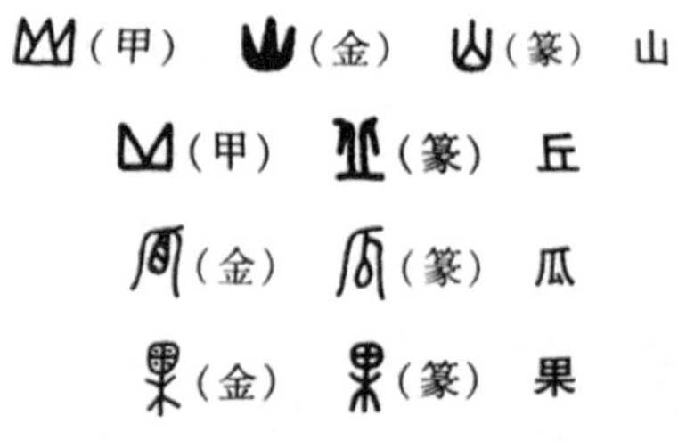

图 5-8　汉字"山、丘、瓜、果"的古文字写法（裘锡圭，2013）

很多事物是难以直接描摹形态的，所以有些表意字的表意是通过不同构成部分的组合实现的，这种组合还体现了古人对世界的理解和认识。比如，"宿"是一个人躺在房子内的席子上；"明"是月亮照在窗户上（见图 5-9）。

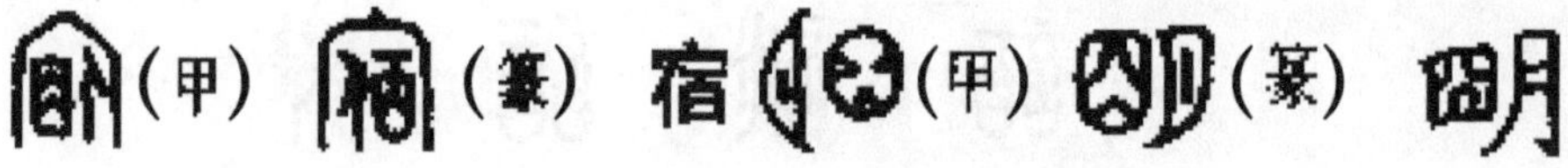

图 5-9 汉字"宿、明"的古文字写法（裘锡圭，2013）

"假借"就是借字表音，很多抽象意义的词就是用假借的方式来造字的。这个造字方法也是很早就出现了，甲骨文里有很多的假借字，比如前边提到的"我""其"。图 5-10 的"它"原本是"蛇"字，形状描摹一条蛇，借用这个字形来表示读音相近的"它"。

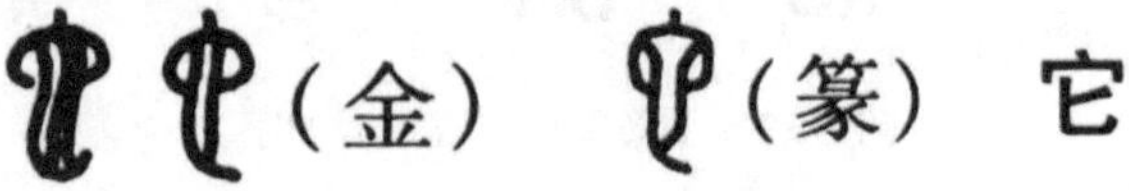

图 5-10 "它"的古文字写法（裘锡圭，2013）

形声字就是兼用表意和表音方法造的字，由意符和音符构成。其中，意符与字义有关，也叫形声字的形旁；音符与字音有关，也叫形声字的声旁。早期的形声字是在已有字的基础上加注声旁或形旁构成的，如图 5-11 中"齿"原本是一个表意字，字形描绘了一个嘴巴里有几颗牙齿，后来又在这个形状的上边加了一个"止"来表示它的读音，就变成了一个形声字。图 5-10 的"它"被借用代表代词了，原本的意义则又加注了一个形旁"虫"变成了形声字"蛇"。形声字在秦代就已经大量产生了，图 5-12 列举了小篆里从"言"旁的字，字义都和语言有关。

由于形旁和声旁的搭配组合灵活多样，形声字的造字方法有较高的能产性，所以在汉字发展历程里，形声字越来越多，比例越来越高，当代汉字系统中，形声字占据了绝对的主流，占到常用汉字的 90% 左右（邵敬敏，2016）。

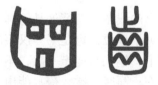

图 5-11 "齿"的甲骨文和小篆写法

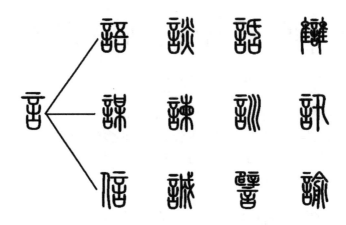

图 5-12　小篆里从"言"旁的字

注：从左到右、从上到下分别是"语""谈""诏""雠""谋""谏""训""讯""信""诚""譬""谕"（小篆字形引自［汉］许慎撰，中华书局影印 1963《说文解字》，P51-58）。

三、汉字的结构

汉字是一种平面性的方块文字，文字符号依横向和纵向组合，形成各种汉字结构。这是保留了汉字脱胎于图画的发展特征，因为图画的构造就是二维平面的。汉字结构先由各种笔画构成各种部件，各种构件再依照一定的方式组合构成了整字。

（一）笔画和笔形

汉字结构分为三个层次：笔画、部件、整字。比如，"休"可分为"亻""木"两个部件，部件"亻"可以分解出笔画"丿""丨"，部件"木"可以分解出笔画"一""丨""丿""乀"。

笔画是构成隶书和楷书的线条，落笔处是笔画的起点，提笔处是笔画的终点。笔画是汉字构形的最小单位，也是书写汉字的基础单位。笔画的书写规则是：一是在同一笔画上，笔尖只能走一次，不能走回头路。二是写横只能由左向右，不能由右向左；写竖、撇、捺只能由上向下，不能由下向上。

笔形指笔画的形状。书写时，笔画的方向自始至终没有变化的笔形是基本笔形，由基本笔形复合而成、笔画的方向有所变化的是派生笔形。汉字的笔形是有限的，根据《通用规范汉字笔顺规范》，汉字的基本笔形大致有横（一）、竖（丨）、撇（丿）、点（丶）、折（一）共五种。

派生笔形多一些，常见的有横折（乛"日"）、横撇（フ"又"）、横钩（一"冗"）、横折钩（刁"勺"）、横折提（乚"讠"）、横折弯（乁"朵"），等等。

各种笔形的使用有一定的规律。平撇只出现在汉字部件的正上方，如"千""禾""兵""妥""孚""豸"等；斜撇只出现在汉字部件的左上方，如"亻""分""钅""刍""包"等；竖撇常出现在部件的左侧，如"月""厂""川""凤""胤""成"等；竖提只出现在字的左方，绝不出现在右方，如"氏""戋""衣""长""印"等；竖钩出现在字的右方或中间、下方，绝不出现在左方，如"利""勺""乃""乎""予"等。

（二）汉字的部件

汉字的部件也叫字根，是由笔画组成的具有组配汉字功能的构字单位。部件介于笔画和整字之间，大于或等于笔画，小于或等于整字，比如部件"亻"大于笔画"丿"和"丨"，小于整字"休"。

可以独立成字的部件叫作成字部件，比如构成"休"的部件"木"；不能独立成字的部件叫作非成字部件，如构成"休"的部件"亻"。

出于汉字方块形状的要求以及书写的美观，同一部件出现在字的不同部位时，会发生变形。例如"工""土""子""马""王""车""止""牛""正""业""且"等字作左偏旁时，末笔的横要改为提，如"功""地""孔""驶""珏""辆""此""牧""政""邺""助"；"月"在别的部件的下面时起笔的撇要改为竖，如"臂""有""青""能""削"；有时候部件会整体拉长或压扁，以便使整字的各部分协调匀称，例如"木""日""口"在左右、左中右结构中要拉长，如"柏""晰""哈"，在上下、上中下结构中要压扁，如"柴""李""晃""咎"。

每个汉字都可以拆分成一个或多个部件。拆分时只根据字形，不考虑字音和字义。只由一个部件构成的汉字也叫独体字，比如"子""人""土""山""木"等。很多复杂构造的汉字在拆分时还要分层，层层拆分到最小的部件，如图 5-13 所示。

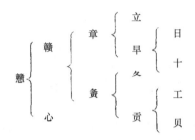

图 5-13 汉字"戆"的部件拆分层次

汉字部件组合方式也是有限的，常见的方式有以下几种（见图 5-14）。

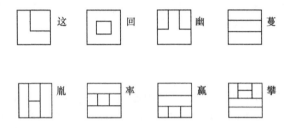

图 5-14 常见汉字部件组合方式

综合来看，汉字跟其他当今主流文明的文字有很多不同，具备很多独有的特点，有些特点反映了人类早期创造文字的基本逻辑。

①汉字具备很强的表意属性，使用很多意符。

②汉字的表音属性比大多数文字系统弱。

③汉字的构造是二维的，这是由于汉字是从图画脱胎而来的，保留了绘画的二维构图特征。

④汉字有很强的超时空性，是重要的汉民族凝聚力来源。

第二节　汉字的认知神经机制

　　人脑不具备对文字特异的遗传性神经生物基础，文字的认知神经机制很大程度上被后天的经历所塑造。汉字的习得和使用在一定程度上影响了汉语母语者的大脑。由于汉字在文字体系上的独特性，汉语母语者的汉字认知机制也具备很多独有的特征。本节主要介绍汉字阅读加工的认知神经机制特征。

一、汉字字形的识别

阅读的第一步就是对字形的视觉加工。视觉加工的一般通路见图 5-15：视网膜接收到光的信息，转变为电信号后，绝大多数（90%）来自视网膜的信息传递到了位于丘脑背侧的外侧膝状体，其他信息则传递给包括丘脑枕核和上丘的皮下核团，然后传递给与之同侧的大脑初级视觉皮层（V1），然后分别由两条主要的信息加工皮质通路做进一步处理，称作背侧通路和腹侧通路。背侧通路包括枕叶到顶叶的一系列脑区（V1/V2—MT—LIP），主要处理运动和深度相关的视知觉信息。腹侧通路包括枕叶到颞叶的一系列脑区（V1/V2—V4—IT），主要处理形状和颜色相关信息。随着图像信息沿视觉通路的层级传递，功能脑区能从视觉图像及其变化里提取出的信息也从简单到复杂、从具体到抽象。例如，V1 神经元能够区分小光棒的朝向、空间位置和运动方向；到高级视觉皮层的 FEF 和 46 区，那里的神经元甚至可以通过综合分析感受野内所有物体的运动状态和眼球的转动，准确推测出观察者自身的运动方向。需要说明的是，背侧和腹侧通路只是根据视觉信息加工中的主要功能对参与脑区做出的粗略分类。事实上，神经系统是网络化结构，不仅在各个通路内部存在双向投射，两条通路各个脑区间也存在广泛的投射联系。

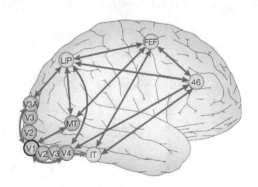

图 5-15 视觉加工神经通路（引自 Tong，2003）

注：MT=medial temporal cortex 颞中皮层、IT=inferotemporal cortex 颞下皮层、LIP=lateral intraparietal 侧顶叶、FEF=frontal eye fields 额叶眼球区。

视觉信息处理是人类大脑的核心功能，大脑皮质约 1/4 的面积都参与这项工作。视觉系统只是脑神经系统的一部分，这使得它对信息处理的过程不可避免地受到大环境的影响。这些影响因素包括经验偏好、关注目标等。例如，过于关注某一事物，往往会对周边景物视而不见；对某个东西越熟悉，人们也越容易把它从复杂背景中识别出来。视觉系统还受到人类社会经验的塑造，对复杂重要的视觉信息的加工具有特殊敏感度和特殊机制，最典型的就是对面孔和文字的加工。

不同文字系统的字形特征有所不同。最常见的字形是以拉丁字母为基础的拼音文字系统，视觉加工的对象是字母串。当我们在阅读时，字母串迅速地按眼睛目光的扫视路线进入加工：从视网膜到丘脑，再到位于大脑枕叶的初级视觉皮层区进行初级的视觉加工，接着再沿着腹侧顶枕叶区域进行进一步的加工。信息解码从点和线到字母形状，再到多个字母，最终识别单词。这条线路主要是自下而上的加工，但是也经常存在由于阅读者的预期、背景知识而进行推测分辨的自上而下的加工，如图 5-16 所示。

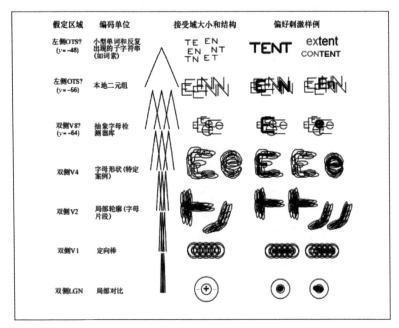

图 5-16　文字形态的视觉识别过程（Dehaene，2005）

注：LGN=丘脑外侧膝状体核；V1，V2，V4，V8=视知觉皮层；OTS=枕颞沟。

　　大脑在语言加工中存在明显的左侧化优势，这一点也同样适用于文字加工（见图5-17）。从枕叶到颞叶的腹侧通路在文字识别任务中就是明显左偏的，左侧梭状回中部/枕颞结合部（left mid-fusiform gyrus/occipito-temporal junction）对文字、假字有特定的激活，但是对非字字符（如完全无法拼读的字母串或非语言符号）没有反应。所以枕颞结合部是文字字形信息提取的重要脑区，即把文字从单纯的视觉平面形状信息加工成具有空间序列组合关系的字母串（Cohen et al.，2000；Cohen，2002；Dehaene et al.，2001、2002）。

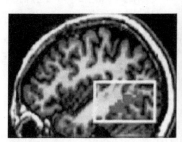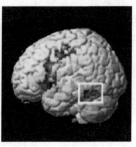

图 5-17　文字的特异性激活脑区（Cohen，2002）

　　由于汉字独特的二维平面结构，汉字字形识别的认知神经过程和一维的音符文字有很大不同。拼音文字由线条特征组成字母，由字母组成字母群或音节，再由字母群或音节组成单词。因此，拼音文字的识别一般经历着由特征到字母，再由字母到字母群的线性识别过程。

　　汉字具有独特的方块结构特点，由多个笔画和偏旁部首组成，有较高的视觉空间信息。很多研究都发现汉字识别需要调用更多的视觉加工资源，比如：有研究发现汉字加工机制存在和面孔加工的多种相似性（Hsiao et al.，2007；贡京京，2008），这说明对面孔和汉字的感知需要不仅仅是一般视觉加工，而是有更复杂的特定要求；在偏侧化上，拼音文字的加工存在明显的左侧化优势，但是一些研究表明汉字在右半球处理中具有优势（Tzeng et al.，1979）。与英语单词相比，汉字视觉系统的双边或右侧激活更为明显（Tan et al.，2001、2005）。这可能是因为对汉字字形结构的整体处理的要求，也即视觉符号的空间识别要求更高。利用脑电技术，张学新等（2012）发现顶中区 N200（刺激出现后 200 毫秒左右产生的一个负波）是汉字特有的一个神经电反应，类似的效应在英文等字母文字的识别中不存在。进一步的实验表明，该 N200 反映词形加工，不反映感知觉、语音、语义加工，说明汉字词汇在其识别过程的早期就完成了对个体词形的视觉分析，涉及相当广泛、高级的视觉加工脑区。张学新等就此指出，相对于拼音文字，汉字是更为彻底的视觉文字，其脑机制应该更注重视觉加工。

至于部件和整字的关系，目前一般认为在低频字的加工中，部件也是汉字识别的一个单元，在视觉加工的早期阶段可能起作用，但是对于高频字，部件的识别并不是整字识别的必要前提，这时，汉字的整体轮廓信息多于内部细节信息（彭聃龄、王春茂，1997；Peng et al.，2004）。除此之外，研究发现汉字左右结构字的识别快于上下结构字，字的下部件的分辨最困难（罗艳琳等，2010），左右结构的字也比半包围结构的字更容易辨认（彭瑞祥、张武田，1984）。

二、汉字的音义加工

文字的解读需要激活文字代表的语音和语义。对于文字解读的认知过程，很多研究者认为存在两条通路：一是从形到义的词汇通路（形—义通道），二是词形先激活语音再激活词义的亚词汇通路（形—音—义通道）。这个观点叫作双通路理论。对于英语这样的拼音文字来说，规则词和假词使用亚词汇通路，不规则词使用词汇通路（Coltheart et al.，2001；Perry et al.，2007、2010）。另外，高频词可以直接由词形信息直达词义，低频词则更多使用形—音—义通路。双通道模型的最强有力证据还是来自语言损伤的研究。一位脑损伤患者在被要求朗读单词 Steak 时，说出"I am going to eat…it's beef…"这说明他找到了该词形对应的词义，但没有提取到其语音表征。一些汉语失语症患者无法朗读汉字，却能根据字形进行字—图匹配和字的分类。

在拼音文字的阅读过程中，形—音通路的效应非常明显，因为所有的字形都是直接对应读音的，阅读者在遇到不熟悉的词汇时还可以直接根据拼音文字的字母来拼出单词的读音。汉字的形—音对应关系并不直接，不存在形音对应规则，黄明金等（Huang et al.，2012）就注意到在有经验的成年中国读者中，汉字和词汇声调的自动联想需要比拼音文字更多的处理时间。但考虑到90%左右的汉字是形声字（邵敬敏，2016），其中都有声符（声旁），声旁总体表音度高达66%（李燕，康加深，1995）。因此汉字阅读加工的语音通路也是存在的。

对形声字的阅读加工研究发现声旁在汉字的字形—语音加工上起到重要的作用。整字与声旁读音一致的汉字的识别速度更快，正确率更高（陈宝国等，2003；Williams & Bever，2010）。神经影像学实验表明，声旁的发音在词汇前就被激活了（Zhou et al.，2014），在整字与声旁读音一致的情况下，声旁在汉字识别的早期词汇获取和语音处理中起到作用（任慧慧，2011）。粟华利（2011）发现在汉字识别中语音信息自动激活并促进语义的加工，高频字的语音信息比语义更早地被激活，低频字的语音信息的激活不迟于语义信息。

对于探索阅读中语义加工神经机制，表意特性明显的汉字具有独特优势，为研究从字形到语义加工的大脑神经机制供了很好的窗口。汉字形声字的形旁具有表义的功能，从形旁出发探讨汉字语义加工的神经机制能深入揭示出阅读的语义神经回路。有研究发现字义与其形旁语义有关联的形声字识别更快（Williams & Bever，2010），形旁的熟悉度越高，整字语义通达的速度也越快（Chen et al.，2013）。神经影像研究发现汉字语义加工可能涉及了额下回、角回、楔前叶脑区的参与（Kuo et al.，2003）。党敏（2018）通过fMRI 实验，发现高表象词汇比低表象词汇更容易自动激活左侧角回和楔前叶。左侧角回和楔前叶不仅参与词典语义的加工，也在亚词汇语义通路中负责一定的加工任务。这提示，角回和楔前叶是一个高层级的语义加工脑区，支持词汇水平上的整字语义的加工，也支持对亚词汇水平的语义信息进行整合，为语义理解提供重要基础。

也有一些语言对比研究发现，汉英双语者两种文字的形态加工方面存在差异，但语义整合方面却高度一致。彭聃龄等（2003）考察了中英双语者在词汇表征方面的神经机制，研究发现，汉语加工和英语加工的脑区分布相似。马恒芬等（2008）也认为汉字加工所涉及的皮质激活区在很大程度上与英文单词加工区相重叠，但也存在与之不同的激活区域。查尔斯·佩尔费蒂等（Perfetti et al.，2013）也提出了汉字与英文认知既存在部分的一般机制（共性），也有部分的特异化机制（特异性）。

文字的语义通达还受到一些个体因素的影响，这是各种文字系统下都普遍存在的，汉字也不例外，比如，读者的阅读水平和任务要求等。一般认为熟练的读者倾向于由词形直通词义，而不熟练的读者更倾向于经过语音中介；当被要求对识别的词进行记忆的时候，读者会更依赖语音编码。另外，如果读者是被要求激活语音的出声阅读，那么字形到语音的两条通道则变成形—

音的直通通道和形—义—音的语义中介通道。

三、汉字语篇阅读机制

与一般文字阅读一样，汉字语篇阅读也是视觉（词形）、语义和语音三种信息动态作用的过程。所涉及的神经机制也符合后面第六章第一节的介绍。

汉字语篇阅读的特殊之处首先在于切词的处理。语言的语音是以词为单位的，语义的加工也是以词为基本单位的。英语这种拼音文字在视觉上也天然区分了词与词的界限，在语篇阅读时，所有的词都是有空格或标点隔开的，阅读者一眼就能识别词汇单元。但是汉字的单一方块字构造直接对应于一个一个的音节，音节却不一定对应于单词。事实上，汉语大部分的词都是双音节或多音节的。根据对《现代汉语频率词典》9000 个现代汉语常用词的统计，其中单音节词只占 26.7%，双音节词占 70%，三音节及以上的词占 3.3%（丁喜霞，2014）。要阅读汉字语篇，首先就需要判断哪些汉字构成一个词，也就是切词的加工。这个加工环节对英语这样的拼音文字篇章阅读是不存在的。

词的分类

词是语言中最小的、能独立运用的单位。现代汉语的词从音节组成上分类，有单音节词（如"人、走、高"）、双音节词（如"人民、发展、丰富"）和多音节的词（如"图书馆、花花绿绿、卡萨布兰卡、布宜诺斯艾利斯"）。

在阅读过程中，眼球注视位置在不断变化，以获得信息；这种位置的变化过程并非平滑而匀速的运动，而是由相对静止的注视点（fixation）和快速运动的眼跳（saccade）组成。眼动追踪技术是研究文字语篇阅读的有效工具，它能够实时探测阅读中眼球的注视点位置、移动、时间等信息，从而得到阅读者加工语篇的注视模式。有研究发现汉语母语者的中文阅读加工中的加工单位要长于单词，一个注视点可以加工其左边的 1—2 个单字和右边的 2—4 个单字，也就是说一次加工往往超过 3 个单字，所以是以比词更长的单位在进行加工的，并不存在先单独切词，再将词组合成词组的模式进行加工的情况。目前没有研究明确发现中英文阅读的效率有高下之分。阅读模式主要受

到个体阅读能力和阅读语篇的难度等因素的影响。

另外，汉字识别对汉语阅读的影响较大。在字形上，黄健辉、陈恒之（2000）发现由于在字形的少许差异已足以产生快速且显著的干扰效果，中文阅读时字形加工的作用非常关键。同样地，王立志等（Wang et al.，2019）也发现了视觉时间加工对汉语失读症儿童的阅读能力有积极作用，接受过视觉时间加工训练的学生能获得相应的阅读相关能力（即正字法知识）。任闫娜等（Yum et al.，2014）采用事件相关电位技术，对比字母文字的音位规律性、一致性效应，发现这两种语音效应只在汉字命名任务中发现，在汉字词汇判断中没有出现，说明语音通路对汉字词汇判断是非强制性的，证明了从字体获取语音信息的方式以及任务需求如何影响这一过程的跨语言差异。

四、汉字阅读加工脑网络

与双通路理论不同，联结主义理论认为阅读加工过程是视觉（词形）、语义和语音三种信息相互作用的结果（Seidenberg，2011）。与双通道模型不同，联结主义三角模型将阅读加工过程看作一个整体，语义系统受损会影响语音系统，反之亦然（见图 5-18）。其中任何一个环节出了问题，阅读过程都会出现困难。成功的阅读需要多种认知功能的协调，不仅涉及从字形到语义的信息加工过程，也包含从字形到语音的信息加工过程。这个观点对语篇阅读加工具有明显的解释力。

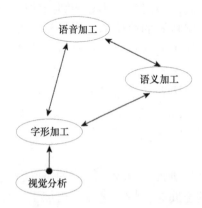

图 5-18 阅读的联结主义模型（杨剑峰等，2018）

　　与联结主义思想一致的是文字阅读脑网络的发现。综合文字阅读加工的整体工程，从字形识别，到音义的加工、整合，大脑的多个脑区、多条通路协同完成，它们相互之间既存在时间上的序列关系，区域之间和通路之间又存在多种互动协作关系。大体上来说，文字阅读加工的脑网络如图 5-19 所示。先是视觉信息的枕叶初级加工，然后形态加工信息进入腹侧顶枕区域，之后通过一个外侧裂周区网络获得文字的词语发音，再进入一个复杂的颞叶—顶叶—额叶网络获得词语的意义并进行意义的整合加工。整个的序列过程中的多个节点之间都存在协同关系。

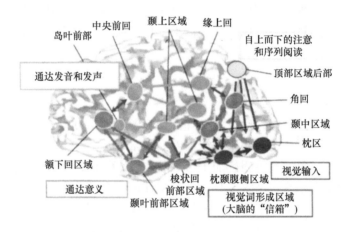

图 5-19　文字阅读加工的脑网络示意（Dehaene，2009）

　　另外，经验对文字阅读脑网络有明显的塑造效应。虽然人类进化历史还不足以在大脑中形成文字特异的遗传脑区，但是后天经历中的文字经验的长期作用塑造了人脑文字加工的敏感性和整套精密的神经机制。不同的文字系统塑造的文字加工脑网络也不同，已经习得的脑网络可以根据后天的经验进行新的适应，比如英语母语者在学习汉语和汉字后可以在加工汉字时激活汉字特异的脑区（Perfetti et al.，2007）。这种塑造效应在儿童的语言文字习得和大脑发育上更为明显，这也为读写障碍的检测和矫正提供了有力的理论基础。

　　就汉字作为方块字与拼音文字线性结构的不同特点来看，理论上应该存在特殊的加工脑区对其空间结构特征进行分析加工。汉字识别过程中涉及广泛的中枢神经活动，包括左侧前额叶（BA9 和 BA47）、颞叶皮层（BA37）、右侧视觉系统（BA17—BA19）、顶叶（BA3）和小脑等。近年来的研究支持左侧额中回（BA9）为汉字认知加工的特殊脑区，这一脑区或许与方块字形加工有关。

　　汉字阅读中语音和语义负责脑区之间也存在网络式的相互作用。王协顺等（2016）发现了负责字形—语义加工和字形—语音加工的神经通路，且两条神经通路在不同刺激下表现出分工合作的加工机制，比如在假字的加工中，语音通路对语音线索条件比正字法违反条件的脑区激活要弱，而语义通路却表现出语音线索条件比正字法违反条件的脑区激活更强的反应模式。还有研究发现了在汉字出声阅读中语音加工通路和语义加工通路之间也存在相互作用的协作机制。随着整字语义可表象性程度的减弱，负责语音加工的额下回脑区的激活逐渐增强；同样，随着形旁语义透明度的减弱，额下回脑区的激活也逐渐增强（党敏，2018）。

　　此外，还有研究进行了汉字音形义的激活时间的探索。有研究采用干扰范式实验表明汉字的语音信息加工与实验任务无关，但对语音相关的操纵影响了语义加工的结果，所以该结果可以作为语音比语义激活更早的一个证据（He et al.，2003）。一些研究发现，无论是高频字还是低频字，字形信息都是最先被激活的，而且高频字的语义信息比语音信息更早得到激活，而低频字则是语音比语义更早得到激活（Zhang et al.，2009）。

第三节　阅读障碍的成因和分类

　　阅读是一个复杂的过程，阅读发展所需的基本技能以及不同文字系统本身的特性都影响着阅读获得过程和加工策略，这不仅表现在认知层面上也表现在阅读加工的脑机制上，需要多种脑认知功能的协调。阅读障碍（Dyslexia）又叫"失读症"，是对各种原因导致的书面语言加工缺陷的总称。一般指由脑神经异常，而不是因为教育不当、智力不足和缺乏社会文化接触机会导致的无法正常加工书面语言的现象。

　　阅读障碍的研究起源于英语国家，其发展渊源可以追溯到 19 世纪末。阅读障碍者难以在不出错的同时保持良好的阅读速度。具体而言，他们可能存在阅读理解困难、拼写或书写困难等。在学龄儿童中，阅读障碍是学习障碍的最主要类型，占到所有被诊断为学习障碍儿童的 80% 以上（Lerner，1993；

Bender，2004)，估计患病率在学龄人口中为 6%—17%。其中，男性占优势，比例约为 1.5∶1(Fletcher，2009)。研究发现，阅读困难的起源是在神经生物学方面的，有很强的遗传证据。但环境因素也会有形成阅读困难的风险。对于阅读障碍，许多儿童通过早期干预可以预防。文字系统差异导致阅读障碍的机制和表征也可能有较大不同。

一、阅读障碍的成因

阅读障碍可能的成因多种多样并且存在争议，主要的发现有以下三个方面。

第一，遗传生物学机制。阅读障碍患者存在家族遗传效应。对阅读障碍患者进行的尸检发现了一些潜在的遗传原因：他们大脑语言中心的解剖学差异包括被称为异位(ectopia)的微观皮质畸形和尺寸偏小的小脑回。此外，患者大脑的非语言区和皮质下也可能有异常形态的细胞。有研究显示，6 号染色体上的 *DCDC2* 和 *KIAA0319* 基因以及 15 号染色体上的 *DYX1C1* 基因与阅读障碍有关。

针对汉语阅读障碍儿童的 *DYX1C1* 基因研究显示，rs3743205 位点变异与儿童发生汉语障碍有关，而 rs57809907 位点的突变与欧洲人群有关但与汉语人群无关(Lim et al.，2011；王志超等，2015)。另有研究显示该基因上的 rs11629841 位点与儿童汉字拼写能力和汉语阅读障碍有关(王志超等，2015；Zhang et al.，2012)。针对 *DCDC2* 基因的研究显示 rs2274305 位点的变异会增进中国儿童发生阅读障碍的风险(Shao et al.，2016a；Sun et al.，2014)。此外，*KIAA0319* 基因也与汉语阅读障碍风险显著相关(Zou et al.，2012；Shao et al.，2016b)。

第二，神经系统异常。阅读障碍往往能找到参与阅读的神经系统的结构或功能异常。比如，有研究发现语音加工区域(如布罗卡区和下半部中央前回)而非语义或句法加工区域的损伤会带来文字朗读困难(Fiez et al.，2006；Rapcsak et al.，2009；Woollams & Patterson，2012)。在拼音文字使用者中，一些有阅读障碍的人，在大脑左半球与阅读有关的部分，如额下回、下顶叶、中颞叶和腹侧皮层，显示出较低强度的激活，干扰了视觉字母刺激的分辨整合的正常加工路径(Gaillard et al.，2006)。

小脑功能不良也可能引发发展性阅读障碍。小脑占了整个大脑 10%—

15%的重量（Herculano-Houzel，2009），它参与躯体的平衡调节和肢体运动的协调，与许多的大脑功能区都有联系，包括语言区。儿童小脑功能受损会影响通过行为反馈而学习的自然过程，进而影响发音能力[1]，发音困难会导致儿童的语音意识[2]下降，造成阅读障碍。另外，小脑功能受损会使肢体动作的完成更为困难，逐渐导致小肌肉运动能力受损，进而造成书写困难。

　　汉字加工的神经机制和其他拼音文字存在差异。对于汉语儿童，陈洪波等（2003）发现发展性阅读障碍儿童在额叶、颞叶、枕叶、顶叶、顶枕交界区、小脑、丘脑、脑干等脑区存在局部脑代谢异常，且不局限于左半球。结果一方面支持阅读障碍儿童存在脑功能异常，另一方面也表明汉字在加工的神经机制和功能激活上与拼音文字存在差异。汉字是左、右半球并用的文字，大脑对汉字的加工兼用语音编码和形态编码两种方式，汉语的发展性阅读障碍儿童脑功能缺陷也涉及左右半球。另外，汉字的形态在视觉上相较于其他语言更为复杂，单词没有界限，单字的构造在横向和纵向都有复杂的符号组织，不像拼音文字的单词仅在横向线性构成，所以汉字的加工对视觉复杂符号加工敏感度要求更高，这方面发展弱的儿童更容易发生汉字阅读障碍。

　　第三，语言本身对阅读能力的影响也不容忽视。一种语言的正字法的复杂性会直接影响到它的学习难度。在拉丁字母书写系统中，西班牙语、意大利语和芬兰语等语言，大多是字母正字法，这些语言主要采用字母和发音的对应关系，也就是相对较"浅"的正字法，这使得有潜在阅读障碍的人更容易学习这些语言。英语和法语等语言的音位正字法相对较"深"，字母和发音的对应关系较复杂，这可能增加学习者的困难程度，从而与下文"汉字习得难度更大"连接更自然。汉字正字法更加复杂，规律不明显，其习得难度更大。

二、阅读障碍的分类和表现

　　阅读障碍首先分为获得性阅读障碍（acquired dyslexia）和发展性阅读障碍（developmental dyslexia）。获得性阅读障碍是指由创伤性脑损伤、脑卒中或痴呆等后天神经损伤或器质性病变导致的阅读障碍。发展性阅读障碍指儿童在学习文字阅读过程中发生的阅读能力明显低于同龄儿童正常水平的现

---

[1] 正确的发音是儿童早期所需要掌握的最复杂的技能。

[2] 语音意识指个体对口语中声音结构的意识及运用，如认识到音节由声母和韵母构成。

象，但是排除受智力水平、家庭条件和教育条件等因素影响。

（一）获得性阅读障碍

获得性阅读障碍根据损伤的阅读认知过程被分为周围性阅读障碍（peripheral dyslexia）和中枢性阅读障碍（central dyslexia）（见图 5-20）。

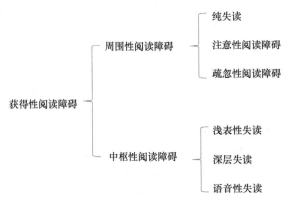

图 5-20　获得性阅读障碍亚类型

1. 周围性阅读障碍

周围性阅读障碍也被称为视觉词形性阅读障碍，是指对视觉刺激的加工存在缺陷。该类患者在阅读加工过程的早期阶段——对书面语言的感知，存在异常。细分类型包括纯失读、注意性阅读障碍和疏忽性阅读障碍。

第一，**纯失读**（pure alexia）指患者阅读速度很慢，但言语理解和表达能力往往正常。纯失读症又称为失读不伴失写症，也即患者的自主书写较好，但抄写较困难，对自己写出的字不认识。以拼音文字为例，纯失读的损伤部位常见于以下两种情况：①枕内侧型，病灶在左侧枕叶距状区或外侧膝状体至距状区域的视觉通路上；②枕外侧型，病灶位于角回下白质，损伤阻断了双侧视觉皮层所获信息向角回的投射。汉语与拼音文字在字形方面有较大差异，其失读机制与拼音文字的异同尚待进一步研究。

第二，**注意性阅读障碍**（attentional dyslexia）指阅读文章时，表现出上下文整合的混乱，但保有阅读单个词的能力。原因可能是逻辑思维障碍、注意缺陷等。

第三，**疏忽性阅读障碍**（neglected dyslexia）的显著特征是患者误读汉字或字母串的一侧。比如，右脑损伤导致的左侧忽略，在阅读中表现为患者不能阅读文本的左侧部分，且忽视或替换单词的起始字母或汉字的偏旁。关于疏忽性阅读障碍的解剖机理一般认为后顶叶提供注意的内部感知程序，额叶提供指向注意的运动程序，边缘系统调节动机的空间分布，网状结构维持觉醒、警戒状态。这四个脑区构成了皮层—边缘系统—网状结构的激活环路，这些部位病变导致注意—唤醒激活缺陷，而引起疏忽。

2. 中枢性阅读障碍

中枢性阅读障碍是指阅读加工过程的后期阶段受损，涉及词汇或亚词汇的加工。视觉词形进入语义过程或言语产生机制受到影响，包括浅表性失读、深层失读和语音性失读。

第一，**浅表性失读**（surface dyslexia）的显著特征是能够正确读出规则词但读不规则词有障碍，可以将不规则词规则化读出，并且按照字形—字音对应规则读出假词。浅表性失读源于词汇通路损伤，患者只能利用语音通路即字形—字音对应规则提取语音形式。但由于汉字不存在拼音文字那么直接的形音拼读规则，因此汉语浅表性失读常常表现为形声字的错误，发生"秀才识字读半边"现象（比如读"破绽 ding""草菅 guan 人命"）。

第二，**深层性失读**（deep dyslexia）的典型特征是频繁出现语义相关词的替代错读，即语义性错读。主要表现是把目标字词错读成其他意义上有关联的字词，如将"狗"读成"猫"、将"桌子"读成"椅子"；且字词的意义越抽象，阅读困难越明显；存在视觉错读现象，也即患者认为其看到的就是错读的字词。产生视觉错读的原因可能是字的视觉传入激活了词义系统，但未能同时激活与之相应的语音，即词义系统与语音输出系统的联系出现紊乱（Coltheart M & Coltheart V，1997；Crisp & Lambon Ralph，2006）。

第三，**语音性失读**（phonological dyslexia）表现出明显的字形激活字音的困难，主要特征为读真词的成绩远好于符合拼写规则的假词。语音性失读与深层失读的界限不明显，主要可鉴别之处在于深层失读存在语义性错读而语音性失读患者的语义通达较好，且深层失读的读假词能力一般更差。

以上这些获得性阅读障碍表现也常常能在儿童发展性阅读障碍中找到，其分类方法有时也被用于儿童阅读障碍。汉字的特殊性决定了汉语失读症的独特性。在拼音文字中，按照患者的错读表现可以分为深层性失读、语音性失读和浅表性失读，但对汉语失读者属于哪种失读类型难以做清晰明确的划分，同一患者可能兼有多种类型的失读表现。这一方面亟待更进一步的研究。

（二）发展性阅读障碍

发展性阅读障碍的表现多种多样，可以从不同的角度进行大致的分类。常见的分类有基于阅读模型划分、基于语言学层次认知缺陷划分，以及基于基本感知觉缺陷分类（见图 5-21）。

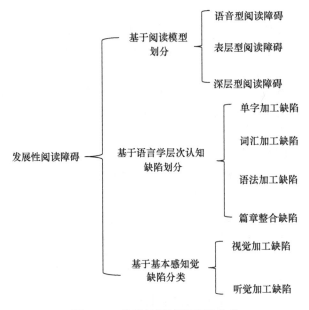

图 5-21　发展性阅读障碍的分类

1. 根据阅读模型分类

根据阅读模型分类可以大致参考获得性阅读障碍的常见分类方法，儿童常见类型和表现如下。

第一，**语音型阅读障碍**主要表现为假词阅读困难，而例外词阅读受损较轻，语音规则化的错误较少，即对不符合转换规则的词汇按照形—音转换规则发音的情况较少。由于中文阅读中不存在明确的形—音转换规则，汉语儿童无法通过亚词汇通路完成假词阅读或假词注音，所以汉语儿童阅读语音型阅读障碍个体较少。

第二，**表层型阅读障碍**主要表现为较多的语音规则化错误和例外词阅读困难，即更多地依据形—音对应规则阅读词汇。汉语表层型阅读障碍一般表现为，朗读形声字时，直接读出其声旁的读音，比如读"破绽 ding""草菅 guan 人命"。但是，很多正常儿童在学习汉字过程中因学习不充分而短暂出现这种现象的不属于障碍范围，只有在系统教学后仍无法改善的才属于表层型阅读障碍。

第三，**深层型阅读障碍**是指患者表现出规则词和例外词的阅读困难，可以理解汉字的意义但难以区分具有相同部件或是相似语音的汉字，经常发生形近字或音近字混淆。该缺陷是由非语义通路中个体通过正字法表征（汉字、部件和笔画等）与语音表征（音节、音韵和音调）之间的简单直接联系进行阅读导致的。这种问题在正常儿童汉字习得过程中时有发生并持续改善，但是障碍儿童则频次很高，很难纠正，持久不能改善。

2. 根据语言学层次认知缺陷分类

第一，**单字加工缺陷**。主要表现在单字认读和识记困难，经常发生形近字或音近字混淆，还有的儿童虽然能够认读单字，但是需要花费比同龄儿童大得多的时间和心力。有些儿童的单字加工缺陷在阅读多字组成的词组或句子时可以改善。

第二，**词汇加工缺陷**。主要表现为虽然可以读出单字的发音，但是难以通达心理词库并提取词义。由于汉字语篇在视觉上没有显示词的边界，所以词汇加工缺陷儿童还存在切词困难，不知道哪几个邻近字组成了一个词或词组。

第三，**语法加工缺陷**。儿童可以读字和词，也知道词义，但是不能加工词与词之间的关系，不能连词成句，发生明显的句子理解困难；句子越长、语法难度越大，阅读障碍越明显。由于汉语语篇不具备视觉上明显的语法信息（比如英语文本的视觉可见的语法屈折变化），语法加工缺陷儿童的阅读障碍程度和广度尤为突出。

第四，**篇章整合缺陷**。儿童可以读字和词，通达词义并完成整句加工，但是对多个句子组成的语篇理解困难，无法理解句子之间的逻辑关系，无法整合多个句子的语义。造成这一缺陷的原因可能是多方面的，包括：注意缺陷、逻辑思维能力缺陷、认知发展迟缓导致的对语篇所涉及知识过于缺失、阅读训练严重缺失等。

3. 根据基本感知觉缺陷分类

第一，**视觉加工缺陷**。常见于儿童的缺陷包括弱视、斜视、先天性白内障等。汉字在视觉形态上属于复杂符号，视觉加工障碍很容易影响复杂符号的视觉加工，继而会导致阅读障碍，往往表现为形近字替代，无法稳定地认读同一个字，忽略部件或整字，语篇阅读中进行不正常的跳读等。

第二，**听觉加工缺陷**。常见于儿童的耳聋、耳鸣以及其他原因导致的对语音复杂声学特征敏感性弱于常人。听障儿童的阅读障碍可以源于听障导致语音神经通路受损，继而影响阅读加工的文字语音信息提取。

儿童发展性阅读障碍的表现纷繁复杂，且判断起来比获得性阅读障碍要困难得多，因为成人已经具备了正常的阅读能力，而儿童的阅读能力本身处于发展中。所以，对儿童发展性阅读障碍的判断还需要建立在对儿童正常阅读发展规律的认识上，并且还要结合儿童阅读发展相关的认知能力。儿童阅读障碍有很大的矫正可能性，但是前提是尽可能早地筛查判定。

第四节　分阶段儿童汉字阅读障碍筛查量表

由于儿童的阅读能力发展持续时间较长，不同阶段的阅读能力差异较大，我们根据儿童学龄分阶段设计汉字阅读测试系统。测试系统中第一个量表为识字量的测验，分为低年级版和高年级版。第二个量表为阅读能力综合测试量表，同样分为低年级版和高年级版。

一、学龄儿童识字量测试量表

（一）测试量表的内容

考虑到汉字识别能力是儿童语言能力的重要方面，我们参考使用北京师范大学教育学部温红博等（2015）编制的义务教育阶段学生识字量测验量表，对学龄儿童（小学一年级及以上儿童）进行汉字识别能力的评估。测试分低年级（一、二年级）和高年级（三至八年级）两种版本，通过让儿童对目标字进行组词或造句进行测试，由测试人员、家长或教师辅助儿童完成。为了方便评估分析，测试需在安静的空间进行，并全程录音。测试时间约 5 分钟。测试内容的呈现方式有两种：一是纸质材料，用于面对面评估；二是网页版，用于线上远程评估，儿童或其看护者可以在电脑、手机等终端联网打开。测试全程需要录音，用于后续的评估分析参考。测试内容如下。

义务教育阶段学生识字量测试（一至二年级版）

被试姓名：_____　　完成时间：_____　　测试结果：_____

测试说明：

1. 被试需要正确念出本字，并用本字组词或者造句，若正确则说明认识该字，在"标记"一栏打"√"，否则打"×"。

2. 个别字的读音允许有一定的容错，如常见的误读。个别字不会组词或造句的允许进行解释。此两种情况都要将被试的具体回答情况记录在备注一栏中。

3. 测试过程需要计时，总的完成时间要填写在"完成时间"一栏。若被试认识某个字的时间过长，要将该单字的用时记录在备注栏中。

序号	字	标记	备注	序号	字	标记	备注
1	生			15	惊		
2	起			16	圆		
3	把			17	钟		
4	象			18	伙		
5	听			19	迎		
6	往			20	闹		
7	百			21	晶		
8	办			22	腿		
9	照			23	淡		
10	习			24	糊		
11	号			25	孤		
12	京			26	塔		
13	巴			27	盆		
14	答			28	扶		

续表

序号	字	标记	备注	序号	字	标记	备注
29	渔			33	催		
30	餐			34	肢		
31	溪			35	遥		
32	泼			36	蚕		

义务教育阶段学生识字量测试（三至八年级版）

被试姓名：＿＿＿＿　完成时间：＿＿＿＿　测试结果：＿＿＿＿

测试说明：

1. 被试需要正确念出本字,并用本字组词或者造句,若正确则说明认识该字,在"标记"一栏打"√",否则打"×"。

2. 个别字的读音允许有一定的容错,如常见的误读。个别字不会组词或造句的允许进行解释。此两种情况都要将被试的具体回答情况记录在备注一栏中。

3. 测试过程需要计时,总的完成时间要填写在"完成时间"一栏。若被试认识某个字的时间过长,要将该单字的用时记录在备注栏中。

序号	字	标记	备注	序号	字	标记	备注
1	京			14	遥		
2	巴			15	披		
3	惊			16	庞		
4	钟			17	扁		
5	闹			18	穴		
6	荒			19	趁		
7	糊			20	罩		
8	孤			21	坝		
9	扶			22	搅		
10	渔			23	啸		
11	催			24	赠		
12	肢			25	犁		
13	搜			26	佣		

序号	字	标记	备注	序号	字	标记	备注
27	嗅			37	啰		
28	洼			38	搀		
29	躬			39	抡		
30	屿			40	炫		
31	嘀			41	跛		
32	扳			42	掸		
33	翰			43	瘸		
34	陨			44	谆		
35	拇			45	蛉		
36	挎						

（二）测试量表的评估方法

参与识字量测试儿童的得分的计算方法为：

$$总分 = \frac{儿童在量表中的识字个数}{量表总测试字数} \times 100\%$$

对于识字量水平是否异常的判定一般标准是，得分在同学龄儿童的后10%—20%的儿童判定为识字量异常，并纳入后续综合阅读能力评估考量。根据我们的研究，我国儿童汉字识字量水平较大程度上受到社会区域经济发展水平、是否少数民族语区域的影响。所以识字量异常的阈值的判定应当根据所筛查地区情况而浮动。一般建议经济发达的汉语为主的地区（如北京、广州等）的儿童的阈值划分在20%；经济欠发达地区，特别是偏远山区、农村地区,广泛使用少数民族语的地区(特别是当地儿童母语为民族语的地区),判定阈值在10%。以下以广州市区汉语母语儿童为例，给出识字量评估标准（见表5-1）。

表 5-1　广州市区汉语母语儿童识字量评估标准

年级	识字量异常分数线
一年级	30 分以下
二年级	50 分以下
三年级	30 分以下

续表

年级	识字量异常分数线
四年级	50 分以下
五年级	70 分以下
六年级	85 分以下
七—八年级	90 分以下

二、学龄儿童阅读能力综合测试量表

（一）测试量表内容

由于学龄儿童的阅读和书写能力发展息息相关，面向在校学习的阅读能力也往往关联书写能力，儿童的阅读障碍和书写障碍也高度伴发，所以建议综合考察儿童的阅读和书写能力。本小节介绍一套学龄儿童的读写能力综合测试，针对 7—14 岁汉语学龄儿童设计，用于评估汉语儿童的阅读和写作能力的综合水平，可用于读写障碍的初筛，并可用于学习障碍的辅助评估。该测试分高年级（三至八年级）和低年级（一至二年级，全卷注音）两种版本。主要考查学龄儿童应当掌握的汉字识别能力（如选字填空题）、拼音识别能力（如根据拼音写出汉字题）、汉字书写能力（所有包含抄写、自主书写的题目）、阅读理解能力（如阅读理解题），次要考查写作能力（如高年级书写题，即段落写作）、语法搭配（如低年级选词填空、连线题，高年级连词成句题）、语义理解（如低年级看图选句题）。

在实施方面，低年级试卷全卷注音，对于刚入学的一年级儿童，教师和家长可读题引导儿童完成试卷（但建议待儿童掌握简单的汉字拼音知识后独立完成）；三年级及以上学生可随堂或课后独立自主完成。全程 20—30 分钟。测试内容的呈现方式有两种：一是纸质材料，用于面对面评估；二是网页版，用于线上远程评估，儿童或其看护者可以在电脑、手机等终端联网打开，把需要书写的内容自行写在纸上，并拍照传回后台。测试内容如下。

学龄儿童读写能力综合测试（一至二年级）

_{xué xiào}
学校：＿＿＿ _{bān jí} 班级：＿＿＿ _{xìng míng} 姓名：＿＿＿ _{nián líng} 年龄：＿＿＿ _{mín zú} 民族：＿＿＿

_{kàn tú xuǎn jù} _{xuǎn chū yī gè shì dàng de miáo xiě tú piàn de jù zi}
一、看图选句：选出一个适当的描写图片的句子。（每小题2分，共4分）

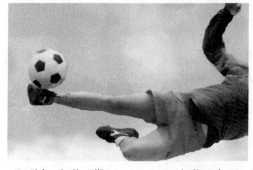

1. （　　　）

_{tā pāi le zú qiú yī jiǎo}
A. 他拍了足球一脚。

_{zú qiú tī le tā yī jiǎo}
B. 足球踢了他一脚。

_{zú qiú bǎ tā tī le yī jiǎo}
C. 足球把他踢了一脚。

_{tā tī le zú qiú yī jiǎo}
D. 他踢了足球一脚。

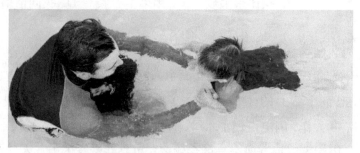

2. （　　　）

_{yīn wèi bà ba nài xīn de jiāo xiǎo nán hái yóu yǒng} _{xiǎo nán hái kě yǐ yóu de hěn hǎo le}
A. 因为爸爸耐心地教小男孩游泳，小男孩可以游得很好了。

_{yīn wèi bà ba tuō zhe tā de shēn zi} _{suǒ yǐ xiǎo nán hái tū rán yǒu diǎn bú huì yóu yǒng le}
B. 因为爸爸托着他的身子，所以小男孩突然有点不会游泳了。

_{xiǎo nán hái hái bú huì yóu yǒng} _{bà ba jiù tuō zhe tā de shēn zi} _{yǐ miǎn tā chén xià qù}
C. 小男孩还不会游泳，爸爸就托着他的身子，以免他沉下去。

_{nǎ pà xiǎo nán hái hái bú huì yóu yǒng} _{bà ba yě tuō zhe tā de shēn zi} _{yǐ miǎn tā chén xià qù}
D. 哪怕小男孩还不会游泳，爸爸也托着他的身子，以免他沉下去。

二、书写汉字。（每小题1分，共8分）

1. 选字填空：从以下汉字 中 选出合适的填入括号里。

已、以、情、请

（　　）后　　（　　）经　　（　　）问　　心（　　）

2. 在拼音下方写出 正 确的汉字。

zhǔ　　　　zhù　　　　zhú　　　　zhù

（　　）人　　居（　　）　　（　　）子　　帮（　　）

三、阅读理解。（每小题2分，共8分）

（一）短句理解。

1. 小时候弟弟比我矮，现在却超过我了。根据这句话，可以知道现在（　　）。

A. 我一米八　　B. 我比弟弟矮　　C. 弟弟个子矮　　D. 我同情弟弟

（二）短文阅读。

一天，一艘 船在海上沉了，船上有个人漂上了一个小岛。他在岛上搭了一座木屋，把整个岛上的食物都放进去了，希望能等到过往的船只救出他。

突然，雷声大作，闪电点燃了木屋，冒出滚滚浓烟。他希望赶快下一场雨把火浇灭，因为木屋里有他全部的食物啊！可是并没有下雨，木屋很快化为灰烬。

在绝望中，他自杀了。不久，一艘船开了过来，船 长来到岛上，一看见地上的灰烬和尸体就明白了一切。船 长说："他没有想到大火冒出的浓烟把我们的船引到这里。他本来只要再坚持一会儿，就会获救的。"

1. 点燃木屋的是什么？请写在下面的横线上。

_____

2. 船长为什么会来到岛上？（　　　）

A. 为了来拯救岛上的人。　　　　B. 被浓烟吸引过来的。

C. 为了避雨。　　　　　　　　　D. 来给岛上的人送食物。

3. 这个故事告诉我们什么道理？（　　　）

A. 做决定时要多跟别人商量。　　B. 要努力为自己创造机会。

C. 运气也是非常重要的。　　　　D. 我们需要勇气来等待机会。

四、选词填空：选择合适的词语填入各个句子中，请将词语抄写在横线上。（每小题1分，共5分）

但是　　如果　　外面　　以前　　之后

1. 他戴上红领巾_____，就成为一名少先队员。

2. 在去美国_____，我一直不知道西方国家是什么样子。

3. 你为什么一直站在门_____，就是不进来？

4. _____没有和平，这个世界就不会变得美好。

5. 虽然这道题很难，_____我还是把它做出来了。

五、连线题。（每小题1分，共5分）

广阔的　　　　　　　　　　时光

珍惜　　　　　　　　　　　直跺脚

请同学　　　　　　　　　　帮忙

着急得　　　　　　　　　　失败

有可能　　　　　　　　　　天空

学龄儿童读写能力综合测试（三至八年级）

学校：_____ 班级：_____ 姓名：_____ 年龄：_____ 民族：_____

一、书写汉字。（每小题1分，共10分）

1. 选字填空：从以下汉字中选出合适的填入括号里。

陪、赔、培、倍、部

（　　）伴　（　　）养　加（　　）　（　　）偿　（　　）分

2. 在拼音下方写出正确的汉字。

心（　　）　（　　）朗　（　　）快　（　　）水　（　　）祝
qíng　qíng　qīng　qīng　qìng

二、连词成句：将词语连成句子，注意加上标点符号。（每小题2分，共4分）

1. 飘着　一朵朵　天空　白云　蓝蓝的　上

_____

2. 逗得　有趣的　被　孩子们　哈哈大笑　熊猫　动作

_____

三、阅读理解。（每小题2分，共10分）

（一）《一群光头男孩》

在育才小学里，有一个名叫小明的男孩不幸得了病，他在医院接受治疗。虽然病治好了，但是药物让他的头发全部掉光了。小明难过极了，他整天躲在家里，连最要好的朋友也不见。大家都很着急。

一天，跟小明同班的一个男孩对自己的妈妈说："我想把头发全剃光，这样，（选择题1，选答案）"妈妈赞同地点点头，拿出剃刀，帮儿子把一头茂密的黑发全剃光了。

这一天，学校里有了一个光头男孩，第二天，学校里又多了一个光头男孩。

第三天，学校里出现了一群光头男孩。第四天清早，这一群光头男孩来到小明家门口，他们大声叫着小明的名字。小明透过窗户看到这情景，激动地跑出屋子。这一群光头男孩相拥在一起，每个人都笑得那么欢快。

1. 同班的男孩可能对妈妈说了什么？　（　　　）

A. 我就和小明一样没有头发了，多酷啊！

B. 全班同学都会和我一样，把头发全剃光的。

C. 小明应该会以为我也生病了，可以陪他一起治疗。

D. 我就和小明一样没有头发了，他也许就不会那么难过了。

2. 这篇文章主要告诉我们什么道理？　（　　　　）

A. 剃光头能给人带来好处。　　　　B. 患病后应该积极接受治疗。

C. 要学会分担他人的痛苦。　　　　D. 榜样的力量很强大。

（二）《狐狸和猫》

一天，猫在森林里遇到了狐狸先生，猫想："他精明，有经验，对世界上的事都有见识。"猫就友好地招呼狐狸："您好，亲爱的狐狸先生，您好吗？身体怎样？您在艰难的日子里过得怎么样？"狐狸傲慢地把猫从头到脚打量了好久，不知道他是否该回答猫。

过了一会儿，狐狸终于说："噢，你这可怜的白胡须，你这花斑的傻瓜，你这饿鬼，你这捕食老鼠的东西！你脑子里在想什么呢？你怎敢问我过得怎么样？你学到了多少东西？你懂得了多少本领？""我只懂一种。"猫温顺地回答。"那是一种什么本领呢？"狐狸问。"猎狗追我时，我会跳到树上逃命。"猫回答说。狐狸说："你的本领也太少了吧，我有一百多种本领，另外还有一袋子计谋。我可怜你，和我一起吧，我教你怎样逃避猎狗。"

就在这时，一个猎人带着四条猎狗来了，猫敏捷地爬到树上，悄悄地爬到树顶上，这样树枝和树叶可以把他完全遮住。"打开袋子，狐狸先生！打开袋子！"猫对狐狸叫道，但是猎狗们已经咬住了狐狸，叫它动弹不得。"噢，狐狸先生！"猫叫着，"你有一百多种本领，可还是被抓住了，而我只有一种本领却逃了命。如果你也像我一样爬上来，你就不会丢命了。"

1. 狐狸为什么看不起猫？（　　　　）

A. 因为猫没有狐狸高贵。　　　　　　B. 因为猫的本领少。

C. 因为狐狸和猫有共同的敌人——猎狗。

D. 因为猫打招呼时很不礼貌。

2. 文中画线句中的"袋子"里装的是什么？你如何理解这句话？请写在下面。

_____

3. 这个故事主要告诉我们什么道理？（　　　）

A. 不要轻信别人。　　　　　　　B. 一定要多学一些本领。

C. 在任何时候，猫都比狐狸更聪明。

D. 要学会真本领，并且灵活运用手中的本领。

四、书写。（满分6分）

请用一段话写写你最喜欢的季节，并谈谈原因，字数在50—100字，不要抄课文内容。

_____

_____

_____

_____

_____

_____

_____

（二）综合读写能力评估方法

1. 低年级量表的评估

根据我们的研究，我国儿童汉字阅读水平较大程度上受到社会区域经济发展水平、是否少数民族语区域的影响。所以本测试阅读障碍的阈值的判定应当根据所筛查地区情况而浮动。测试总分为30分，以经济发达且汉语母语为主的地区（如广州）为例，一年级得分低于14分，二年级得分低于20分，可初步判断为疑似读写障碍或阅读障碍。

本测试量表同时可以筛查书写障碍，对书写障碍的判断标准本书将在第六章详细说明。该量表分数还可以转换为百分制，用于报告给儿童及家长，以便于进行读写能力的评估。

2. 高年级量表的评估

测试总分为30分，三年级得分低于15分，四年级得分低于18分，五、六年级得分低于21分，七、八年级得分低于25分，则可以初步判断为疑似读写障碍或阅读障碍。

高年级量表有书写任务，满分6分，采取直觉打分的方式给分。要求围绕主题（喜欢的季节）写话，综合考查语法、词汇、语义逻辑、汉字书写、语文能力等多方面能力。一般水平可以给4—5分；低于同龄一般水平，或语法错误明显，或错别字过多的给2—3分；写得极少给1分。以下给出了各个分值的书写答案示例，可供书写打分参考。

❖　6分范例

我喜欢夏天，夏天的景色仿佛一幅图画。夏天有满池塘的荷花，因为我喜欢荷花，所以我爱夏天。每到夏天，我可以在酷热的阳光下大口地吃冰冰凉凉的冰激凌，我们女生还可以穿上漂亮的裙子，夏天的夜晚也很美，当太阳慢慢落下，留下夕阳的余晖，天空就慢慢变成玫瑰色。这就是我喜欢夏天的原因！

❖　5分范例

我喜欢春天，因为春天很暖和，不会像夏天那样炎热，也不会像冬天一样寒冷。在春天，许多小草、小花都开心地抬起了头，小鸟们唱着动听的歌，一阵微风吹过，小花、小草都开心地跳起了舞。这就是我喜欢的春天。

❖　4分范例

我最喜欢秋天，因为秋天很凉爽，而且秋天果实累累，正好让喜欢吃水果的我吃个够。我喜欢雨天，而秋天来临时，正好会下雨，外面下着雨，我在屋里吃水果，多么安逸的季节啊！

❖　3分范例

①我喜欢春天，因为春天一走进学校就可以闻到很多种花香。如果雨到晴可以看见五颜六色的彩虹，春天是个万物复苏、鸟语花香、青山傍水。

②我最喜欢秋天，因为有很多的果实可以吃，而且又不冷又不热。所以我很喜欢秋天，而且特别是果园。

❖　2分范例

①我喜欢的季节是冬天，因为冬天白白的，冬天很好玩。

②我最喜欢冬天，因为冬天会下雪，虽然我只玩过一次，但我还是很喜，我们一起玩雪。

❖　1分范例

①我喜欢秋天，秋天好。

②我最喜欢的季节是秋天，因为我是秋天的 12.24 日，我很是一个学渣，我不知道，我上课认真听也没有用，因为不知道是什么原因。

对于初筛中疑似存在语言障碍的儿童，再根据其实际语言行为表现进行针对性的神经仪器精准检测，进一步明确其语言发育问题的症结所在。本量表适应我国义务教育阶段汉语儿童的阅读发展规律，直接观测和考察儿童本人的读写能力，同时不依赖专家一对一评估，不需要家长或者老师参与测评，所以具备客观、准确、便捷、高效的特点，适合做大规模普查筛查。

第五节　基于眼动追踪技术和机器学习的汉语儿童阅读障碍筛查

眼动仪能够实时准确地追踪人在阅读过程中的眼球运动情况，获得关于注视位置、注视运动轨迹、瞳孔大小、眼跳轨迹、注视时长等多种信息，从而获得丰富的阅读加工信息，为阅读障碍的精准筛查提供丰富的评估信息。对大量丰富的阅读眼动信息，施加机器学习进行数据挖掘，可以大大提升数据分析的效率和准确度，从而开发出一套快速精准评估儿童阅读障碍的智能筛查系统。

一、眼动仪筛查实验方案

为了提供统一标准的阅读障碍筛查方案，我们设计了一套固定程序的眼动仪筛查试验方案。实验中要求儿童完成题目难度不等的 9 篇短文的阅读，并在阅读完成后回答一道关于短文内容的题目。全部完成后，眼动仪所收集的全部眼动数据送入机器学习系统，根据训练后的机器学习系统即时给出 5 项评估分数和是否有阅读障碍的判断结果。

（一）测试对象

汉语母语儿童，8 岁（或小学二年级）到 18 岁，没有明显的视力障碍或智力障碍，视力或矫正视力在 0.8 以上。

（二）实验设备和流程

选择安静独立的房间，被试机电脑屏幕为 14—20 英寸，人与屏幕的距离至少为 1.75 倍的屏幕宽度，人距离眼动仪镜头 50—60 厘米。房间屏蔽日光，根据儿童接受情况，可以允许家长安静地坐于儿童身旁，以便安抚儿童的情绪，但是应避免家长在测试过程中发出干扰。实验采用 Eyelink 1000 Plus 型眼动记录仪，采样频率为 1000 赫兹。被试机屏幕刷新频率为 150 赫兹，分辨率为 1024 像素 × 768 像素。被试进入实验室后，引导儿童以舒适自然的状态坐于测试电脑屏幕前，根据儿童身高调整座椅位置，确保儿童的双眼正对屏幕，且视线位于屏幕上 1/4—1/3 高度。根据儿童接受程度选择固定头部测试或遥测模式，并进行 9 点校准。完成校准后，对测试对象进行眼动仪配套的短篇阅读能力测试（图 5-22）。

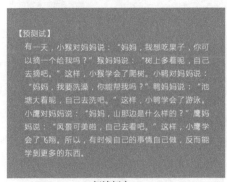

阅读短文　　　　　　　　　　　　阅读信息题

图 5-22　短篇阅读能力测试题目范例

（三）实验材料

在该测试任务中，儿童需进行 9 篇汉字短文阅读，每篇控制在 150 字左右。为了确保儿童主动认真地进行阅读，在每篇阅读后设置了一个与前文有关的选择题，要求儿童按键选择正确答案。该选择题难度较低，主要针对短文中非常突出的信息进行直接提问，不需要对选择题题目本身进行推理。9 篇文章共分为 3 个难度，分别对应小学二、四、六年级学生的平均语文水平，每个难度各 3 篇。难度差异主要参考该学龄儿童正常义务教育语文科目的教学目标要求，具体体现在用字词的频度、语法难度、句子长度、篇章逻辑难度、篇章信息密度等方面。三个难度档位逐级递增，同档位难度内部的三篇则控制上述要素一致。难度梯度经过了 6 名小学语文教师和 6 名大学中文系教师进行打分评估，确认无误。下面详细给出针对诊断汉语儿童阅读障碍而设计的整套阅读题目，如图 5-23 所示。

小山羊和小猫做朋友，小猫请它吃小鱼，小山羊对小猫说："小猫，谢谢你，不过我不太喜欢吃小鱼。"小山羊和小狗做朋友，小狗请它吃肉骨头，小山羊对小狗摇摇头，说："小狗，谢谢你，不过我不喜欢吃肉骨头。"小山羊和小牛做朋友，小牛请它吃青草，小山羊对小牛说："小牛，谢谢你，我最喜欢吃青草了。"于是，小山羊和小牛在山坡上快乐地吃起了青草，它们俩变成了很好的朋友。

【问题】
· 小山羊喜欢吃什么？
  A. 蔬菜
  B. 树叶
  C. 青草

星期天下午，妈妈带我到公园玩，那天的天气很好，太阳暖洋洋地照着我们，路两旁的树木不知道什么候长出了新枝，绿油油的小草从中冒出了各种各样的野花，有红的、黄的、白的，还有蜜蜂、蝴蝶不停地飞来飞去，再往前走，我们还听到了小河叮咚叮咚的声音，河里有好多鱼游来游去，鸟儿们也叫个不停，真热闹啊！大自然的春天这么美丽，我们以后要爱护大自然。

【问题】
· 妈妈是什么时候带我去公园的？
  A. 春天
  B. 夏天
  C. 冬天

牙齿是我们非常重要的小伙伴，有了它们，我们才能吃自己喜欢的东西，才能说自己想说的话。当然了，牙齿也会跟着我们一起长大。当我们长大时，一颗颗旧牙齿掉下来，然后新牙齿长出来。我们掉下的第一颗牙齿，就是我们出生时长出来的第一颗牙齿。新长出的牙齿很坚固，不会轻易掉落。但是，如果我们不好好爱护牙齿，它们就会生病，所以我们每天都要刷牙，好好地保护它们。

【问题】
· 新长出的牙齿会怎样？
  A. 很柔软
  B. 容易生病
  C. 不会轻易掉落

前几天爸爸送给我几只蚕宝宝。我先在盒子里放上嫩绿的桑叶，当作它们的新家。蚕宝宝吃桑叶的速度很快，刚做完作业，桑叶就被吃出了一个个小洞。蚕宝宝吃饱后，躺在桑叶上一动也不动。它们在一天天地长大，身上的颜色也在逐渐变化。照这样的速度，我相信蚕宝宝很快就会吐出丝来，结出美丽的蚕茧，最后雪白的蚕茧里就会飞出蛾姑娘。我很期待那一天的到来。

【问题】

• 蚕茧里会飞出什么？

A. 蛾姑娘

B. 蝴蝶

C. 蚕宝宝

一个晴朗的早晨，叔叔带我去钓鱼。我模仿别人钓鱼的样子，甩出了钓线。一会儿，我感觉有东西在拽着钓线，我连忙把鱼竿往上一拉，看到一条小鱼活蹦乱跳。我兴奋地喊道："我钓到鱼啦！"然而只见那条小鱼寒光一闪便消失在河里了，我分外沮丧。这时，叔叔对我说："记住！在把鱼儿拽上岸之前，千万不要吹嘘，事情没成功就自夸自擂一点儿用也没有，即使成功了也不需要自夸。"

【问题】

• 我为什么没有钓到鱼？

A. 我没有模仿别人

B. 我不听叔叔的话

C. 我太骄傲自满了

人们看见蝙蝠能在夜间自由自在地飞行，就发明了雷达。人们看见了鸟儿在高空中飞翔，就发明了飞机。海豚是游泳能手，潜水艇就是照它的模样造的。鸽子的眼睛能分辨前方飞来的是敌人还是朋友，人们造出的监控器也能监视飞机和导弹。狗鼻子最好使，人就造出了电子鼻，能检查出地下煤气管道是不是漏气，动物是人类发明的老师，未来我们还将造出更多的发明。

【问题】

• 人类根据哪个动物造出了飞机？

A. 蝙蝠

B. 鸟儿

C. 鸽子的眼睛

我家有一条瓷鱼。它是一条鼓眼金鱼，长约五厘米，中间滚圆饱满的地方是鱼身，占整条鱼的三分之一，上面刻着的鳞片，像一件亮晶晶的衣裳，保护着鱼的身体。它的头很大，上面那对红眼睛突鼓鼓的，像一对小灯笼。它瞪大眼睛，似乎在看着你，又似乎在寻找着它的同伴。头的正面是鱼的嘴，鱼嘴是圆形的，嘴唇突起，好像一张一闭，在不断哈气呢。这是一条多么有趣的瓷鱼呀！

【问题】

• 瓷鱼的嘴巴是什么样子的？

A. 扁平的，嘴唇鲜红

B. 长长的，嘴唇很厚

C. 圆形的，嘴唇突起

231

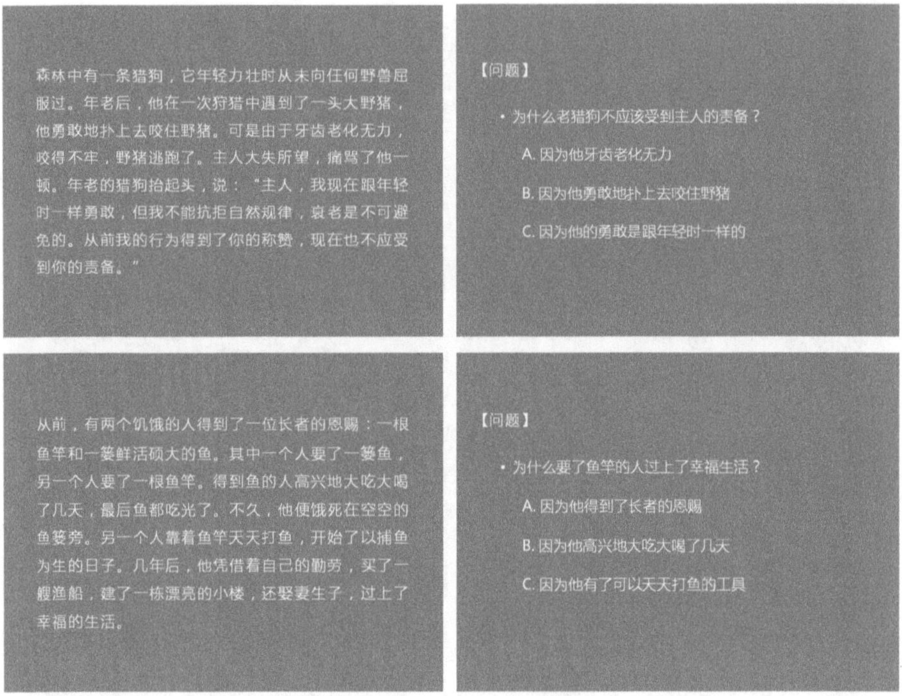

森林中有一条猎狗，它年轻力壮时从未向任何野兽屈服过。年老后，他在一次狩猎中遇到了一头大野猪，他勇敢地扑上去咬住野猪。可是由于牙齿老化无力，咬得不牢，野猪逃跑了。主人大失所望，痛骂了他一顿。年老的猎狗抬起头，说："主人，我现在跟年轻时一样勇敢，但我不能抗拒自然规律，衰老是不可避免的。从前我的行为得到了你的称赞，现在也不应受到你的责备。"

【问题】

• 为什么老猎狗不应该受到主人的责备？

  A. 因为他牙齿老化无力

  B. 因为他勇敢地扑上去咬住野猪

  C. 因为他的勇敢是跟年轻时一样的

从前，有两个饥饿的人得到了一位长者的恩赐：一根鱼竿和一篓鲜活硕大的鱼。其中一个人要了一篓鱼，另一个人要了一根鱼竿，得到鱼的人高兴地吃大喝了几天，最后鱼都吃光了。不久，他便饿死在空空的鱼篓旁。另一个人靠着鱼竿天天打鱼，开始了以捕鱼为生的日子。几年后，他凭借着自己的勤劳，买了一艘渔船，建了一栋漂亮的小楼，还娶妻生子，过上了幸福的生活。

【问题】

• 为什么要了鱼竿的人过上了幸福生活？

  A. 因为他得到了长者的恩赐

  B. 因为他高兴地大吃大喝了几天

  C. 因为他有了可以天天打鱼的工具

图 5-23　发展性阅读障碍筛查题目

注：从上至下依次为低难度、中难度、高难度题目各 3 篇。

（四）数据采集

在被试做题的过程中，眼动仪会记录下被试（儿童）眼睛注视屏幕的坐标。一般来说，具有阅读障碍的儿童的答题正确率较低，且在阅读过程中，障碍儿童的多种阅读注视特征（如回视次数、注视时间等指标）都与正常儿童有差异。因此，通过记录阅读过程中的眼动信号能综合且较全面客观地判定儿童的阅读能力及障碍水平。图 5-24 显示了正常儿童（左图）和某异常儿童（右图）在短篇阅读时的眼动轨迹的差异。

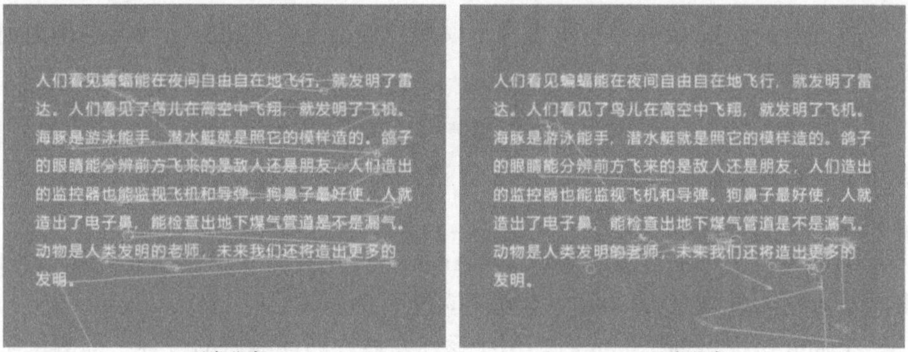

正常儿童 　　　　　　　　　　　　　异常儿童

图 5-24 短篇阅读能力测试时记录的眼动轨迹

二、基于机器学习的儿童阅读障碍自动诊断模型

阅读测试完成后，眼动仪可以输出 50—70 项阅读眼动指标。为了快速准确地根据这些指标判断儿童是否存在阅读障碍，我们设计了基于深度学习技术的自动诊断模型。模型采用的输入为被试阅读过程中被采集到的眼动信号，输出为该被试患有阅读障碍的概率。模型的结构采用了双向长短期记忆神经网络（bidirectional long short-term memory networks，Bi-LSTM networks），如式（5-1）所示。

$$[h_t]_{t=1}^{T} = \left[\mathrm{LSTM}(\vec{x}); \ \mathrm{LSTM}(\overleftarrow{x}) \right],$$
$$h = \frac{1}{T} \sum_{t=1}^{T} h_t, \qquad\qquad (5\text{-}1)$$
$$\hat{y} = \sigma(W \cdot h + b),$$

其中，$\vec{x}/\overleftarrow{x}$ 表示眼动信号在时序上的正向/反（逆）向输入；T 为眼动时序号的总长度；W 和 b 为全连接层的参数；$\sigma(\cdot)$ 是 Sigmoid 函数；$\hat{y}$ 为模型的输出。该模型的训练过程如下。

第一步，为了减少训练模型过程使用的运算量和训练过程中使用的内存空间以及增加输入样本的多样性，模型从整个阅读过程的眼动信号中随机取 $d=3\mathrm{s}$ 的片段作为输入。值得注意的是由于整个阅读过程产生的眼动信号长度是十分长的，由于计算机的内存和训练时间的限制，将整段阅读的眼动信号作为模型的输入可以说是不可行的。

第二步，如式（5-1）所示得到了模型的输出 $\hat{y}$，并利用二分类熵作为训练的损失函数，即

$$L\left(y,\hat{y}\right)=y\log\hat{y}+(1-y)\log\left(1-\hat{y}\right), \qquad （5-2）$$

其中 y 为模型训练的监督信号，即 $y=1$ 表示被试不患有发展性阅读障碍，$y=0$ 表示被试患有发展性阅读障碍。

第三步，使用了自适应矩估计（Adam）优化器，并设置学习率为 0.001 和权重正则项系数为 0.00001 对模型参数进行更新优化。

下面介绍模型训练完成后，用于诊断发展性阅读障碍的过程（即测试阶段）以及模型的诊断性能。首先将输入均匀地分成 S 个片段，再在每个片段里取中间的时长为 3s 的眼动片段输入到模型中，最后将模型的每个片段的输出做平均即得到被试患有发展性阅读障碍的概率。然后评估性能时，采用概率大于 0.5 的诊断为患有发展性阅读障碍，小于 0.5 则诊断为不患有发展性阅读障碍。最终模型在测试集上获得了 99.6% 的准确率，说明了该模型的可靠性。总的来说，模型的构建（训练）过程和诊断（测试）过程如图 5-25 所示。

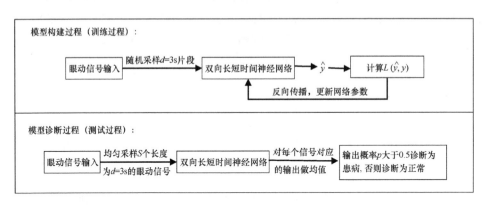

图 5-25　模型的构建（训练）过程和诊断（测试）过程

在大规模数据库支持下，该模型可以输出以百分比显示的儿童阅读障碍可能性判断，同时还可以根据不同特异性敏感眼动指标输出儿童阅读能力的分项评估得分，用于判断儿童阅读障碍的具体类型和表现，包括整体阅读效率、整体阅读模式、字形加工能力、词汇加工能力、表层阅读障碍可能性、深层阅读障碍可能性。

本节介绍的基于眼动追踪技术和机器学习的儿童阅读障碍筛查技术的

优点非常突出，体现在以下四个方面。

①评估时长短。只需 15—20 分钟完成设计的题目，通过眼动设备采集眼动信号并经过机器的信号处理环节即可实时地给出诊断结果。

②筛查过程简单。不依赖专业人员，适用面广，可以支持大范围普查性筛查。

③筛查结果科学可靠。符合儿童发展性阅读障碍机制的基本原理，并且能够敏锐捕捉测试对象的特异性表现。

④所需设备轻巧便携，市场价格较低，适合在医疗机构和教育机构广泛普及。

第六章

儿童汉字书写障碍的筛查

书写障碍（dysgraphia）是指个体严重缺乏用书写形式表达语言或书写词的能力。由于书写功能的复杂性，负责语言的、运动的、空间结构的脑区异常都会影响正常的书写。书写能力还与阅读能力密切相关，儿童书写障碍往往和阅读障碍相互作用，并对学龄儿童的学习产生严重影响。由于汉字的独特文字学特征和认知加工特征，汉语儿童的书写障碍机制与英语等拼音文字儿童的不同。当代社会越来越普遍的电子化阅读和书写也对儿童书写能力的正常发展提出了新的挑战。本章首先介绍汉字书写的特征和认知神经机制，接着介绍书写障碍的成因和分类，继而介绍汉语儿童书写能力测试系统，最后介绍基于神经探测技术的儿童书写障碍筛查方案。

第一节　汉字书写的特征和神经机制

一、汉字的书写特征

（一）汉字构造单位的书写

第五章第一节已经介绍了汉字具备独特的结构，所以汉字的书写也有很多独特之处。第五章第一节已经介绍了汉字具备独特的结构，所以汉字的书写也有很多独特之处。汉字书写的最小单位是笔画，图 6-1 给出了常见汉字笔画及其名称。

汉字是笔画相互组合构成的。笔画的组合有三种类型。第一，"相离"，笔画彼此分离，如"二""三""六""八""小""川""刁""彡""氵"等。第二，"相接"，笔画和笔画相连接。又分为两种情况：一是两个笔画

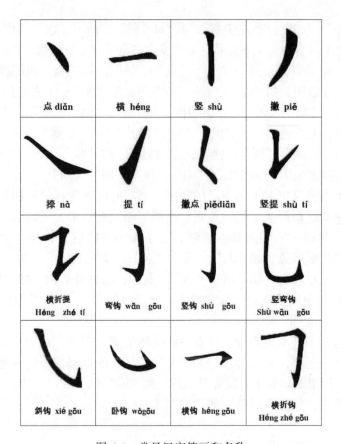

图 6-1 常见汉字笔画和名称

在端头上相接，如"厂""口""弓""己""凹""凸"；二是一个笔画的端头和另一个笔画的中部相接，如"匕""上""工""正""丁"。第三，"相交"，笔画和笔画相交叉，如"十""丰""力""七""九""卅"。

书写汉字时，要非常注意笔画的组合关系，关系不同，构成的汉字也不同。例如，"八""人""入""乂"是撇和捺由不同组合关系构成的不同的汉字；类似的还有"工""土""干"和"田""由""甲""申"等。

笔画组合成部件，部件再依照一定规则组成汉字，依照汉字的组成部件分类的话，汉字可以分为独体字和合体字。独体字由一个部件单独成字，如"人""大""上""下"。合体字由两个或以上部件组成，它们部件的组合方式又可以大致分为三类。第一类，左右组合：①左右结构，如"你""她"

"们""好""和";②左中右结构，如"树""辫""谢""倒""撇"。第二类，上下组合：①上下结构，如"安""全""思""想""合";②上中下结构，如"草""意""莫""竟""暴"。第三类，包围结构：①两面包围：上左包围，如"左""右""在""原""廉";上右包围，如"勺""勾""句""匀""包";左下包围，如"超""越""还""建""翅"。②三面包围：上三包围，如"风""闷""间""同""周";下三包围，如"幽""凶""函""画""凼";左三包围，如"匹""区""匝""匪""医"。③四面包围，如"围""困""国""因""固"。

笔顺指书写汉字时下笔先后的顺序。书写时应该选择最短的运笔路线，根据这个原则逐渐形成了笔顺规则。按照笔顺规则写字，可以写得迅速、美观、不遗漏笔画。笔顺的基本规则有七条：①先横后竖，如"十""干""丰";②先撇后捺，如"八""人""入";③先上后下，如"三""亘""青";④先左后右，如"川""树""行";⑤先外后内，如"风""句""冈";⑥先中间后两边，如"小""水""办";⑦先进去后关门，如"回""目""固"。

除了这七条基本规则外，还有一些具体细则。例如，点如果出现在字的右上角或字的里面，就后写点，如"戈""瓦"的点都是最后一笔。三面包围的结构，如果缺口朝下，就先外后内，如"闷"（门心）、"冈"（冂乂），如果缺口朝上，就先内后外，如"凶"（乂凵）。

（二）汉字的书写风格

在漫长的发展历程中，汉字经历了很大的演变过程。这个演变除了体现在汉字构造的改变之外，也产生了很多不同的书写风格，即汉字的字体。主要的汉字字体都是不同历史时期汉字发展的产物。依照发展演变顺序介绍如下。

1. 甲骨文和金文

甲骨文是刻在龟甲或兽骨上的文字，是殷商王的占卜记录。金文是商周时期铸造青铜器上的铭文，两者都属于古文字。二者的字体特点是字形不固定，没有明确的笔画单位，象形程度高。图 6-2 显示了不同时期的甲骨文和金文例字。

	虎	犬	牛	止	戌
族名金文					
早期甲骨文					
一般金文					
晚期甲骨文					

图 6-2　不同时期甲骨文和金文对照（裘锡圭，2013）

2. 小篆

小篆是秦始皇统一中国后实行"书同文"政策时所采用的标准字体。跟甲骨文和金文相比，小篆的字形趋于规整和匀称，笔画圆润，出现了更多的形声字。图 6-3 是出土文物"阳陵虎符"上的小篆。

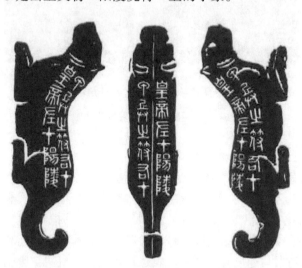

图 6-3　阳陵虎符（印农，2015）

注：此符一分为二，左右两半各有小篆 12 字，释文"甲兵之符/右才（在）皇帝/左才（在）阳陵"。

3. 隶书

　　隶书产生于战国晚期的秦国，是为了应付繁忙的官狱事务而造的简便文字，是篆文的俗体。到了汉代，隶书被加以规范化，并成为官方正式字体。隶书在书写风格上最大的改变是用直和方折的笔画代替了篆书的圆转笔道。这种改造确立了汉字书写的基本规则，并被沿用至今。所以隶书开启了汉字演化的今文字阶段。隶书还具备独特的艺术审美特点，笔画厚重舒缓，向左右开展，方劲古拙。图 6-4 是常被用于书法练习的隶书碑帖。

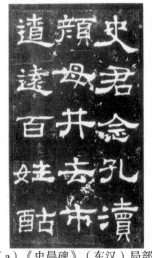

（a）《史晨碑》（东汉）局部　　（b）《曹全碑》（东汉）局部
（江西美术出版社，2016）　　　（何海林，2017）

图 6-4　常用于书法练习的隶书碑帖

4. 草书

　　草书出自隶书俗体的草率写法，在秦朝时就已经出现。草书最大的功能是快速书写，为了提速，草书往往会省并笔画，或者描摹原本部件的轮廓，今天的有些简化字就借鉴了草书的写法。比如，草书把"時"省略了"土"，变成"时"；描摹"為"的轮廓写作"为"。草书的笔画之间和字之间往往相连，除了能提高书写速度外，也可以表达特定的艺术气息。唐朝的张旭被称为草书圣手，他的书作笔意奔放，是草书狂放大胆书风的代表，如图 6-5 所示。

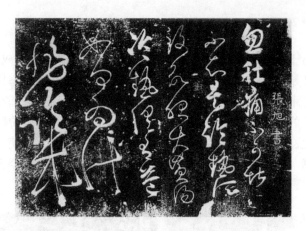

图 6-5　张旭《肚痛帖》（杨东胜，2012）

注：释文"忽肚痛不可堪/不知是冷热所/致欲服大黄汤/冷热俱有益/如何为计/非临床"。

5. 行书

行书出现于东汉晚期，是介于隶书和草书之间的一种"风流婉约"的字体。行书创作最著名的书法家是东晋的王羲之，他创作并书写的《兰亭集序》是行书的代表作，具备结字遒美、潇洒飘逸的艺术美感，如图 6-6 所示。

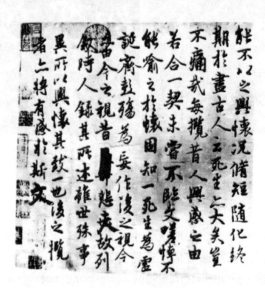

图 6-6　王羲之《兰亭集序》（局部）（钟明善，2008）

6. 楷书

楷书脱胎于早期行书，是行书"规整而端庄"的写法，形成于汉魏之际，南北朝之后开始流行。楷书彻底摆脱了篆书的影响，点画形态比隶书丰富，增加了斜勾（隶书用波磔）、挑（隶书是横画斜写）、折等基本点画，而且每种基本点画的"个性特征"都比隶书鲜明。汉字进入楷书阶段以后，字形还在不断简化，但是字体没有什么大的变化了。今天经常被使用的汉字字体大都基于楷书。唐代涌现了一批楷书书法家，他们的碑帖在今天常被用于楷书书法的学习，如图 6-7 所示。

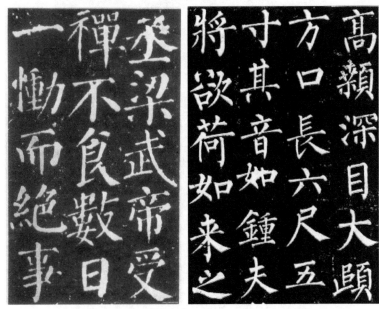

（a）颜真卿《颜勤礼碑》局部　　　　　（b）柳公权《玄秘塔碑》局部

图 6-7　常用于书法练习的楷书碑帖

二、书写的神经加工过程

跟阅读加工机制类似，一般认为书写的过程也包括两条主要通路：词汇通路和亚词汇通路。人们通过词汇通路加工熟悉的词语，而亚词汇通路则是通过某些音形转换（phoneme-grapheme correspondence，PGC）规则来实现从语音输入到字形输出的转换，如图 6-8 所示。

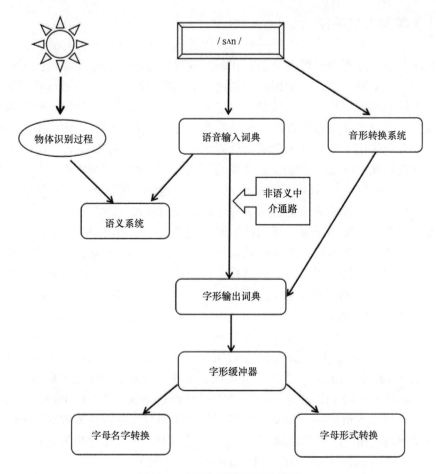

图 6-8　书写加工的双通路模型

　　书写相比于阅读，更多地涉及了运动执行过程。广义上，书写可以分为中心过程与外周过程两个部分（Purcell et al.，2011）。其中，中心过程主要负责提取字形信息，涉及词条选择、字形与图像表征提取等加工。中心过程的字形通达经由词汇通路或亚词汇通路。词汇通路指直接从长时记忆表征中提取整词，作用在熟悉词的加工。亚词汇通路指基于形—音对应规则，首先提取音素，然后激活相应的字形信息，一般作用在假词或低频词的加工（Afonso et al.，2014）。外周过程负责书写运动加工，涉及字形运动编码与执行，即图 6-8 的字形缓冲器及以下的步骤。文字书写加工的神经机制研究基本围绕这两个过程进行。

对于汉字书写而言，中心过程和外周过程是不可分割的，有研究者探讨了在汉字书写过程中，词根复杂度和词汇性对中心加工的影响是否会影响到外周加工。结果表明，无论词汇性如何，复杂度较高的汉字的书写延迟都比复杂度较低的汉字长。且被试在部首边界笔画处的书写速度减慢，这表明在外周处理中存在部首边界效应。也就是在书写过程中，词汇性和词根复杂度的过程会起作用，中心加工级联于外周加工之上（Zhang & Feng，2017）。

艾克斯勒（Exner，1881）关于失写症的研究发现了书写中心"艾克斯勒区"——左侧额中回后部，即BA6、BA9区。这一功能区的损伤会导致书写能力受损，发现者认为该脑区与书写的运动控制有关。以往的神经影像学研究发现与书写有关的分布广泛的神经网络包括额叶运动皮层、顶上小叶、颞下回（梭状回）和小脑（Planton et al.，2013、2011）。通常，后额中回被认为是供正字法和特定于书写的运动程序之间联系的区域（Roux et al.，2009），而顶上小叶/上顶叶和小脑被认为是支持书写的感觉运动控制的区域（Mayer et al.，2007；Planton et al.，2013、2017），属于书写产生外周过程的脑区。一项皮层电刺激研究报告显示，刺激前顶叶上小叶可引起书写—听写任务中的字形错误和词汇拼写错误，这表明顶上小叶也参与了词汇项目的拼写（Magrassi et al.，2010）。最后，包括梭状回在内的左下颞叶皮层是书面正字法检索的神经基础（Kimihiro et al.，2000；Planton et al.，2013；Purcell et al.，2011）。书写的最后一个步骤是"书写运动计划"，也就是负责把具体的文字形状规划成相应的手部运动，有研究认为这涉及与手部运动相关的背外侧额顶区域（Cloutman et al.，2009；Purcell et al.，2011）。

除此之外，左侧颞顶皮层特别是左侧颞上回及左侧缘上回也参与书写过程（朱朝霞等，2019）。雷克托尔等（Rektor et al.，2006）认为右半球的后侧在书写中起到重要作用。并且，在书写单个字母时，背侧视觉通路、顶内沟周围、腹侧颞枕皮层的腹侧视觉通路都参与到其中，杰里米·珀塞尔等（Purcell et al.，2017）也发现腹侧颞叶皮层（vOTC）参与阅读和书写过程。

正字法和正字法意识

　　正字法是关于文字使用的规范性法则，是语言使用者让文字的书写或拼写符合标准的方法，每一种文字都有一套专属的正字法规则。

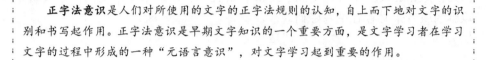

　　正字法意识是人们对所使用的文字的正字法规则的认知，自上而下地对文字的识别和书写起作用。正字法意识是早期文字知识的一个重要方面，是文字学习者在学习文字的过程中形成的一种"元语言意识"，对文字学习起到重要的作用。

三、书写与阅读的关系

　　书写与阅读之间存在高度相关性，书写是从语义到字形正字法表征输出，阅读过程则是从字形到通达词义。

　　首先，汉字书写能促进汉语儿童的阅读发展，其影响机制体现在两个方面：一是汉字书写中的正字法意识能够促进汉字形、音、义之间的联结；二是汉字书写中的运动规划能够促进汉字的长时动作记忆的形成（Tan et al.，2005）。书写对汉字阅读的价值可能是更好地建立了一个视觉空间记忆，也就是拥有了一个运动记忆的痕迹（Cao et al.，2013）。另外有研究发现，汉语母语儿童的抄写速度与阅读能力显著相关（Tan et al.，2005；Kuo et al.，2014），汉字抄写教学也能更好地帮助英语母语者学习汉字（Cao et al.，2013；Guan et al.，2015）。也有研究者在成人学习汉字的实验中发现，在词汇判断和语义任务中手写条件比只读和拼音打字条件有更高的正确率（Guan et al.，2011）。书写运动是按照一定的顺序进行的，有研究发现汉字书写顺序掌握得更好的儿童也具备更好的汉字阅读加工能力（Giovanni，1994；Law et al.，1998）。丘胤晨和周晓林（Qiu & Zhou，2010）与余洪波等（Yu et al.，2011）分别采用 ERP 和 fMRI 技术对汉字笔画顺序进行了研究。结果发现笔画顺序对汉字加工起到一定帮助作用。李文辉（2014）的实验也发现书写运动增强了汉字字形与字义加工，从而产生了字义和字形启动效应，不过书写运动似乎并没有增强字音加工，证明了汉字书写产生过程中语音似乎不起作用。

　　其次，阅读能力又直接影响书写能力。汉字字形加工和书写加工共享大部分脑网络，比如共同依赖位于左腹枕颞皮层的"正字法词典区"（Philipose et al.，2007；Tsapkini & Rapp，2010）。所以汉字字形阅读能力也直接影响书写能力。字形的音义加工则决定了听写或自主书写时从音义提取正字法词典的过程。值得一提的是，很多研究认为，书写通路可以直接由语义系统直达正字法词典而绕过语音系统（Bub & Kertesz，1982；Caramazza & Hillis，

1990；Kemmerer，2005；Caño et al.，2010），所以语音系统损伤导致阅读障碍的患者未必存在书写障碍。

四、数字化书写

当今时代，电脑键盘这类的数字化书写设备正在逐渐取代传统手写方式。那么书写模式的改变是否影响儿童识字开始时的阅读和写作表现？一方面，在数码设备上打字的方便性可能会加速那些感觉运动技能不太发达的儿童的阅读和书写。另一方面，书写过程中动作与知觉之间的耦合，建立了感觉运动记忆痕迹，有利于书面语言的习得。然而，有研究指出在比较手写和打字时，不仅要考虑运动程序的易用性，而且要考虑它们的质量和相关的感觉—运动体验（触觉、运动、视觉等）。就质量而言，手写和打字有着截然不同的特性（Longcamp et al.，2010）：手写需要仔细复制每个字母的形状，而在打字时，运动程序与字母形状无关。因此，与手写有关的运动程序提供了额外的信息记忆轨迹，并可能有助于字母形状的表示（James & Engelhardt，2012）。可见动作—知觉耦合机制会影响字母识别、阅读和书写表现。对学龄前儿童和成人进行的几项培训研究表明，新字母的手写训练不仅提高了拼写的准确性（Cunningham & Stanovich，1990），而且在随后的测试中，与打字训练相比，还提高了字母识别能力（Longcamp et al.，2005、2008；Naka，1998）。这表明，将丰富的感官运动表现与感性的字母形状联系起来的手写不仅提高了书写能力，而且提高了阅读能力。有研究通过在纸上用笔进行手写或通过在计算机键盘上输入来训练八个德国字母，并评估了字母识别、命名和书写表现以及单词阅读和书写表现（Kiefer et al.，2015）。结果表明，在以上这些任务中，打字训练都不比手写训练优越。而且在字词书写和阅读方面，手写训练都优于打字训练。因此支持了动作—知觉耦合理论，表明手写时建立的感官运动表征对书写和阅读具有促进作用。根据这一解释，神经影像学研究表明，对熟悉字母的视觉识别不仅激活视觉区域，而且激活大脑的运动区域（James & Gauthier，2006；Longcamp et al.，2003、2010）。这样的激活模式只能在手写训练中观察到。此外，为了发展出成熟的文字加工神经回路（包括大脑的视觉和运动区域），书写经验对儿童来说也是必要的（James & Engelhardt，2012）。

对于汉字而言，拼音打字与传统书写之间的差异主要表现在两个方面：

①书写动作的差异。传统的纸笔书写需要精细的手写动作，要根据文字的笔画轨迹及笔画顺序来完成，而拼音打字仅要求手指按键来完成文字的书写，不需要精细的手写动作。②内部加工过程的差异。汉字并非拼音文字，电脑键盘也不与汉字笔画一一对应，因此拼音打字与传统书写在内部加工过程上存在很大差异。传统书写过程需要在头脑中完整表征汉字字形，然后手写输出汉字；拼音打字则不需要在头脑中完整表征字形，只需根据汉字的拼音敲击电脑键盘上对应的字母，屏幕上就会出现相应的汉字或词汇。由此可以推测，电脑打字对汉字阅读的影响可能比对拼音文字的影响更大。

有研究证明拼音打字与传统书写的神经网络具有较高的一致性，两种书写共同激活了左侧顶上小叶、左侧缘上回和左侧额中/额上回，被称为"书写中心"的大脑区域也是打字的神经中枢。但是，直接比较拼音打字和传统书写两种条件，则发现打字和写字在左侧顶内沟内后侧和左侧前运动区的激活存在差异，反映了两种不同的书写在字形—动作转化过程及空间注意上的差异（Higashiyama & Tanaka，2016）。

第二节　书写障碍的成因和分类

一、书写障碍的发生机制

书写需要先掌握特定的手部运动技巧以及文字的结构构造规则，听写和自主书面表达还需要掌握语言加工和产出能力。所以书写是很复杂的过程，视觉、听觉、运动觉、空间结构等能力都制约着书写表现。

书写障碍（dysgraphia）是指个体严重缺乏用书写形式表达语言或书写字词的能力。由于书写功能的复杂性，负责语言的、运动的、空间结构的脑区损害都会影响正常的书写。从障碍发生机制上，书写障碍分为原发性书写障碍和后天获得性书写障碍。原发性书写障碍也叫发展性书写障碍，指儿童在书写能力发展过程中发生的习得障碍。后天发生的书写障碍又叫失写症（agraphia），是指脑损伤所引起的原有的书写功能受损或丧失。不同部位的脑损害可导致不同形式的失写症。失写症患者不能以书写形式表达思想，临床上单独存在失写的情况十分少见，失写常常和失读、失认、失语并存，如有阅读困难伴书写困难。

来自脑损伤患者的研究有助于揭示失写症的发生机制。艾克斯勒（Exner，1881）报告了5例左侧额中回后部病变患者，均表现出单纯失写、字形难以辨认，伴或不伴失读，无偏瘫、失语，从而认为左额中回后部（BA6、BA9区）是书写中枢，可能负责把语音—词形信息转化为书写运动的执行信息。该区损伤可能导致视觉词形信息和书写运动控制的连接中断，或导致书面文字的感觉—运动信息的整合障碍。

书写和阅读都是在文字加工的基础上发展起来的，二者存在共享的神经网络。珀塞尔等（Purcell et al.，2011）使用PET和fMRI技术研究了146个失写症患者，主要结果见图6-9。红色区块显示了书写的主要加工环节，包括正字法词典、音素—字素转换。蓝色区块与同分异构转换、书写计划有关。红色区块的位置与阅读高度重合，这也解释了为什么书写障碍和阅读障碍往往伴随发生。有很多研究都发现阅读和书写这两种任务的激活脑区重叠在左腹侧颞枕区（Cho et al.，2009；Rapp & Dufor，2011；Rapp & Lipka，2011）。

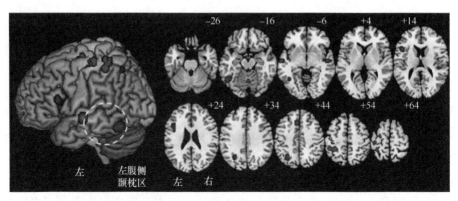

图6-9　Purcell 等（2011）关于书写的 fMRI 研究

左腹侧颞枕区可能是"正字法词典"的脑功能区。研究发现，这个区域的损伤会同时影响阅读和书写（Rapcsak & Beeson，2004；Tsapkini & Rapp，2010），而且这些患者中一些特定词语上的错误表现高度一致（Coltheart & Funnell，1987；Behrmann & Bub，1992）。还观测到这些患者在接受其中一种任务的康复训练（阅读或书写训练）时，往往会同时提升另外一种功能的水平，也即阅读训练能提升书写水平，书写训练会提升阅读水平。

除此之外，由于书写涉及视空间知觉和精细的手指运动，所以相关运动脑区损伤也会导致和语言功能无关的书写障碍，如左额下皮层、左额上回、背外侧前运动皮层损伤会导致右手失用性失写（Cloutman et al., 2009；Roux et al., 2009）。

汉语书写与阅读的关系比字母文字更为紧密，这是因为汉字独特的空间结构和复杂多变的形音义对应关系，使得书写成为汉字习得的重要途径，成为影响汉语阅读能力的重要因素。目前书写对阅读的影响是研究的热点，少见阅读对书写的影响研究。传统书写能加强汉字的正字法表征，促进汉字阅读。书写过程中，汉字被分解为部件，再重新整合，这一过程有助于视觉正字法的发展，由于汉字形音义互相联系，同时也能促进对字音、字义的理解和记忆。曹凡等（Cao et al., 2013）通过脑成像研究发现，相对于以书写拼音为中介的汉字学习方法，以书写汉字为中介的汉字学习方法更多激活了双侧顶上小叶和舌回，说明汉字书写可以使汉字的空间结构表征和正字法信息之间建立更好的联结；在词汇识别时，通过书写习得的汉字更多激活了感觉运动皮层；汉字识别的正确率与右侧顶上小叶、右侧舌回以及左侧感觉运动皮层的激活呈正相关，说明汉字书写有利于词汇识别。关于阅读障碍儿童的脑成像研究也证明，功能与结构异常的脑区如左侧额中回（Siok et al., 2008）、双侧颞枕区（吴小琴等，2012）与小脑（Wang et al., 2016；Yang et al., 2013、2011；Zhang & Feng, 2017），都与书写加工密切相关（Planton et al., 2013）。在信息化时代背景下，由于汉字书写频率大幅降低，还可能导致汉语阅读困难比例上升（Tan et al., 2005）。

二、书写障碍的分类

（一）根据发生机制分类

从发生机制上看，书写障碍可以分三种类型。

运动型书写障碍（motor dysgraphia），即书写所需运动功能缺陷导致的书写障碍，常表现为不能正确握笔，书写时手部肌肉颤抖或僵硬，书写有曲线的笔画时会比直线笔画更加困难，也会存在其他手部精细动作异常（如不能正确使用剪刀等）。

阅读困难型书写障碍（dyslexic dysgraphia），即语言缺陷导致的书写障碍，常见表现有，可以正常抄写但无法完成听写和自主书写任务，写作困难，书写极其缓慢，书写时必须要读出来字词，等等。

空间型书写障碍（spatial dysgraphia），即视觉空间知觉缺陷导致的书写障碍。常常表现为所写文字结构很差，镜像书写，难以把字词控制在一条线上，无法完成结构复杂的文字的抄写，控制不好字母或单字之间的距离，等等。

（二）根据临床及神经心理学特征分类

班森和卡明斯（Benson & Cummings，1985）结合临床及神经心理学特征，将获得性书写障碍（即失写症）分为三大类：失语性失写、非失语性失写和过写症。

失语性失写患者同时有明显的失语特征，失写的特征跟其失语分型和特征高度相关。比如非流畅性失语患者大多伴随非流畅性失写，书写表现为写出量少，书写费力，书写内容简短，缺乏语法词，但书写内容可反映出中心含义。流畅性失语患者的书写障碍大多表现为流畅性失写，如患者写出量较多，书写不费力，字形尚可，但拼写错误多，表意混乱。

非失语性失写泛指由运动或视空间功能受损，而非语言能力受损导致的书写障碍，包括空间型和运动型书写障碍。比如，帕金森病患者的书写优势手可能伴有静息震颤的症状，从而导致书写困难。

过写症往往由精神心理障碍引发，如精神分裂症患者书写过多，内容稀奇古怪，反映患者严重的意识紊乱。

镜像书写

　　镜像书写（mirror writing）是一种特殊的书写障碍表征。书写者写出的字体，就好像照镜子一样，是正常字的镜像对称版本，可能是沿水平方向或垂直方向翻转的镜像，也可能两个维度都翻转（图 6-10）。

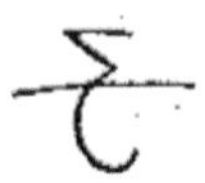

图 6-10　左右翻转地镜像书写"子"

> 镜像书写的发生机制还不明确。成人脑损伤可能导致镜像书写；老年人大脑的整合功能有所减退，可能诱发镜像书写；另外，文化程度低者容易出现镜像书写。儿童在文字习得过程中发生的镜像书写可能与视觉空间能力发展不完善有关。除此之外，读写能力正常的右利手儿童如果使用左手写字，也可能发生镜像书写。

因为儿童的书写能力是一个逐步学习发展的进程，发展性书写障碍的评估比较困难，根据《精神障碍诊断与统计手册（第 5 版）》（*Diagnostic and Statistical Manual of Mental Disorders-V，DSM-V*）的定义，如果一个儿童在书写技能和年龄之间存在差异，且这种差异显著影响了其需要书写技能的日常生活，就可以诊断为书面表达障碍。史密茨-恩格斯曼等（Smits-Engelsman et al.，2001）通过测试发现，四、五年级的荷兰学生中，书写障碍的发生率约为 34%。孟祥芝等（2003）运用调查问卷初步发现，中文儿童中严重书写障碍的发生率为 3.8%，轻度书写障碍的发生率为 8.6%。近年来，认知神经科学多关注障碍个体的分析与矫正，发展心理语言学则侧重阅读而非书写障碍，对汉语儿童发展性书写障碍的评估和分型还缺乏系统全面的研究。

我们还可以从儿童书写障碍的语言学表现进行分类，这种分类方法可以和行为观测、认知机制同时关联，便于书写障碍的诊断，也可以对书写障碍的矫正训练提供有益的参考。主要分类有以下三种。

①语音听写困难。儿童无法把字音和字形进行关联，主要表现是听写障碍，特别是一些构造不规则的字（比如非形声字、声旁表音差的形声字），困难尤其明显，还会出现同音字替换。这种儿童在自主书写上往往表现略好，也较少伴发阅读障碍。

②字形书写困难。儿童难以记忆单字的字形，抄写、听写和自主书写都较差，字形结构比例差，笔画变形，书写缓慢，经常出现增删笔画、形近字混淆等现象。这类儿童有可能伴发阅读障碍，且篇章阅读水平一般会好于单字认读。

③篇章自主书写困难。儿童可以正常完成抄写和听写任务，单字认读和书写都没有问题，但是难以完成篇章单位的自主书写，如看图写话、写作文等。这类儿童往往篇章阅读水平也较低，或者篇章阅读经验过少。

第三节　汉语儿童书写能力测试系统

一、汉语学龄儿童书写能力测试量表内容

由于儿童阅读和书写发展息息相关，第五章第四节第二小节介绍了一套针对 7—14 岁汉语学龄儿童的读写能力综合测试，用于评估汉语儿童的阅读和写作能力的综合水平。该测试量表可用于儿童书写障碍的初步筛查和普查，并可用于学习障碍的辅助评估。我们建议不管是否确知儿童不存在阅读障碍，都应该结合阅读能力一起考查其书写能力，以准确综合地筛查儿童的书写障碍，并对其在校学习能力提供更加有效的参考。

该测试分高年级（三至八年级）和低年级（一至二年级，全卷注音）两种版本。在书写能力测试方面，低年级所涉及的题目较少，主要考查学龄儿童应当掌握的汉字抄写能力和看拼音自主书写能力；高年级所涉及的题目较多，包括汉字抄写、看拼音自主书写、根据短文内容自主书写语句、根据话题自主书写篇章。详见第五章第四节第二小节量表内容。

二、汉语学龄儿童书写能力测试量表评估方法

第五章第四节已经整体介绍了汉语儿童读写能力综合评估量表的评估方法。这里针对书写能力的评估和书写障碍精准筛查给出更细致的评估方法。

（一）标注方案

标注维度及标注指标的确定兼顾全面性、敏感性和可操作性，同时参考汉语失写症分类及临床表现（刘晓加等，1996；Lam et al.，2011；Tse et al.，2014），以及汉语读写能力评估情况，如汉语失写检查法（刘晓加，1995）。儿童的书写能力建立在单字书写的基础上，即观察、模仿和记忆的单个汉字的形体，并理解其意义，根据是否存在字形刺激，单字书写可进一步分为抄写与自主书写。将一定数量的单字组合为句段，需符合句法和语义规则，由

于语法不当往往导致表意不清，我们将语法及表达合并为一个子维度，与语量子维度并列。此外，运动型和空间型书写障碍常伴随整体性的书写异常，因此卷面也应纳入评估。综上，基于读写测试量表的书写标注方案如表 6-1 所示。

表 6-1　基于读写测试量表的书写标注方案

标注维度	标注子维度	定义	具体标注指标	标注方法
单字书写	抄写	抄写时，对汉字笔画、部件、整体结构、字义的掌握程度	抄写字数	计数
			抄写错误	计数
			形近字填空题最终得分	评分
	自主书写	自主书写时，对汉字笔画、部件、整体结构、字义的掌握程度	自主书写字数	计数
			自主书写错误	计数
			看拼音写汉字题最终得分	评分
句段书写	语量	围绕特定话题自主产出的有意义的语言片段的长度	疑似抄袭	勾选
			实际语量	计数
	语法及表达	语言单位是否按正确的结构规则进行组合，内容是否符合题意和常识，语义是否明确，上下文是否连贯，逻辑是否清晰，标点是否准确	自主书写字数	计数
			语法错误	计数
			语法题实际得分	评分
			文不对题	勾选
			标点错误	计数
			语法及表达直觉分	评分
	卷面	字迹工整度、辨认的难易程度，以及卷面整洁度	整体书写异常	勾选
			卷面直觉分	评分

（二）标注规则

低、高年级版本读写量表中，涉及书写各子维度的题目如表 6-2 所示。

表 6-2　低、高年级版本读写量表中涉及书写各子维度的题目

年级版本	题目	涉及子维度
低年级	形近字填空	抄写
	看拼音写汉字	自主书写
	阅读书写	自主书写

续表

年级版本	题目	涉及子维度
低年级	关联词填空	抄写、语法及表达
	连线	语法及表达
高年级	形近字填空	抄写
	看拼音写汉字	自主书写
	连词成句	抄写、语法及表达
	阅读书写	自主书写
	作文	自主书写、语量、语法及表达、卷面

1. 单字书写类指标

单字书写分为抄写、自主书写两个子维度，前者包括抄写字数、抄写错误、形近字填空题最终得分共 3 项指标，后者包括自主书写字数、自主书写错误、看拼音写汉字题最终得分共 3 项指标。量表中所有需要书写汉字的题目，均需标注**字数**（含抄写字数、自主书写字数）。凡被试将其作为一个整体产出的方块字，无论是否抄袭、是否写错、是否能够辨认、是否有明确意义，均计入字数，字数不包括拼音和标点。字数标注示例如图 6-11 所示。

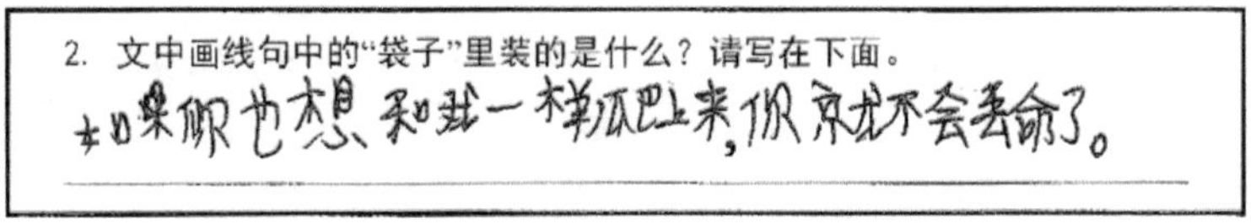

2. 文中画线句中的"袋子"里装的是什么？请写在下面。

如果你也想，和我一样瓜巴上来,你就不会丢命了。

图 6-11　字数标注示例

注："爬"因部件分离写成了"瓜巴"，但被试主观上是将其作为一个完整的汉字产出的，故"瓜巴"计 1 字数。字数为 19。

凡计入字数的内容，均需标注**单字书写错误**（含抄写错误、自主书写错误）。单字书写错误具体包括增删笔画、遗漏部件、形近字混淆、音近字混淆、字形结构错误、字序颠倒、增字漏字、镜像书写、部件分离及其他错误。同一处笔画涉及多类错误的，根据标注优先级，只计一次错误。同一题中，同一个字多次出错的，需重复计算。单字书写错误的标注以障碍筛查为目的，正常的连笔、因个人整体风格导致的部分笔画书写不到位、行文中偶见的多余点画，均不计错误。单字书写错误标注示例如图 6-12 所示。

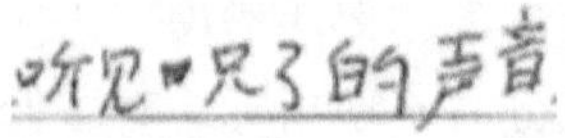

听见口只了的声音 （音近字混淆：1）

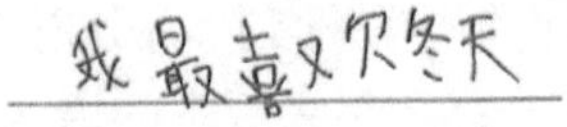

我最喜又贝冬天 （镜像书写：1，部件分离：1）

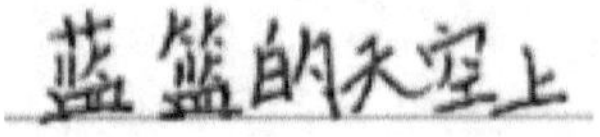

蓝篮的天空上 （标注优先级：形近字混淆＞音近字混淆。

形近字混淆：1，音近字混淆：0）

图 6-12 单字书写错误标注示例

除以上两项指标，还需标注**单字书写题最终得分**（含形近字填空题最终得分、看拼音写汉字题最终得分）。单字书写题每空 1 分，每错一字扣 1 分，标注示例如图 6-13 所示。

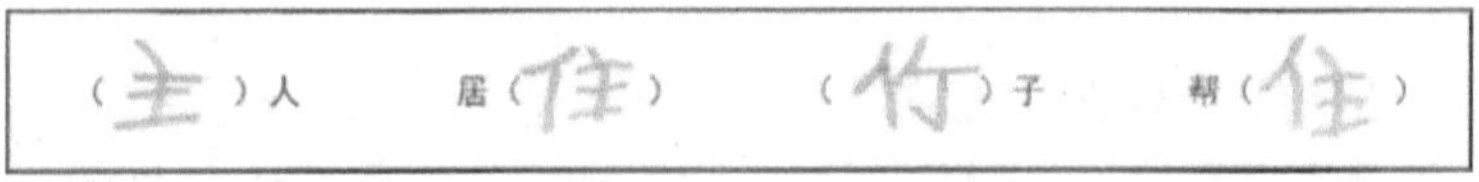

（主）人 居（住） （竹）子 帮（住） （最终得分：2）

图 6-13 单字书写题最终得分标注示例

2. 句段书写类指标

句段书写分为语量、语法及表达、卷面三个子维度，共包括 10 项标注指标。

语量子维度包括疑似抄袭、实际语量共 2 项指标。实际语量指围绕特定话题自主产出的有意义的语言片段所含的音节数，包括拼音，不包括抄写题干、整段背诵的部分。标注示例如图 6-14 所示。

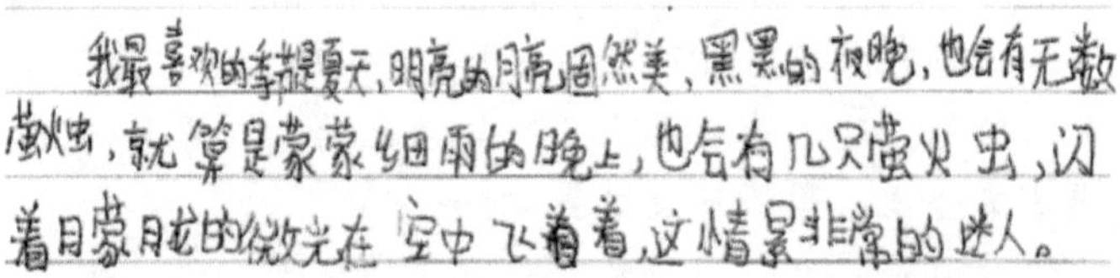

我最喜欢的季节夏天，明亮的月亮固然美，黑黑的夜晚，也会有无数繁烛，就算是蒙蒙细雨的晚上，也会有几只萤火虫，闪着日蒙胧的微光在 空中飞着着这情景非常的迷人。

（"明亮的月亮固然美……这场景着实迷人"整段抄袭课文，自主产出的部分仅为"我最喜欢的季节是夏天"。疑似抄袭：是，实际语量：10）

图 6-14 语量标注示例

语法及表达子维度包括自主书写字数、语法错误、语法题实际得分、文不对题、标点错误、语法及表达直觉分共 6 项指标。对于低、高年级的语法题，标注前 3 项；对于高年级的作文题，标注除语法题实际得分以外的 5 项。低年级版本的语法题为关联词填空，每空 1 分；高年级版本的语法题为连词成句，每句 2 分。语法题实际得分不考虑书写错误、标点错误，仅根据语序、关联词选择是否正确来给出，每错一处扣 1 分，扣完为止。高年级版本的语法题实际得分标注示例如图 6-15 所示。

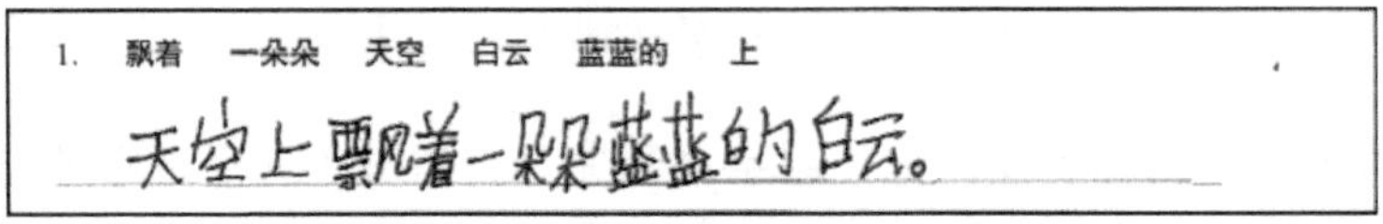

1. 飘着　一朵朵　天空　白云　蓝蓝的　上

天空上飘着一朵朵蓝蓝的白云。

（"蓝蓝的"位置错误，实际得分 1。"蓝""的"书写错误，最终得分 0）

图 6-15　语法及表达标注示例

作文中常见的语法错误有成分残缺或赘余、词类搭配不当、语义搭配不当、虚词使用不当、关联词错误、语序不当、句式杂糅等。作文中常见的标点错误有增添、遗漏、错用标点以及标点书写错误。语法、标点错误均只对计入语量的部分进行标注，即字形完全无法辨识、句义完全不明的，不考虑语法、标点错误。语法及表达直觉分为 5 档（优秀 4，良好 3，中等或较差 2，差 1，极差 0），不考虑书写错误，不考虑语量多少，仅根据语法、标点、语义、逻辑、整体结构综合给出。文不对题的，在原语法及表达直觉分的基础上扣 1 分。作文题语法及表达子维度标注示例如下。

我最喜欢秋天。因为一到秋天，树叶就会变黄，非常好看，而且还会有很多成熟的水果。在秋天，凉凉的空气使我心旷神怡，到处能闻到稻谷的香气。如果你跑到一颗果树下，摘下一个果子，尝一尝，一定会觉得非常好吃。满山遍野金黄的颜色，这不是秋天才会有的景色吗？（语义明确，语句较流畅，标点使用基本合理，语法及表达直觉分：4）

我最喜欢的季节是夏天，因为夏天是百花盛花的一天，也可以去游泳，因为天气很热，我就可以游泳。（不考虑"百花盛花"书写错误，但出现补述现象，语法错误：1，语法及表达直觉分：3）

我最喜欢的季节是夏天，因为到了夏天的时候有很多人出来玩，特别是晚上的时候我们晚上都有很多人出来玩有的朵猫猫还有人玩人追人，他们玩的都很开心我们玩的也很开心，晚上我们都约好了，晚上出去玩，我到了时候，我就想出去可是我想出去但是家人不给，我上次都出去玩过了。（全文语言啰唆，出现较多同义反复现象，标点错误：6，语法及表达直觉分：2）

我喜欢夏天，我最喜游泳，因为夏天可以游泳，冬天游又太冷了。虽然我喜欢游泳，在不同的季节就并不一样了。就比如你在水里可以狗爬式等的游泳姿势。虽然夏天很热，喝口可乐就不同了。（逻辑混乱，语法错误：1，语法及表达直觉分：1）

用一你禾主信时本且个个大天。口一用什子欢明下，田二何告故亻月白口月个么文会青在（未产出表意清晰的句子，文不对题：是，语法及表达直觉分：0）

卷面子维度包括整体书写异常和卷面直觉分共 2 项指标。整体书写异常主要有空间型异常、书写不端正、书写潦草、书写混乱等。卷面直觉分分 4 档（优秀或良好 3，较差 2，显著障碍 1，严重障碍 0），根据整体书写情况给出。卷面子维度标注示例如图 6-16 所示。

（卷面整洁，字迹工整，字间距合理，沿横线依次书写，没有涂改痕迹，卷面直觉分：3）

（存在多处涂改，书写十分笨拙，部分字号有显著差异，如"一起"，
卷面直觉分：2）

（文字潦草、倾斜，集中分布在左侧，跨行书写，整体书写异常：是，
卷面直觉分：1）

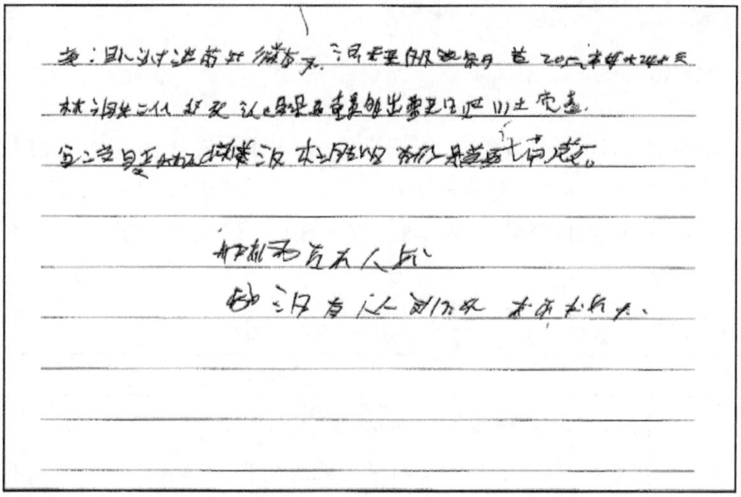

（书写混乱，字迹无法辨认，整体书写异常：是，卷面直觉分：0）

图 6-16　卷面标注示例

3. 非书写类指标

　　为便于后续数据整理及分析，我们还设置了"卷面空白""超出区域""显示不清""无法显示""备注"共 5 项指标，其中前 4 项勾选"是/否"，"备注"可填写其他非书写类情况。非书写类指标标注示例如图 6-17所示。

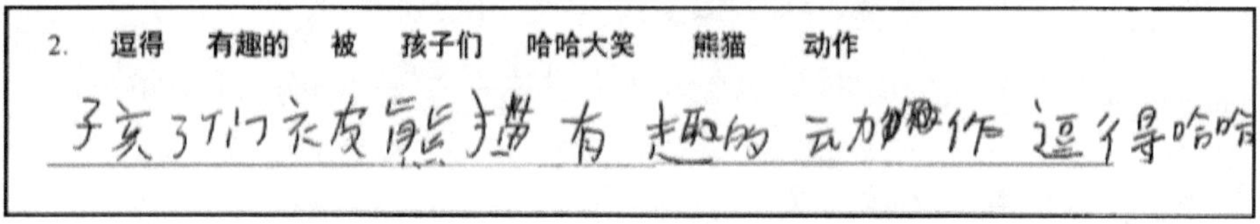

（卷面空白：否；超出区域：是；显示不清：否；无法显示：否；备注：无）

图 6-17　非书写类指标标注示例

　　通过结合非书写类指标、书写类指标及被试的日常表现等，可初步评估书写数据采集、录入、标注的质量，从而提高数据可靠性，更准确、高效地进行统计分析。

（三）整合评估

首先由具体标注情况计算出各子维度的得分，低年级版本和高年级版本的具体计算方法如表6-3、表6-4所示。然后将各子维度得分合并为单字书写和句段书写两大维度的分数（表6-5、表6-6），最终得到儿童的综合书写能力分数（表6-7）。

表6-3　各子维度分数计算方法（低年级版本）

子维度	分数
单字抄写	$形近字填空题最终得分/4×50+\left(1-\dfrac{抄写错误数}{抄写字数}\right)×50\,(抄写字数≠0)$ $形近字填空题最终得分/4×50+0\,(抄写字数=0)$
单字自主书写	$看拼音写汉字题最终得分/4×50+\left(1-\dfrac{自主书写错误数}{自主书写字数}\right)×50\,(自主书写字数≠0)$ $看拼音写汉字题最终得分/4×50+0\,(自主书写字数=0)$
语量	无
语法及表达	$语法题实际得分/9×100$
卷面	无

表6-4　各子维度分数计算方法（高年级版本）

子维度	分数
单字抄写	$形近字填空题最终得分/5×50+\left(1-\dfrac{抄写错误数}{抄写字数}\right)×50\,(抄写字数≠0)$ $形近字填空题最终得分/4×50+0\,(抄写字数=0)$
单字自主书写	$看拼音写汉字题最终得分/5×50+\left(1-\dfrac{自主书写错误数}{自主书写字数}\right)×50\,(自主书写字数≠0)$ $看拼音写汉字题最终得分/5×50+0\,(自主书写字数=0)$
语量	$语量\quad(语量<100)$ $100\quad(语量≥100)$
语法及表达	$语法题实际得分/4×50+\dfrac{语法及表达直觉分}{4}×50$
卷面	$\dfrac{卷面直觉分}{3}×100$

表 6-5　单字书写、句段书写能力分数计算方法（低年级版本）

维度	分数
单字书写	单字抄写分×50%＋单字自主书写分×50%
句段书写	语法及表达分×100%

表 6-6　单字书写、句段书写能力分数计算方法（高年级版本）

维度	分数
单字书写	单字抄写分×50%＋单字自主书写分×50%
句段书写	语量分×45%＋语法及表达分×45%＋卷面分×10%

表 6-7　综合书写能力分数（低、高年级版本）

综合能力	分数
书写	单字抄写分×50%＋句段书写分×50%

各维度分数相加即为书写能力的总分。两个版本的总分均为 100 分，得分在后 10%的儿童可判定为存在书写障碍，得分在后 10%—20%的儿童可以判断为书写障碍高危状态。对于障碍和疑似障碍儿童，还可以具体分析其内部各维度分数水平，从而指导矫正提升训练。值得注意的是，城乡生长环境对儿童读写能力的发展有重要影响，所以书写障碍判断还应该充分考虑城乡因素，建议城乡采纳不同的障碍判断标准。

根据本书作者科研团队在广西河池宜州区的初步调研，各年级汉语母语儿童的书写能力总体分布及书写障碍阈值如表 6-8、表 6-9 所示，表 6-10 给出了各个子维度的平均分。和该地区经济文化水平接近的地区可以参考此地的判断标准。

表 6-8　综合书写能力平均分及障碍阈值（取分布的后 10%）

年级	有效样本量	平均分	标准差	障碍阈值
一	210	65	24	32
二	352	74	21	43
三	289	61	23	26
四	258	68	21	36
五	270	73	21	47
六	276	75	19	46

表 6-9　单字书写、句段书写能力平均分及障碍阈值（取分布的后 10%）

年级	单字书写		句段书写	
	平均分	障碍阈值	平均分	障碍阈值
一	65	36	65	21
二	74	48	74	33
三	69	43	53	11
四	78	49	58	11
五	83	56	63	22
六	84	62	67	23

表 6-10　各子维度平均分

年级	单字抄写	单字自主抄写	语量	语法及表达	卷面
一	68	63	—	65	—
二	87	62	—	74	—
三	74	65	47	56	66
四	82	75	49	66	66
五	90	77	52	70	78
六	90	77	58	73	82

第四节　基于神经探测技术的儿童书写障碍筛查方案

一、基于眼动仪的书写障碍精准筛查方案

本筛查方案使用到眼动仪技术。除了类似前边几章所用到的桌面式眼动仪（技术简介参考第三章第四节）外，还可使用头戴式眼动仪。头戴眼镜式眼动仪可以较为简单和舒适地戴在被试头上，呈现真实视野的同时跟随被试的头部运动而精准追踪眼球运动轨迹和注视过程，其基本构造如图 6-18 所示。对于抄写困难的儿童，可以在抄写任务中实时追踪儿童的注视模式，从而精准判断儿童的抄写困难原因在哪里。本小节介绍一种基于眼镜式眼动仪的汉语儿童抄写能力精准评估技术路线。

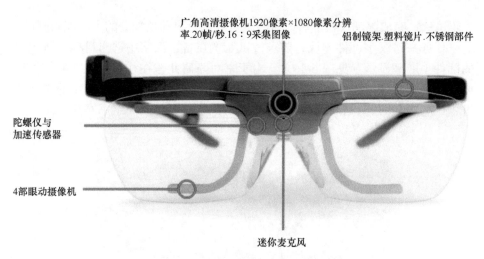

广角高清摄像机1920像素×1080像素分辨率.20帧/秒.16：9采集图像

铝制镜架.塑料镜片.不锈钢部件

陀螺仪与加速传感器

4部眼动摄像机

迷你麦克风

图 6-18　眼镜式眼动仪基本构造

头戴式眼动仪用于汉语儿童抄写能力精准评估方案

（一）测试对象

汉语母语儿童，8 岁（或小学二年级）到 18 岁，没有明显的视力障碍或智力障碍，视力或矫正视力在 0.8 以上。

（二）实验设备和流程

选择安静独立的房间，被试机电脑屏幕为 14—20 英寸，人与屏幕的距离至少为 1.75 倍的屏幕宽度。房间屏蔽日光，根据儿童接受情况，可以允许家长安静地坐于儿童身旁，以便安抚儿童的情绪，但是应避免家长在测试过程中发出干扰。实验分为两个任务，任务一使用桌面式眼动仪（如 Eyelink 1000 Plus 型眼动记录仪），采样频率不低于 500 赫兹，人距离眼动仪镜头 50—60 厘米。任务二采用眼镜式眼动仪（如 Tobii Pro Glasses 2 型头戴眼镜式眼动记录仪），采样频率不低于 50 赫兹。被试机屏幕刷新频率为 150 赫兹，分辨率为 1024 像素×768 像素。被试进入实验室后，引导儿童以舒适自然的状态坐于测试电脑屏幕前，根据儿童身高调整座椅位置，确保儿童的双眼正对屏幕，且视线位于屏幕上 1/4—1/3 高度。对于近视的儿童，根据近视情况选用眼动仪矫正镜片，完成眼动仪校准后，对测试对象进行眼动仪配套的书写能力测试。

任务一是汉字部件辨认，要求被试儿童在备选汉字中选出目标字所包含的部件（屏幕显示参见图6-19）。由于书写障碍儿童往往存在汉字的部件混淆、缺漏，辨认困难的问题，该测试任务能够准确追踪儿童在单字部件加工过程中的眼动轨迹，异常的眼动轨迹提示儿童存在单一汉字书写障碍。

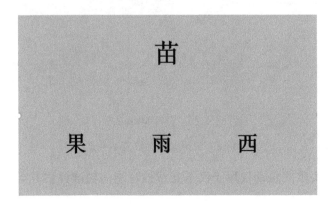

图 6-19   单字部件加工测试任务示意

注：第一排为目标汉字，第二排为三个备选汉字。

任务二是汉字抄写，要求被试儿童根据给出的目标汉字进行抄写，同时追踪其在抄写任务中的眼动轨迹。

（三）实验材料

在任务一中，儿童需进行三组共 12—15 次部件辨认测试，每次测试均要求儿童按键选择正确答案。具体每组的试次可根据儿童正常发展水平而调整，比如1—2年级学龄儿童可以适当减少次数，或者减少高难度组的试次。

三组测试依难度递增，分别对应义务教育小学语文科目一年级、三年级、五年级学生应该掌握的会写字。具体测试用字也可以在上述原则基础上根据具体测试对象特点进行适当调整。以下是测试题目范例，"——"之前是目标字，"——"之后是备选汉字。

第一组：苗——果、雨、西
　　　　桃——姐、林、秋

　　　　足——右、知、面

　　　　阳——扫、照、青

　第二组：符——仿、衬、透

　　　　救——软、殊、政

　　　　盖——蓝、悲、熟

　　　　痛——席、病、迅

　第三组：践——成、钱、判

　　　　貌——狞、郎、豺

　　　　娱——殉、务、姿

　　　　募——勇、摩、眷

　　任务二要求儿童进行汉字抄写，建议抄写任务也根据难度分为低、中、高三组，每组 4—6 个试次。同时考虑字形笔画和结构类型，在主要类型间平衡，主要结构类型包括独体字、左右结构、上下结构、包围结构等。相关汉字书写结构知识可以参考本章第一节。以下给出任务二的实验材料范例。

　　第一组：人、口、土、川、永

　　第二组：雨、札、尾、基、阅

　　第三组：事、喻、勉、热、囫

　　为避免干扰，每次在屏幕呈现一个汉字，书写用纸需给出田字格。为了确保眼镜式眼动仪的定位准确度，建议田字格尽量较大，具体大小取决于所用设备的空间分辨率，一般建议不小于 3 厘米×3 厘米。每写完一个汉字后，儿童按键进入下一个汉字的书写试次。为了辅助评估，在收集书写过程中的眼动轨迹之外，还可以收集儿童在注视屏幕上的目标字时的眼动轨迹。

（四）数据采集与分析

　　对于任务一和任务二，都需要先收集行为数据结果，也就是答题的正确率和反应时。存在书写障碍的儿童一般会有较低的正确率和较长的反应时。任务一的正确率比较好统计，只需要根据儿童的选项确定；任务二则需要判断儿童的书写正确率，这一判断可参考本章第三节关于书写能力评估方法的相关介绍，也可以根据所设定的题目，由本领域专家进行打分。

实验记录了被试儿童的注视轨迹信息，用于筛查书写障碍儿童。注视轨迹的分析可以着重关注一些字内指标，如单字首次注视区域（正常应该在字的左上区域），任务一中目标部件所在区域的首次注视时间、注视点个数、区域总注视时长，任务二中儿童书写的笔顺、部件顺序、整字或者某个部件的书写速度等。书写障碍儿童的上述数据一般会与正常儿童有差异。因此，通过记录书写过程中的眼动注视和书写动作过程数据，能综合且较全面客观地判定儿童的书写能力、障碍水平以及具体的障碍类型。图6-20显示了任务一中正常儿童（左图）和某异常儿童（右图）在阅读时的眼动轨迹的差异，目标兴趣区是"果"的上半部分，正常儿童呈现出较早的首次注视和相比其他区域较长的注视时长，但是疑似障碍儿童没有目标兴趣区的注视点，同时有其他区域的更多注视轨迹，提示其无法正常辨认汉字部件"田"。

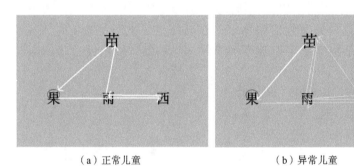

（a）正常儿童　　　　　　　　　　　（b）异常儿童

图6-20　汉字部件辨认测试时记录的眼动轨迹

二、基于功能性近红外脑成像技术的书写障碍精准筛查

本筛查方案使用到功能性近红外脑成像技术（图6-21）。该项技术通过近红外光在皮层血液中的衰减程度，得到认知活动中特定脑区血氧的变化水平，从而研究特定脑功能的神经响应情况和神经加工机制。功能性近红外脑成像技术具有便携、无噪声、非侵入式及实验中对被试动作不敏感等优点，目前逐渐被应用于脑认知功能的研究中，尤其是针对儿童、老人等特殊被试及包含动作的认知功能研究，因此，使用功能性近红外脑成像技术进行汉语儿童的书写障碍的精准筛查有先天的独特优势。本小节介绍一种基于功能性近红外脑成像技术的汉语儿童抄写能力精准评估技术路线。

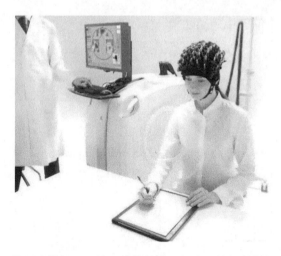

图 6-21 使用功能性近红外脑成像技术进行书写神经机制探测示意图

功能性近红外脑成像技术用于汉语儿童书写能力精准评估方案

（一）测试对象

汉语母语儿童，8 岁（或小学二年级）到 18 岁，没有明显的视力障碍或智力障碍，视力或矫正视力在 0.8 以上。

（二）实验设备和流程

选择安静独立的房间，被试机电脑屏幕为 14—20 英寸，人与屏幕的距离至少为 1.75 倍的屏幕宽度，人距离眼动仪镜头 50—60 厘米。房间屏蔽日光，根据儿童接受情况，可以允许家长安静地坐于儿童身旁，以便安抚儿童的情绪，但是应避免家长在测试过程中发出干扰。实验分为两个任务，均采用近红外脑功能成像仪，采样频率不低于 10 赫兹。被试机屏幕刷新频率为 150 赫兹，分辨率为 1024 像素 × 768 像素。被试进入实验室后，引导儿童以舒适自然的状态坐于测试电脑屏幕前，根据儿童身高调整座椅位置，以确保儿童的双眼正对屏幕，且视线位于屏幕上 1/4—1/3 高度。在儿童身前的桌面上摆放一张带田字格的 A4 纸供其书写（图 6-22）。

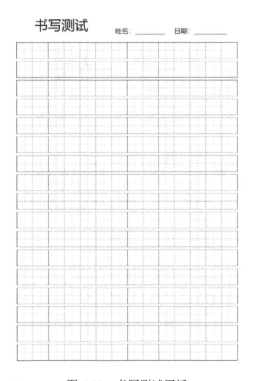

图 6-22　书写测试用纸

　　任务一是汉字抄写任务，要求被试儿童根据屏幕上出现的部件或汉字单字，在书写测试用纸上完成抄写。具体实验流程包括三步：第一步，采集 3分钟的休息状态血氧数据，以供测试对象调整状态及作为后续数据处理基线使用；第二步，进行练习测试，儿童将分别看到两个部件抄写的目标部件以及两个单字抄写的目标字，并尝试抄写，以熟悉实验流程；第三步，进入正式测试，首先目标部件及汉字将随机出现在屏幕中心 3 秒，儿童在 3 秒内注视目标部件或单字，接着屏幕中心出现"请开始抄写"提示 2 秒，提示结束后儿童可以在纸上进行抄写，时间不超过 10 秒，抄写完成后按键进入 12 秒的休息阶段（图 6-23）。测试阶段使用功能性近红外脑成像技术采集测试对象的血氧变化水平。

　　任务二是汉字自主书写任务，要求儿童根据视觉词组及拼音提示，自主书写括号内的汉语单字，实验程序基本与任务一一致，具体流程如图 6-24 所示。

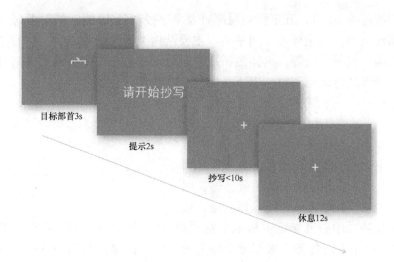

图 6-23 抄写测试实验流程

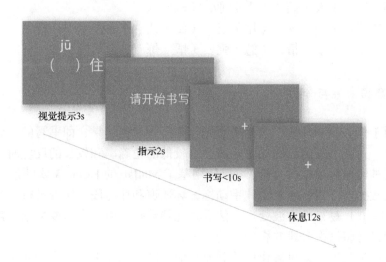

图 6-24 自主书写测试实验流程

（三）实验材料

在任务一中，儿童需进行部首及单字抄写各 30 试次（共计 60 试次）的测试。各 30 组试次的实验材料难度均覆盖义务教育小学语文科目一年级、三年级、五年级水平，即一年级会写部首及单字抄写各 10 组，三年级会写部首及单字抄写各 10 组，五年级会写部首及单字抄写各 10 组，同时考虑字形笔画和结构类型，在主要类型间平衡，主要结构类型包括独体字、左右结构、上下结构、包围结构等。具体测试用字也可以在上述原则基础上根据具体测试对象特点进行适当调整。以下是实验材料范例。

部首： 一年级——艹、口、木、火

三年级——彳、夂、广、宀

五年级——犭、卄、虍、忝

单字： 一年级——人、西、苗、知

三年级——政、蓝、迅、困

五年级——貌、募、谢、瘦

在任务二中，儿童需要根据视觉词组+拼音提示自主书写正确的汉语单字。建议自主书写任务也根据难度分为低、中、高三组，每组 10—15 个试次。以下给出任务二的实验材料范例。

第一组：（人）们、（土）地、（永）远

第二组：（雨）伞、（尾）巴、（阅）读

第三组：（事）情、（勉）强、（锻）炼

（四）数据采集与分析

对于任务一和任务二，都需要先收集行为数据结果，即书写的正确率和反应时，存在书写障碍的儿童一般会有较低的正确率和较长的反应时。

对神经血氧数据的分析，可以使用基于 Matlab 的 Homer3 软件包。首先，在导入数据后，根据血氧曲线手动标记坏通道和坏时段，接着进行头动矫正与 0.01—0.1 赫兹的滤波处理，然后将光强数据转换为光密度数据，最后根据实验设计将试次分段并叠加平均。

将以上数据结果可视化后绘制血氧曲线图，存在书写障碍的儿童的血氧曲线一般会与正常发育儿童有差异。因此，通过记录书写过程中的血氧变化神经数据，能综合且较精准客观地判定儿童的书写能力、障碍水平以及具体的障碍类型。图 6-25 显示了正常发育儿童和某异常儿童在任务二书写测试时左脑额中回后部的血氧曲线的差异。从图中可以明显看出异常儿童的含氧血红蛋白增加量低于正常发育儿童，说明异常儿童在自主书写时存在异常的神经处理反应，以此精准筛查书写障碍儿童。

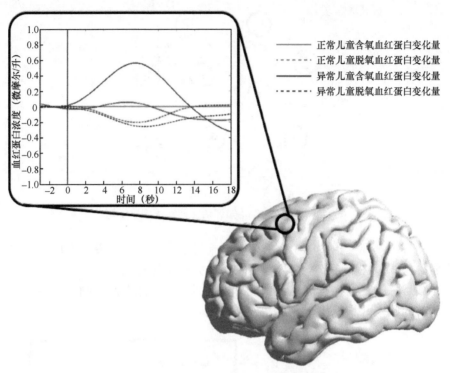

图 6-25　左脑额中回后部的血氧曲线对比

注：蓝线为正常儿童，红线为异常儿童。

书写是一个复杂的过程，其表现受到视觉、运动觉、空间结构等能力的制约。书写需要高度协调能力，存在视觉运动协调障碍也可能导致书写速度慢、流畅性差、笔迹笨拙潦草、字迹难以辨认等一系列书写问题。对书写障碍的精准筛查，除语言文字内部机制的测试外，还可以辅助排查儿童的手部精细运动能力和手眼协调能力是否有问题。这方面的筛查可以通过简单的临摹图形、串珠子、摆积木等活动进行行为观测，也可参考相关评估系统。比如蒙特利尔认知评估（Montreal Cognitive Assessment，MoCA，北京版）中的视空间与执行功能模块共包括三个项目。

项目一：交替连线测验。指导语："我们有时会用 1、2、3 或者汉语的甲、乙、丙来表示顺序。请您按照从数字到汉字并逐渐升高的顺序画一条连线。从这里开始［指向数字（1）］，从 1 连向甲，再连向 2，并一直连下去，到这里结束［指向汉字（戊）］。"（图 6-26）

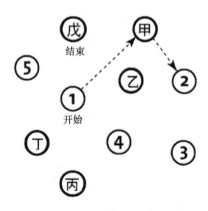

图 6-26　蒙特利尔认知评估交替连线测验用图

项目二：视结构技能（立方体）。指导语（检查者指着立方体）："请您照着这幅图在下面的空白处再画一遍，并尽可能精确。"

项目三：视结构技能（钟表）。指导语："请您在此处画一个钟表，填上所有的数字并指示出 11 点 10 分。"图 6-27 展示了项目二、项目三用图。

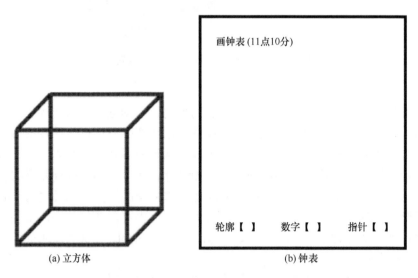

图 6-27　蒙特利尔认知评估视结构技能测验用图（郭起浩、洪震，2013）

参 考 文 献

柏树令. 2001. 系统解剖学. 5 版. 北京: 人民卫生出版社.

卞晓燕, 姚国英, Squires. J, 等. 2010. 年龄与发育进程问卷上海市儿童常模及心理测量学特性研究. 中华儿科杂志, (7): 492-496.

曹春京, 杨颖, 徐鸿霞, 等. 2008. 52 例语言发育迟缓儿童的脑电图与临床分析. 中国医疗前沿: 学术版, 3(4): 102-103.

陈宝国, 彭聃龄. 2000. 词义通达的三种理论模型及研究简介. 心理学探新, (1): 42-46.

陈宝国, 王立新, 彭聃龄. 2003. 汉字识别中形音义激活时间进程的研究. 心理学报, (35): 576-581.

陈昌来. 2007. 应用语言学导论. 北京: 商务印书馆.

陈洪波, 王大斌, 杨志伟. 2003. 汉语阅读障碍儿童脑 SPECT 研究. 郧阳医学院学报, (4): 210-212.

陈洪林, 付钊如. 1987. 雷特综合征的临床与遗传. 国外医学(儿科学分册): 125-129.

陈仁吉. 2012. 中国腭裂语音治疗的现状与思考. 国际口腔医学杂志, (1): 1-5, 9.

陈祥. 2020. 基于多模态数据的文本摘要生成研究. 电子科技大学硕士学位论文.

陈原. 1993. 现代汉语用字信息分析. 上海: 上海教育出版社.

戴维·凯默勒. 2017. 语言的认知神经科学. 王穗苹等, 译. 杭州: 浙江教育出版社.

党敏. 2018. 汉字阅读中语音和语义信息交互作用的神经机制. 陕西师范大学硕士学位论文.

邓文林, 邢艺沛, 汪芳, 等. 2019. 58 对孤独症谱系障碍双胞胎临床特点及同病率分析. 中国儿童保健杂志, 27(1): 23-25, 29.

丁玎, 刘翔平, 李烈, 等. 2002. 阅读障碍儿童识字特点研究. 心理发展与教育, (2): 64-67.

丁喜霞. 2014. 基于语料库的现代汉语单双音节常用词比较研究构想. 语言教学与研究, (5): 79-87.

樊荣, 杨剑峰. 2016. 汉字阅读中语音和语义线索的交互作用. 第十九届全国心理学学术会议摘要集: 776.

方至, 卢良岗, 匡培梓. 1998. 声调知觉的相关电位. 声学学报, (5): 466-472.

费尔迪南·德·索绪尔. 1980. 普通语言学教程. 高名凯, 译. 北京: 商务印书馆.

费锦昌. 1996. 现代汉字部件探究. 语言文字应用, (2): 20-26.

贡京京. 2008. 面孔与汉字认知加工机制中的倒置效应——行为学及 ERP 研究. 第四军医大学博士学位论文.

国家语言文字工作委员会汉字处. 1989. 现代汉语通用字表. 北京: 语文出版社.

郭起浩, 洪震. 2013. 神经心理评估. 上海: 上海科学技术出版社.

桂诗春. 2000. 新编心理语言学. 上海: 上海外语教育出版社.

何海林主编. 2017. 曹全碑. 上海: 上海辞书出版社.

贺阳. 1994. 汉语完句成分试探. 语言教学与研究, (4): 26-38.

洪卫辉. 2015. 语言发育迟缓的干预现状. 社区医学杂志, (21): 80-82.

黄伯荣, 李炜. 2012. 现代汉语. 2 版. 北京: 北京大学出版社.

黄伯荣, 廖序东. 2011. 现代汉语(增订版). 北京: 高等教育出版社.

黄健辉, 陈桓之. 2000. 中文阅读中的字形与语音加工. 心理学报, 32(1): 1-6.

黄丽萍, 曾佩佩, 陈玲, 等. 2020. 不同年龄段儿童功能性构音障碍临床特征分析. 中国儿童保健杂志, 28(9): 1024-1027.

黄瑞珍, 蔡昀纯, 林佳蓉. 2014. 华语学龄儿童沟通及语言能力测验. 台北: 心理出版社.

加扎尼加, 伊夫里曼根, 周晓林. 2011. 认知神经科学: 关于心智的生物学. 北京: 中国轻工业出版社.

贾林祥. 2002. 认知心理学的联结主义理论研究. 南京师范大学博士学位论文.

江西美术出版社. 2016. 史晨前后碑. 南昌: 江西美术出版社.

希尔 J. D.主编. 2013. 大英博物馆珍品之旅. 陈超群, 译. 上海: 上海交通大学出版社.

李红文. 2000. 阅读障碍儿童汉字字形学习能力研究. 北京师范大学硕士学位论文.

李平. 2002. 语言习得的联结主义模式. 当代语言学, (3): 164-175.

李胜利. 2010. 言语治疗学. 北京: 求真出版社.

李胜利. 2014. 言语治疗学. 北京: 华夏出版社.

李卫君, 刘梦, 张政华, 等. 2018. 口吃者加工汉语歧义短语的神经过程. 心理学报, 50(12): 5-17.

李卫君, 杨玉芳. 2007. 语言和音乐中短语边界的认知加工. 心理科学进展, (5): 774-780.

李卫君, 杨玉芳. 2010. 绝句韵律边界的认知加工及其脑电效应. 心理学报, 42(11): 1-12.

李文辉. 2014. 汉字书写对阅读的影响及其认知神经机制. 辽宁师范大学博士学位论文.

李晓捷, 邱洪斌, 姜志梅, 等. 2018. 中国十二省市小儿脑性瘫痪流行病学特征. 中华实用儿科临床杂志, 33(5): 378-383.

李新剑, 仇爱珍, 董建安. 2015. 经颅磁刺激与语言训练联合应用对儿童语言发育迟缓的改善作用. 山东医药, (47): 64-65.

李燕, 康加深. 1995. 现代汉语形声字声符研究. 语言文字应用研究论文集(Ⅰ).

李宇明. 1995. 儿童语言的发展. 武汉: 华中师范大学出版社.

梁菲菲, 马杰, 李馨, 等. 2019. 发展性阅读障碍儿童阅读中的眼跳定位缺陷: 基于新词学习的实验证据. 心理学报, (7): 805-815.

廖建湘, 陈黎, 黄铁栓, 等. 2002. 石杉碱甲治疗小儿语言发育迟缓的初步观察. 儿科药学杂志, (1): 26-27.

林陵, 袁兰英. 2020. 重复经颅磁刺激联合言语训练治疗儿童语言发育迟缓的效果及对患儿行为与认知的影响. 临床医学工程, (5): 545-546.

刘柏秋, 苏丽代. 2011. 语言训练、电刺激治疗儿童语言发育迟缓 40 例. 中国民族民间医药, (13): 55.

刘芳. 2019. 儿童语言发育评估研究进展. 中国中西医结合儿科学, (2): 125-129.

刘翔平, 丁玎, 杨双. 2004. 阅读障碍儿童语音转录. 中国心理卫生杂志, (8): 564-566.

刘晓加. 1995. 汉语失写检查法及其在失写症检查中的临床应用. 第一军医大学学报, 15(3): 253-255.

刘晓加, 梁秀龄, 陆兵勋, 等. 1996. 汉语失写症的书写行为及特点. 中国行为医学科学, 5(1): 7-9.

刘雪曼, de Villiers J, 宁春岩, 等. 2015. "梦想" 普通话标准化评估在听障儿童语言测试中的应用. 中华耳科学杂志, (4): 617-622.

刘亚迪, 刘少文, 朱少毅, 等. 2019. 汉语发展性阅读障碍的视觉注意研究进展. 国际精神病学杂志, (1): 17-23.

刘志雄, 刘洪文, 王跑球, 等. 2014. 舌针点刺为主治疗小儿脑性瘫痪语言障碍临床疗效分析. 中国医师杂志, (10): 1404-1406.

卢游, 杨凡, 毛萌. 2010. 不同治疗方法对儿童注意力缺陷多动障碍疗效的循证评价. 临床儿科杂志, 28(8): 744-747.

陆烁, 丘国新, 钱思宇, 等. 2016. 面向语言障碍筛查的汉语儿童言语交际水平评估系统研发. 语言战略研究, 6(6): 45-58.

罗薇. 2012. 获得性阅读障碍的类型、症状和机制. 第七届北京国际康复论坛论文集, 765-770.

罗艳琳, 王鹏, 李秀军, 等. 2010. 汉字认知过程中整字对部件的影响. 心理学报, 42(6): 683-694.

马恒芬, 刘桂华, 李恩中. 2008. 语言文字加工神经机制的 fMRI 研究进展. 中国生物医学工程学报, 27(6): 922-925.

美国精神医学学会. 2015. 精神障碍诊断与统计手册. 5 版. 张道龙等, 译. 北京: 北京大学出版社.

孟祥芝. 2000. 汉语发展形阅读障碍儿童的汉字表征与加工. 北京师范大学博士学位论文.

孟祥芝, 刘红云, 周晓林, 等. 2003. 中文读写能力及其相关因素的结构模型. 心理发展与教育, (1): 37-43.

孟祥芝, 舒华, 周晓林, 等. 2000. 不同阅读水平儿童的汉字字形输出与再认. 心理学报, (2): 133-138.

孟泽龙, 张逸玮, 毕鸿燕. 2017. 发展性阅读障碍亚类型研究进展. 心理发展与教育, (1): 113-121.

彭聃龄. 2004. 汉语信息加工及其认知神经机制的研究——20 年研究工作的回顾. 当代语言学, (4): 302-320.

彭聃龄, 王春茂. 1997. 汉字加工的基本单元: 来自笔画数效应和部件数效应的证据. 心理学报, (1): 9-17.

彭聃龄, 徐世勇, 丁国盛, 等. 2003. 汉语单字词音、义加工的脑激活模式. 中国神经科学杂志, (5): 287-291, 296.

彭聃龄, 杨珲. 1997. 汉字的读音及其在字义提取中的作用//彭聃龄, 舒华, 陈煊之编. 汉语认知研究. 济南: 山东教育出版社: 139-158.

彭瑞祥, 张武田. 1984. 速示下再认汉字的某些特征. 心理学报, (1): 49-54.

皮亚杰, 英海尔德. 1981. 儿童心理学. 吴福元, 译. 北京: 商务印书馆.

裘锡圭. 2013. 文字学概要. 北京: 商务印书馆.

冉雯雯. 2017. 经颅磁刺激配合语言训练对语言发育迟缓患儿的影响观察. 医学理论与实践, (6): 918-919.

任慧慧. 2011. 汉字识别中语音作用的眼动研究. 辽宁师范大学硕士学位论文.

邵敬敏. 2016. 现代汉语通论. 3 版. 上海: 上海教育出版社.

邵云. 2015. 言语发育迟滞儿童语言康复训练课例探析. 文教资料, (33): 17-18.

盛文林. 2014. 永恒的北非文明: 古埃及文明. 北京: 北京工业大学出版社.

苏周简开, 周兢, 郑荔. 1999. 普通教育机构中低幼儿童语言障碍情况的调查报告. 学前教育研究, (6): 31-33.

粟华利. 2011. 汉字语音语义激活时间进程的 ERP 研究. 湖南师范大学硕士学位论文.

隋雪, 姜娜, 钱丽. 2010. 汉语发展性阅读障碍儿童词汇阅读的眼动研究. 中国特殊教育, (3): 63-67.

孙德坤. 1989. 关于"学习"与"习得"的区别. 世界汉语教学, (2): 105-108.

谭霞灵, 张致祥, 梁卫兰. 2008. 汉语沟通发展量表使用手册. 北京: 北京大学医学出版社.

童建明, 许晓英. 2008. 儿童精神分裂症的脑发育障碍学说与早期临床特征. 国际精神病学杂志, (3): 134-137.

万国斌, 苏林雁, 罗学荣, 等. 1996. 湖南省 4—16 岁儿童发育性发音障碍的流行病学调查. 中国心理卫生杂志, 10(5): 197-198.

王德春, 吴本虎, 王德林. 1997. 神经语言学. 上海: 上海外语教育出版社.

王敬欣, 杨洪艳, 田静. 2010. 发展性阅读障碍儿童语篇阅读中的笔画数效应. 中国特殊教育, (5): 36-40.

王协顺, 吴岩, 赵思敏, 等. 2016. 形旁和声旁在形声字识别中的作用. 心理学报, 48(2): 130-140.

王艳碧, 余林. 2007. 我国近十年来汉语阅读障碍研究回顾与展望. 心理科学进展, (4): 596-604.

王志超, 崔光成, 赵阿勐, 等. 2015. 儿童发展性阅读障碍的全基因组关联研究. 卫生研究, (5): 767-770, 779.

温端政主编. 2015. 俗语大词典. 北京: 商务印书馆.

温红博, 刘先伟, 席蓉, 等. 2015. 义务教育阶段学生的识字卷入及测量研究. 华文学刊, (26): 49-64.

吴汉荣, 姚彬. 2004. 汉语阅读障碍儿童视觉编码和词语成分加工机制的功能性近红外光学成像研究. 中国学校卫生, (1): 4-7.

吴思娜, 舒华, 刘艳茹. 2005. 语素意识在儿童汉语阅读中的作用. 心理与行为研究, (3): 35-38.

吴文英, 王和强, 周海荣, 等. 2019. 言语训练结合高频重复经颅磁刺激对 MR 儿童的脑电活动及语言能力的影响. 黑龙江医药科学, (6): 53-56.

吴小琴, 刘晓加, 王群, 等. 2012. 语义性痴呆患者汉语书写障碍的神经心理学分析. 中华行为医学与脑科学杂志, 21(6): 533-536.

吴宗济, 林茂灿. 1989. 实验语音学概要. 北京: 高等教育出版社.

邢红兵. 2009. 基于联结主义理论的第二语言词汇习得研究框架. 语言教学与研究, (5): 66-73.

徐姗姗, 黄红, 张劲松, 等. 2011. 贝莉婴幼儿发育量表-第三版评价: 上海市婴幼儿发育水平的应用初探. 中国儿童保健杂志, (1): 30-32.

许慎撰, 徐铉校定. 1963. 说文解字. 北京: 中华书局.

杨东胜主编. 2012. 历代书法名家大图范本·张旭. 南昌: 江西美术出版社.

杨珲, 彭聃龄, Perfetti C, 等. 2000. 汉字阅读中语音的通达与表征(I)——字水平与亚字水平的语音及其交互作用. 心理学报, (2): 144-151.

杨剑峰, 党敏, 张瑞, 等. 2018. 汉字阅读的语义神经回路及其与语音回路的协作机制. 心理科学进展, 26(3): 381-390.

杨婉晴, 肖容, 梁丹. 2020. 2-4 岁普通话儿童前注意阶段的声调感知机制. 心理学报, (6): 730-741.

杨楹. 2017. 儿童精神分裂症 5 年预后及社会功能康复影响因素的前瞻性研究. 山东大学博士学位论文.

叶蜚声, 徐通锵. 2010. 语言学纲要. 北京: 北京大学出版社.

伊藤正雄, 竹村茂. 1991. 世界手语入门. 台北: 大展出版社.

印农. 2015. 中国印. 南昌: 江西美术出版社.

约翰·华生. 1935. 华生氏行为主义. 陈德荣, 译. 上海: 商务印书馆.

张承芬, 张景焕, 殷荣生, 等. 1996. 关于我国学生汉语阅读困难的研究. 心理科学, (04): 222-226.

张靳, 程曼, 杨国强. 2011.神经肌肉电刺激在脑瘫儿童语言治疗中的作用. 中国康复, (1): 28-29.

张晶晶, 陈庆荣, 邓铸. 2013. 诗歌韵律加工的心理机制: 来自 ERP 的证据. 心理学与创新能力提升——第十六届全国心理学学术会议论文集.

张璟光, 林菁. 1989. 大班幼儿在游戏中运用语言能力的初步研究. 心理科学通讯, (3): 42-44.

张莉, 周兢. 2018. 学前儿童学习品质发展及其对早期语言和数学能力的预测作用. 全球教育展望, (5): 566-567.

张玲, 唐久来, 吴德. 2014. 单唾液酸四己糖神经节苷脂综合治疗婴儿发育迟缓的前瞻性随机对照研究. 医学研究杂志, (6): 141-143.

张茜, 代欣, 贺媛, 等. 2020. 经颅直流电刺激对儿童语言发育迟缓的应用研究. 河北医药, (3): 437-440.

张武田, 冯玲. 1992. 关于汉字识别加工单位的研究. 心理学报, (4): 379-385.

张学新, 方卓, 杜英春, 等. 2012. 顶中区 N200: 一个中文视觉词汇识别特有的脑电反应. 科学通报, 57(5): 332-347.

张义宾, 蒋忠心, 张鸿启, 等. 2016. 我国单纯性语言发育迟缓/障碍儿童干预效果的元分析及其启示.中国特殊教育, (10): 19-25.

章依文, 金星明, 马骏, 等. 2007. 语言发育迟缓的早期干预研究. 中华儿科杂志, (1): 51-54.

赵寄石, 楼必生. 1993. 学前儿童语言教育. 北京: 人民教育出版社.

赵婧. 2019. 发展性阅读障碍的视觉注意广度技能. 心理科学进展, (1): 20-26.

赵亚茹, 郗春艳. 1997. 对 2316 名小学生言语障碍的调查. 中国公共卫生, 13(2): 104.

钟明善. 2001. 中国书法史. 石家庄: 河北美术出版社.

周兢, 李传江, 张义宾. 2016. 早期儿童语言发展与脑发育研究的进展. 教育生物学杂志, (4): 159-168.

周晓林, 孟祥芝. 2001. 中文发展性阅读障碍研究. 应用心理学, (1): 25-30.

朱朝霞, 刘丽, 崔磊, 等. 2019. 书写对阅读的影响——来自传统书写与电脑打字的证据. 心理科学进展, 27(5): 796-803.

朱曼殊. 1986. 儿童语言发展研究. 上海: 华东师范大学出版社.

朱曼殊. 1990. 心理语言学. 上海: 华东师范大学出版社.

邹林霞, 宋雄, 林小苗, 等. 2011. 头针结合语言训练治疗智力低下儿童语言迟缓的临床观察. 中国康复理论与实践, (5): 418-419.

邹艳春. 2003. 汉语学生发展性阅读障碍的信息加工特点研究. 华南师范大学博士学位论文.

Abutalebi J & Green D. 2007. Bilingual language production: the neurocognition of language representation and control. Journal of Neurolinguistics, 20(3): 242-275.

Adams R D, Victor M & Ropper A H. 1997. Principles of neurology: companion handbook. Principles of Neurology Companion Handbook, 49(7): 655.

Afonso O, Domínguez A & Álvarez C J. 2014. Sublexical and lexico-syntactic factors in gender access in Spanish. Journal of Psycholinguistic Research, 43(1): 13-25.

American Psychiatric Association. 2013. Diagnostic and Statistical Manual of Mental Disorders, Fifth Edition. Arlington: American Psychiatric Pub.

American Psychiatric Association. 2016. DSM-5 Update. Arlington: American Psychiatric Pub.

Baciu M V, Watson J M, McDermott K B, et al. 2003. Functional MRI reveals an interhemispheric dissociation of frontal and temporal language regions in a patient with focal epilepsy. Epilepsy and Behavior, 4(6): 776-780.

Baker N D & Nelson K E. 1984. Recasting and related conversational techniques for triggering syntactic advances by young children. First Language, 5(13): 3-21.

Balsamo L M, Xu B, Grandin C B, et al. 2002. A functional magnetic resonance imaging study of left hemisphere language dominance in children. Archives of Neurology, 59(7): 1168-1174.

Bartak L, Rutter M & Cox A. 1975. A Comparative Study of Infantile Autism and Specific Developmental Receptive Language Disorder. Br J Psychiatry, 126(2): 127-145.

Behrmann M & Bub D. 1992. Surface dyslexia and dysgraphia: Dual routes, single lexicon. Cognitive Neuropsychology, 9(3): 209-251.

Bender W N. 2004. Learning disabilities: Characteristics, identification, and teaching strategies. Boston, MA: Pearson Education.

Benson D F & Cummings J L. 1985. Agraphia// Fredericks J A M (ed.). Handbook of Clinical

Neurology (vol 45). Amsterdam: Elsevier Science Publishers: 457-472.

Bonkon K, Lee H-G, Nam Y, et al. 2015. A hybrid NIRS-EEG system for self-paced brain computer interface with online motor imagery. Journal of Neuroscience Methods, 244(Special Centennial Issue): 26-32.

Boyle M. 2015. Relations between causal attributions for stuttering and psychological well-being in adults who stutter. International Journal of Speech-language Pathology, (ahead-of-print): 1-10.

Briley P M, O'Brien K & Ellis C. 2018. Behavioral, emotional, and social well-being in children who stutter: evidence from the national health interview survey. Journal of Developmental and Physical Disabilities.

Brown R & Berko G J. 1960. Word Association and the Acquisition of Grammar. Child development. 31. 1-14. 10.1111/j.1467-8624.1960.tb05779.x.

Bub D & Kertesz A. 1982. Evidence of lexicographic processing in patient with preserved written over oral single word naming. Brain, (105): 697-717.

Buchweitz A & Prat C. 2013. The bilingual brain: flexibility and control in the human cortex. Physical Life Review, 10(4): 428-443.

Bykbaev V R, Lopez-Nores M & Pazos-Arias J J. 2014. Maturation assessment system for speech and language therapy based on multilevel PAM and KNN. Procedia Technology, (16): 1265-1270.

Caño A, Hernández M, Ivanova I, et al. 2010. When one can write SALTO as noun but not as verb: A grammatical category-specific, modality-specific deficit. Brain and Language, 114(1): 26-42.

Cao F, Vu M, Chan D, et al. 2013. Writing affects the brain network of reading in Chinese: a functional magnetic resonance imaging study. Human Brain Mapping, 34(7).

Caramazza A & Hillis A E. 1990. Where do semantic errors come from? Cortex, (26): 95-122.

Chandrasekaran B, Gandour J T & Krishnan A. 2007. Neuroplasticity in the processing of pitch dimensions: a multidimensional scaling analysis of the mismatch negativity. Restorative Neurology & Neuroscience, 25(3-4): 195-210.

Chandrasekaran B, Krishnan A & Gandour J T. 2009. Relative influence of musical and linguistic experience on early cortical processing of pitch contours. Brain & Language, 108(1): 1-9.

Chang E F, Raygor K P & Berger MS. 2015. Contemporary model of language organization:

an overview for neurosurgeons. Journal of Neurosurgery, 122(2): 250-261.

Chang E F, Wang D D, Perry D W, et al. 2011. Homotopic organization of essential language sites in right and bilateral cerebral hemispheric dominance. Journal of Neurosurg, 114(4): 893-902.

Chang SE, Erickson KI, Ambrose NG, et al. 2008. Brain anatomy differences in childhood stuttering. Neuroimage, 39(3): 1333-1344.

Chang S E & Zhu D C. 2013. Neural network connectivity differences in children who stutter. Brain, 136(Pt 12): 3709-3726.

Chen H, Xu J Q, Zhou Y X, et al. 2015. Association study of stuttering candidate genes GNPTAB, GNPTG and NAGPA with dyslexia in Chinese population. Bmc Genetics, 16(1): 1-7.

Chen H B, Zhang T, Guo L, et al. 2013. Coevolution of gyral folding and structural connection patterns in primate brains. Cerebral Cortex, 23(5): 1208-1217.

Chen Z Q, Luo B Y, Xu M W, et al. 2013. Visual word form processing in the right hemisphere: evidence from neuropsychological investigations in two Chinese patients with a selenium lesion. Aehasiology, 27(10): 1200-1213.

Chermak G D. 2002. Deciphering auditory processing disorders in children. Otolaryngologic Clinics of North America, 35(4): 733-749.

Cho H, Rapcsak S Z & Beeson P M. 2009. Evidence for common neural substrate of orthographic processing during reading and spelling. The Neurobiology of Language Conference, Chicago, IL.

Chomsky N. 1972. Language and Mind. New York: Pantheon Books.

Cloutman L, Gingis L, Newhart M, et al. 2009. A neural network critical for spelling. Annals of Neurology, 66: 249-253.

Cohen L. 2002. Language-specific tuning of visual cortex? Functional properties of the Visual Word Form Area. Brain, 125(5): 1054-1069.

Cohen L & Dehaene S. 2004. Specialization within the Ventral Stream: The Case for the Visual Word form Area. NeuroImage, 22: 466-476.

Cohen L, Dehaene S, Naccache L, et al. 2000. The visual word form area: Spatial and temporal characterization of an initial stage of reading in normal subjects and posterior split-brain-patients. Brain, 123: 291-307.

Coltheart M & Coltheart V. 1997. Reading comprehension is not exclusively reliant upon phonological representation. Cognitive Neuropsychology, 14: 167-175.

Coltheart M & Funnell E. 1987. Reading and writing: One lexicon or two? Allport D A, Mackay D G, Prinz W, et al (eds.). Language Perception and Production: Shared Mechanisms in Listening, Reading, and Writing. London: Academic Press.

Coltheart M, Rastle K, Perry C, et al. 2001. DRC: A dual route cascaded model of visual word recognition and reading aloud. Psychological Review, 108(1): 204-256.

Colvert E, Tick B, McEwen F, et al. 2015. Heritability of autism spectrum disorder in a UK population-based twin sample. Jama Psychiat, 72(5): 415.

Corte M D, Benedict H & Klein D. 1983. The relationship of pragmatic dimensions of mothers' speech to the referential-expressive distinction. Journal of Child Language, 10(1): 35-43.

Craig A & Tran Y. 2014. Trait and social anxiety in adults with chronic stuttering: conclusions following meta-analysis. Journal of Fluency Disorders, 40: 35-43.

Crisp J & Lambon Ralph M A. 2006. Unlocking the nature of the phonological-deep dyslexia continuum: The keys to reading aloud are in phonology and semantics. Journal of Cognitive Neuroscience, 18(3): 348-362.

Cunningham A E & Stanovich K E. 1990. Early spelling acquisition: writing beats the computer. Journal of Educational Psychology, 82(1): 159-162.

De Wet F, Van der Walt C & Niesler T. 2009. Automatic assessment of oral language proficiency and listening comprehension. Speech Commun, 51: 864-874.

Dehaene S, Naccache L, Cohen L, et al. 2002. Cerebral mechanisms of word masking and unconscious priming. Nature Neuroscien, 4: 752-758.

Dehaene S. 2009. Reading in the Brain: The Science and Evolution of a Human Invention. New York: Viking Adult.

Dehaene S, Cohen L, Sigman M, et al. 2005. The neural code for written words: A proposal. Trends in Cognitive Sciences, 9: 335-341.

Dehaene S, Le Clec'H G, Poline J B, et al. 2002. The visual word form area: A prelexical representation of visual words in the fusiform gyrus. NeuroReport, 13: 321-325.

Dehaene-Lambertz G, Pallier C, Serniclaes W, et al. 2005. Neural correlates of switching from auditory to speech perception. NeuroImage, 24(1): 21-33.

Dew D W & Jensen P J. 1977. Phonetic processing : the dynamics of speech. Merrill.

Dyslexia Information Page. National Institute of Neurological Disorders and Stroke.

[2018-11-02]. https://www.ninds.nih.gov/.

Elisabetta L, Umilta C & Mapelli D. 1997. Lexical and semantic processing in the absence of word reading: Evidence from neglect dyslexia. Neuropsychologia , 35(8): 1075-1085.

Elizabeth K W, Lisa C & Jane M. 1993. Attentional dyslexia: A single case study. Neuropsychologia, 31(9): 871-885.

Eng N, Obler L, Harris K, et al. 1996. Tone perception deficits in Chinese-speaking Broca's aphasics. Aphasiology, 10: 649-656.

Evan U & Christine W-F. 2015. Neurodevelopment for syntactic processing distinguishes childhood stuttering recovery versus persistence. Journal of Neurodevelopmental Disorders, 7(1): 1-22.

Evans J L. 2010. Language: Learning Impairments. Encyclopedia of Neuroscience: 361-366.

Exner F. 1881. Zur frage nach der natur der galvanischen polarisation. Annalen der Physik, 248(2): 280-290.

Feng G Y, Gan Z Z, Wang S P, et al. 2017. Task-General and Acoustic-Invariant Neural Representation of Speech Categories in the Human Brain. Cerebral Cortex, 28(9): 3241-3254.

Fenson L, Dale P S, Reznick J S, et al. 1993. MacArthur Communicative Development Inventories: User's guide and technical manual. San Diego. CA: Singular Publishing Group.

Fenson L, Dale P S, Reznick J S, et al. 1994. Variability in early communicative development. Monographs of the Society for Research in Child Development. No.242, 59(5): 1-173.

Fiez J A, Tranel D, Seager-Frerichs D, et al. 2006. Specific reading and phonological processing deficits are associated with damage to the left frontal operculum. Cortex, 42: 624-643.

Fletcher J M. 2009. Dyslexia: The evolution of a scientific concept. Journal of the International Neuropsychological Society, 15(4): 501-508.

Friederici A D. 2011. The brain basis of language processing: from structure to function. Physiol, Rev, 91(4): 1357-1392.

Friederici A D, Chomsky N & Berwick R C. 1982. Language, mind and brain. International Journal of Psychophysiology, 69(10): 163-164.

Funane T, Kiguchi M, Atsumori H, et al. 2011. Synchronous activity of two people's prefrontal cortices during a cooperative task measured by simultaneous near-infrared spectroscopy. Journal of Biomedical Optics, 16(7): 077011.1-077011.11.

Gaillard R, Naccache L, Pinel P, et al. 2006. Direct intracranial, fMRI, and lesion evidence for the causal role of left inferotemporal cortex in reading. Neuron, 50: 191-204.

Gallagher A, Renée Béland & Lassonde M. 2012. The contribution of functional near-infrared spectroscopy (fNIRS) to the presurgical assessment of language function in children. Brain & Language, 121(2): 124-129.

Gandour J. 2006. Tone: Neurophonetics. In K. Brown (ed.). Encyclopedia of language and linguistics, 2nd ed, Vol 12: 751-761. Oxford: Oxford University Press.

Gandour J, Tong Y X, Talavage T, et al. 2005. A cross-language fmri study of sentence-level prosody in mandarin. Brain & Language, 95(1): 54-55.

Gandour J, Tong Y X & Wong D. 2004. Hemispheric roles in the perception of speech prosody. Neuro Image, 23(1) : 344-357.

Gandour J, Wong D, Hsieh L, et al. 2000. A crosslinguistic PET study of tone perception. Journal of Cognitive Neuroscience, 12 (1): 207-222.

Giovanni F. 1994. Order of strokes writing as a cue for retrieval in reading Chinese characters. European Journal of Cognitive Psychology, 6(4): 337-355.

Gonthier M & Lyon M A. 2010. Childhood-onset schizophrenia: An overview. Psychology in the Schools, 41(7): 803-811.

Guan C Q, Perfetti C A & Meng W. 2015. Writing quality predicts Chinese learning. Reading and Writing, 28(6): 763-795.

Guan C Q, Liu Y, Chan D, et al. 2011. Writing strengthens orthography and alphabetic-coding strengthens phonology in learning to read Chinese. Journal of Educational Psychology, 103(3): 509-522.

Guerin J B, Greiner H M, Mangano F T, et al. 2020. Functional MRI in Children: Current Clinical Applications. Seminars in Pediatric Neurology, 33: 100800.

Hart B & Risley T R. 1995. Meaningful differences in the everyday experience of young American children. Baltimore: Brookes.

Haupt C & Huber AB. 2008. How axons see their way–axonal guidance in the visual system. Front Biosci, 13: 3136-3149.

He A G, Tan L H, Tang Y, et al. 2003. Modulation of neural connectivity during tongue movement and reading. Human Brain Mapping, 18.

Herculano-Houzel S. 2009. The human brain in numbers: a linearly scaled-up primate brain. Frontiers in Human Neuroscience, 3: 31.

Hickok G. 2009. The cortical organization of phonological processing. In M. S. Gazzaniga (ed.) The cognitive neurosciences, 4th ed, 767-776, MIT Press.

Hickok G & Poeppel D. 2004. Dorsal and ventral streams: a framework for understanding aspects of the functional anatomy of language. Cognition, 92(1-2): 67-99.

Hickok G. 2012. The cortical organization of speech processing: Feedback control and predictive coding the context of a dual-stream mode. Journal of Communication Disorders, 45(6): 393-402.

Higashiyama Y & Tanaka F. 2016. The dystypia and the neural basis of typewriting. Higher Brain Function Research, 36(3): 392-401.

Hirsch J, Noah J A, Xian Z, et al. 2018. A cross-brain neural mechanism for human-to-human verbal communication. Social Cognitive and Affective Neuroscience, 13(9).

Ho C S & Lai D N. 1999. Naming-speed deficits and phonological memory deficits in Chinese developmental dyslexia. Learning and Individual Differences, 11(2): 173-186.

Ho S H, Chan D W, Chung K K H, et al. 2007. In search of subtypes of Chinese developmental dyslexia. Journal of Experimental Child Psychology, 97(1): 61-83.

Hsiao J, Shillcock R & Lee C-Y. 2007. Neural correlates of foveal splitting in reading: Evidence from an ERP study of Chinese character recognition. Neuropsychologia, 45: 1280-1292.

Hsieh L, Gandour J, Wong D, et al. 2001. Functional heterogeneity of inferior frontal gyrus is shaped by linguistic experience. Brain and Language, 76 (3): 227-252.

Huang M, Hasko S, Schulte-Körne G, et al. 2012. Automatic integration of auditory and visual information is not simultaneous in Chinese. Neuroscience Letters, 527(1): 22-27.

Humphries C, Sabri M, Lewis K, et al. 2014. Hierarchical organization of speech perception in human auditory cortex. Front Neurosci, (8): 406-418.

Huth A G, de Heer W A, Griffiths T L, et al. 2016. Natural speech reveals the semantic maps that tile human cerebral cortex. Nature, 532(7600) : 453-458.

Indefrey P & Levelt W. 2004. The spatial and temporal signatures of word production components. Cognition, 92(1-2): 101-144.

Iverach L, Jones M, Mclellan L F, et al. 2016. Prevalence of anxiety disorders among children who stutter. Journal of Fluency Disorders, 49: 13-28.

Jakobson R. 1968. Child language aphasia and phonological universals. The Hague: Mouton.

James K H & Engelhardt L. 2012. The effects of handwriting experience on functional brain development in pre-literate children. Trends Neurosci Educ, 1(1): 32-42.

James K H & Gauthier I. 2006. Letter processing automatically recruits a sensory-motor brain network. Neuropsychologia, 44(14): 2937-2949.

Jamie W. 2015. The Student's Guide to Cognitive Neuroscience. Psychology Press.

Kappenman E S & Luck S J. 2012. The Oxford handbook of event-related potential components. Oxford Library of Psychology.

Kemmerer D. 2005. The spatial and temporal meanings of English prepositions can be independently impaired. Neuropsychologia, 43: 797-806.

Kiefer M, Schuler S, Mayer C, et al. 2015. Handwriting or Typewriting? The Influence of Pen-or Keyboard-Based Writing Training on Reading and Writing Performance in Preschool Children. Advances in cognitive psychology, 11(4): 136-146.

Kimihiro N, Manabu H, Tomohisa O, et al. 2000. Participation of the left posterior inferior temporal cortex in writing and mental recall of kanji orthography: a functional MRI study. Brain, (5): 954-967.

Klein D, Zatorre R, Milner B, et al. 2001. A cross-linguistic PET study of tone perception in Mandarin Chinese and English speakers. NeuroImage, 13 (4): 646-653.

Koo B, Lee HG, Nam Y, et al. 2015. A hybrid NIRS-EEG system for self-paced brain computer interface with online motor imagery. Journal of Neuroscience Methods, 244(Special Centennial Issue): 26-32.

Kornilov SA, Magnuson JS, Rakhlin N, et al. 2015. Lexical processing deficits in children with developmental language disorder: an event-related potentials study. Dev Psychopathol, 27(2): 459-476.

Kot A & Law J. 1995. Intervention with preschool children with specific language impairments: a comparison of two different approaches to treatment. Child Language Teaching and Therapy, 11(2): 144-162.

Kutas M & Hillyard S A. 1980. Event-related brain potentials to semantically inappropriate and surprisingly large words. Biological psychology, 11(2): 99-116.

Kuo L J, Ying L, Sadoski M, et al. 2014. Acquisition of Chinese characters: the effects of character properties and individual differences among second language learners. Frontiers in Psychology, 39(4): 287-300.

Kuo W J, Yeh T C, Lee C Y, et al. 2003. Frequency effects of Chinese character processing in the brain: an event-related fmri study. NeuroImage, 18(3): 720-730.

Lam S S, Au R K, Leung H W, et al. 2011. Chinese handwriting performance of primary school children with dyslexia. Research in Developmental Disabilities, 32(5): 1745-1756.

Law N, Ki W W, Chung A, et al. 1998. Children's stroke sequence errors in writing Chinese characters. Springer Netherlands, 10(3-5): 267-292.

Lenneberg E H. 1967. Biological foundations of language. New York: Wiley.

Lerner J W. 1993. Learning Disabilities: Theories, diagnoses, and teaching strategies (6th ed.). Boston, MA: Houghton-Mifflin.

Levelt W J M. 2001. Spoken word production: A theory of lexical access. Proceedings of the National Academy of Science, 98: 13464-13471.

Levelt W J, Schriefers H, Vorberg D, et al. 1991. The time course of lexical access in speech production: A study of picture naming. Psychological Review, 98(1): 122-142.

Li W & Yang Y F. 2010. Perception of Chinese poem and its electrophysiological effects. Neuroscience, 168(3): 757-768.

Li X, Gandour J, Talavage T, et al. 2003. Selective attention to lexical tones recruits left dorsal frontoparietal network. NeuroReport, 14(17): 2263-2266.

Lim C, Ho C, Chou C, et al. 2011. Association of the rs3743205 variant of dyx1c1 with dyslexia in chinese children. Behavioral & Brain Functions, 7(1): 16.

Longcamp M, Anton J L, Roth M, et al. 2003. Visual presentation of single letters activates a premotor area involved in writing. NeuroImage, 19(4): 1492-1500.

Longcamp M, Boucard C, Gilhodes J C, et al. 2008. Learning through hand-or typewriting influences visual recognition of new graphic shapes: behavioral and functional imaging evidence. Cognitive Neuroscience Journal of, 20(5): 802-815.

Longcamp M, Lagarrigue A & Velay J L. 2010. Contribution de la motricité graphique à la reconnaissance visuelle des lettres. Psychologie Française, 55(2): 181-194.

Longcamp M, Zerbato-Poudou M T & Velay J L. 2005. The influence of writing practice on letter recognition in preschool children: a comparison between handwriting and typing. Acta Psychologica, 119(1): 67-79.

Long J Y, Li Y Q, Wang H T, et al. 2012. A hybrid brain computer interface to control the direction and speed of a simulated or real wheelchair. IEEE transactions on neural systems and rehabilitation engineering: a publication of the IEEE Engineering in Medicine and Biology Society, 2(5): 720-729.

Loukina A, Zechner K, Chen L, et al. 2015. Feature selection for automated speech scoring. In

Proceedings of the Tenth Workshop on Innovative Use of NLP for Building Educational Applications: 12-19.

Luck S J. 2005. An Introduction to The Event-Related Potential Technique. Sveučilište u Rijeci.

Luck S, Kappenman E. 2012. The Oxford Handbook of Event-Related Potential Components. Oxford Handbooks Online.

Ma J X, Zhang Y, Cichocki A, Natsuno F. 2015. A novel EOG/EEG hybrid human-machine interface adopting eye movements and ERPs: application to robot control. IEEE Transactions on Biomedical Engineering, 62(3): 876-889.

Magnusson E & Naucler K. 1990. Reading and spelling in language disordered children. Linguistics and metalinguistic prerequisites. Clinical Linguistics and Phonetics, (4): 49-61.

Magrassi L, Bongetta D, Bianchini S, et al. 2010. Central and peripheral components of writing critically depend on a defined area of the dominant superior parietal gyrus. Brain Research, 1346(none): 145-154.

Malt B C & Majid A. 2013. How thought is mapped into words. Wiley Interdisciplinary Reviews: Cognitive Science, 4(6): 583-597.

Masashi S, Yuichi T, Yoshiyuki A, et al. 2010. Frontopolar activation during face-to-face conversation: An in situ study using near-infrared spectroscopy. Neuropsychologia, (2): 441-447.

Mathew S. 2014. The Advantages of Dyslexia. https://www.scientificamerican.com/article/the-advantages-of-dyslexia/. Scientific American, 2014-08-19.

Mattai A K, Hill J L, Lenroot R K. 2010. Treatment of early-onset schizophrenia. Curr Opin Psychiatry, 23(4): 304-310.

Mayer A R, Harrington D L, Stephen J, et al. 2007. An event-related fMRI study of exogenous facilitation and inhibition of return in the auditory modality. Cognitive Neuroscience Journal of, 19(3): 455-467.

McCormick M C, Workman-Daniels K, Brooks-Gunn J. 1996. The behavioral and emotional well-being of school-age children with different birth weights. Pediatrics, 97(1): 18-25.

McDermott K B, Petersen S E, Watson J M, et al. 2003. A procedure for identifying regions preferentially activated by attention to semantic and phonological relations using functional magnetic resonance imaging. Neuropsychologia, 41(3): 293-303.

Mervis C B, Morris C A, Bertrand J, et al. 1999. Williams Syndrome: Findings from an integrated program of research. In H. Tager-Flusberge (ed.). Neurodevelopmental Disorders. Cambridge (MA): MIT Press. 65-110.

Miglioretti DL & Boatman D. 2003. Modeling variability in cortical representations of human complex sound perception. Exp Brain Res, 153(3): 382-387.

Molholm S, Mercier MR, Liebenthal E, et al. 2014. Mapping phonemic processing zones along human perisylvian cortex: an electro-corticographic investigation. Brain Struct Funct, 219(4): 1369-1383.

Naka M. 1998. Repeated writing facilitates children's memory for pseudocharacters and foreign letters. Memory & Cognition, 26(4): 804-809.

Nelson HD, Nygren P, Walker M, et al. 2006. Screening for speech and language delay in preschool children: systematic evidence review for the U.S.Preventive Services Task Force. Pediatrics, 117(2): 298-319.

Nippert A R, Biesecker K R & Newman E A. 2018. Mechanisms mediating functional hyperemia in the brain. The Neuroscientist, 24(1): 73-78.

Noterdaeme M, Sitter S, Mildenberger K, et al. 2000. Diagnostic assessment of communicative and interactive behaviours in children with autism and receptive language disorder. European Child & Adolescent Psychiatry, 9(4): 295-300.

Noterdaeme M, Sitter S, Mildenberger K, et al. 2009. Diagnostic assessment of communicative and interactive behaviours in children with autism and receptive language disorder. European Child & Adolescent Psychiatry, 9(4): 295-300.

Novick J M, Trueswell J C, Thompson-Schill S L. 2005. Cognitive control and parsing: reexamining the role of Broca's area in sentence comprehension. Cognitive Affective & Behavioral Neuroscience, 5(3): 263-281.

Odegard T N, Ring J, Smith S, et al. 2008. Differentiating the neural response to intervention in children with developmental dyslexia. Annals of Dyslexia, 58(1): 1-14.

Ostrosky-Solis F, Quintanar L, Ardila A. 1989. Detection of brain damage: neuropsychological assessment in a spanish speaking population. International Journal of Neuroscience, 49(3-4): 141-149.

Patterson K, Nestor P J & Rogers T T. 2007. Where do you know what you know? The representation of semantic knowledge in the human brain. Nature Reviews Neuroscience, 8(12): 976-987.

Peña E D. 2007. Lost in translation: Methodological considerations in cross-cultural research.

Child Development, 78: 1255-1264.

Penfield W & Roberts L. 1959. Speech and Brain mechanisms. New York: Atheneum.

Peng D L, Ding G S, Perry C, et al. 2004. fMRI evidence for the automatic phonological activation of briefly presented words. Cognitive Brain Research, 20(2): 156-164.

Peng D, Yang H & Chen Y. 1994. Consistency and phonetic--independcency effects in naming tasks of Chinese phonograms//Jing Q, Zhang H, Peng D (eds.). Information Processing of the Chinese Language. Beijing: Beijing Normal University Press.

Perani D, Saccuman M C, Scifo P, et al. 2011. Neural language networks at birth. Proceedings of the National Academy of Sciences of the United States of America, 108(38): 16056-16061.

Perfetti C A, Liu Y, Fiez J, et al. 2007. Reading in two writing systems: Accommodation and assimilation of the brain's reading network. Bilingualism: Language & Cognition, 10(2): 131-146.

Perfetti C, Fan C & Booth J. 2013. Specialization and universals in the development of reading skill: how Chinese research informs a universal science of reading. Scientific Studies of Reading, 17(1): 5-21.

Perry C, Ziegler J C & Zorzi M. 2007. Nested incremental modeling in the development of computational theories: The CDP+ model of reading aloud. Psychological Review, 114: 273-315.

Perry C, Ziegler J C & Zorzi M. 2010. Beyond single syllables: Large-scale modeling of reading aloud with the connectionist dual process (CDP++) model. Cognitive Psychology, 61(2): 106-151.

Peter B. 2012. Oral and Hand Movement Speeds are Associated with Expressive Language Ability in Children with Speech Sound Disorder. Journal of Psycholinguistic Research, 41(6): 455-474.

Peter B & Stoel-Gammon C. 2008. Central timing deficits in subtypes of primary speech disorders. Clinical Linguistics & Phonetics, 22(3): 171-198.

Peterson B S, Vohr B, Kane M J, et al. 2002. A Functional Magnetic Resonance Imaging Study of Language Processing and Its Cognitive Correlates in Prematurely Born Children. Pediatrics, 110(6): 1153-1162.

Philipose L E, Gottesman R F, Newhart M, et al. 2007. Neural regions essential for reading and spelling of words and pseudowords. Annals of Neurology, 62: 481-492.

Planton S, Jucla M, Roux F E, et al. 2013. The "handwriting brain" : A meta-analysis of neuroimaging studies of motor versus orthographic processes. Cortex, 49(10): 2772-2787.

Planton S, Longcamp M, Péran P, et al. 2017. How specialized are writing-specific brain regions? an fMRI study of writing, drawing and oral spelling. Cortex, 88: 66-80.

Poeppel D. 2014. The neuroanatomic and neurophysiological infrastructure for speech and language. Current Opinion in Neurobiology, 28: 142-149.

Pugh K R, Mencl W E, Jenner A R, et al. 2015. Functional neuroimaging studies of reading and reading disability (developmental dyslexia). Mental Retardation & Developmental Disabilities Research Reviews, 6(3): 207-213.

Pugh K R, Shaywitz B A, Shaywitz S E, et al. 1996. Cerebral organization of component processes in reading. Brain, (4): 1221-1238.

Purcell J J, Jiang X & Eden G F. 2017. Shared orthographic neuronal representations for spelling and reading. Neuroimage, 147(Complete): 554-567.

Purcell J J, Turkeltaub P E, Eden G F, et al. 2011. Examining the central and peripheral processes of written word production through meta-analysis. Frontiers in Psychology, 2.

Qiu Y C & Zhou X L. 2010. Perceiving the writing sequence of Chinese characters: an ERP investigation. NeuroImage, 50(2): 782-795.

Rao N, Sun J, Ng M, et al. 2014. Validation, finalization and adoption of the East Asia-Pacific Early Child Development Scales (EAP-ECDS). UNICEF, East and Pacific Regional Office.

Rapcsak S Z & Beeson P M. 2004. The role of left posterior inferior temporal cortex in spelling. Neurology, 62: 2221-2229.

Rapcsak S Z, Beeson P M, Henry M L, et al. 2009. Phonological dyslexia and dysgraphia: cognitive mechanisms and neural substrates. Cortex, 45(5): 575-591.

Rapp B & Dufor O. 2011. The neurotopography of written word production: an fMRI investigation of the distribution of sensitivity to length and frequency. Journal of Cognitive Neuroscience, 23(12): 4067-4081.

Rapp B & Lipka K. 2011. The literate brain: The relationship between reading and spelling. Journal of Cognitive Neuroscience, 23: 1180-1197.

Redcay E & Courchesne E. 2008. Deviant functional magnetic resonance imaging patterns of brain activity to speech in 2-3-year-old children with autism spectrum disorder. Biological Psychiatry, 64(7): 589-598.

Rektor I, Rektorová I, Mikl M, et al. 2006. An event-related fMRI study of self-paced alphabetically ordered writing of single letters. Experimental Brain Research, 173(1): 79-85.

Riccio C A, Gonzalez J J, Hynd G W. 1994. Attention-deficit hyperactivity disorder (ADHD) and learning disabilities. Learning Disability Quarterly, 17(4): 311-322.

Roux F E, Dufor O, Giussani C, et al. 2009. The graphemic/motor frontal area: Exner's area revisited. Annals of Neurology, 66: 537-545.

Sahin N T, Pinker S, Cash SS, et al. 2009. Sequential processing of lexical, grammatical, and phonological information within broca's area. Science, 326(5951): 445-449.

Sato Y, Mori K, Koizumi T, et al. 2011. Functional lateralization of speech processing in adults and children who stutter. Front Psychol, 2: 70.

Schiller P. 2010. Early brain development research review and update. Exchange, (11): 26-30.

Schum R L. 2007. Language screening in the pediatric office setting. Pediatric Clinics of North America, 54(3): 425-436.

Seghier M L & Price C J. 2012. Functional heterogeneity within the default network during semantic processing and speech production. Frontiers in Psychology, 3(281): 1-16.

Seidenberg M S. 2011. Reading in different writing systems: One architecture, multiple solutions// Mccardle P E, Miller B E, Lee J, Tzeng, O. Dyslexia across Languages: Orthography and the Brain-Gene-Behavior Link. Baltimore MD: Paul Brooke Publishing: 151-174.

Seidenberg M S & Mcclelland J L. 1989. A distributed, developmental model of word recognition and naming. Psychological Review, 96(4): 523-568.

Shao S S, Kong R, Zou L, et al. 2016a. The Roles of Genes in the Neuronal Migration and Neurite Outgrowth Network in Developmental Dyslexia: Single- and Multiple-Risk Genetic Variants. Molecular Neurobiology, 53(6): 3967-3975.

Shao S S, Niu Y F, Zhang X H, et al. 2016b. Opposite associations between individual KIAA0319 polymorphisms and developmental dyslexia risk across populations: a stratified meta- analysis by the study population. Scientific Reports, 6: 30454.

Shu H, McBride-Chang C, Wu S, et al. 2006. Understanding Chinese developmental dyslexia: Morphological awareness as a core cognitive construct. Journal of Educational Psychology, 98(1): 122-133.

Siegel L S. 2006. Perspectives on dyslexia. Paediatrics & Child Health, 11(9): 581-587.

Siok W T, Niu Z, Zhen J, et al. 2008. A structural-functional basis for dyslexia in the cortex of chinese readers. Proc Natl Acad Sci U S A, 105(14): 5561-5566.

Skinner B F. 1957. Verbal behavior. Englewood Cliffs. NJ: Prentice-Hall.

Slobin D I. 1973. Cognitive prerequisites for the development of grammar. In Ferguson C. A., Slobin D I (eds.). Studies of child language development. New York: Holt, Rinehart & Winston: 175-208.

Smith A B, Smith S L, Locke J L, et al. 2008. A longitudinal study of speech timing in young children later found to have reading disability. Journal of Speech, Language, and Hearing Research, 51(5): 1300-1314.

Smits-Engelsman B, Niemeijer A S & Galen G. 2001. Fine motor deficiencies in children diagnosed as DCD based on poor grapho-motor ability. Human Movement Science, 20(1-2): 161-182.

Snyder H R, Banich M & Munakata Y. 2011. Choosing our words: retrieval and selection processes recruit shared neural substrates in left ventrolateral prefrontal cortex. Journal of Cognitive Neuroscience, 23(11): 3470-3482.

Stevenson A. 2010. Oxford dictionary of English. Oxford: Oxford University Press.

Stevenson H W, Stigler J W, Lucker G W, et al. 1982. Reading disabilities: the case of Chinese, Japanese, and English. Child Development, 53(5): 1164-1181.

Stromme P. 2002. Prevalence estimation of Williams syndrome. Journal of Child Neurology, 17: 269-271.

Sun Y M, Gao Y, Zhou Y X, et al. 2014. Association Study of Developmental Dyslexia Candidate Genes DCDC2 and KIAA0319 in Chinese Population. American Journal of Medical Genetics Part B Neuropsychiatric Genetics, 165(8): 627-634.

Tan L H, Liu H L, Perfetti C A, et al. 2001. The neural system underlying Chinese logograph reading. NeuroImage, 13(5): 836-846.

Tan L H, Spinks J A, Eden G F, et al. 2005. Reading depends on writing in Chinese. Proceedings of the National Academy of Sciences of the United States of America, 102(24): 8781-8785.

Thomas D R. 2006. A general inductive approach for analyzing qualitative evaluation data. American Journal of evaluation. 27(2): 237-246.

Tong F. 2003. Primary visual cortex and visual awareness. Nature Reviews Neuroscience, 4(3): 219-229.

Tong Y X, Gandour J, Talavage T, et al. 2005. Neural circuitry underlying sentence-level linguistic prosody. NeuroImage, 28(2): 417-428.

Tsapkini K & Rapp B. 2010. The orthography-specific functions of the left fusiform gyrus: evidence of modality and category specificity. Cortex, 46(2): 185-205.

Tse L F, Thanapalan K C & Chan C C. 2014. Visual-perceptual-kinesthetic inputs on influencing writing performances in children with handwriting difficulties. Res Dev Disabil, 35(2): 340-347.

Tzeng O, Hung D L, Cotton B, et al. 1979. Visual lateralisation effect in reading chinese characters. Nature, 282(5738): 499-501.

Turken A U & Dronkers N F. 2011. The neural architecture of the language comprehension network: converging evidence from lesion and connectivity analyses. Frontiers in Systems Neuroscience, 5(1): 1-20.

Umphred DA, Lazaro RT, Roller ML, et al. 2013. Neurological Rehabilitation. Philadelphia: Mosby.

Vasa R A, Ranta M, Huisman T, et al. 2012. Normal Rates of Neuroradiological Findings in Children with High Functioning Autism. Journal of Autism & Developmental Disorders, 42(8): 1662-1670.

Visser M, Embleton K V, Jefferies E, et al. 2010. The inferior, anterior temporal lobes and semantic memory clarified: Novel evidence from distortion-corrected fMRI. Neuropsychologia, 48(6): 1689-1696.

Wang L C, Liu D & Xu Z. 2019. Distinct effects of visual and auditory temporal processing training on reading and reading-related abilities in Chinese children with dyslexia. Annals of Dyslexia, 69(15): 166-185.

Wang X J, Zhao R, Zevin J D, et al. 2016. The neural correlates of the interaction between semantic and phonological processing for chinese character reading. Frontiers in Psychology, 7(947): 1-14.

Wang Y, Jongman A & Sereno J. 2001. Dichotic perception of Mandarin tones by Chinese and American listeners. Brain and Language, 78(3): 332-348.

Ward J. 2015. The student's guide to cognitive neuroscience. Psychology Press.

Williams C & Bever T. 2010. Chinese character decoding: a semantic bias?. Reading and Writing, 23(5): 589-605.

Wolke D. 1991. Supporting the development of low birthweight infants. Journal of Child

Psychology and Psychiatry, 32(5): 723-741.

Woollams A M & Patterson K. 2012. The consequences of progressive phonological impairment for reading aloud. Neuropsychologia, 50(14): 3469-3477.

Xu Y S, Gandour J, Talavage T, et al. 2006. Activation of the left planum temporale in pitch processing is shaped by language experience. Human Brain Mapping, 27(2): 173-183.

Yang J F, Wang X J, Shu H, et al. 2011. Brain networks associated with sublexical properties of Chinese characters. Brain and Language, 119(2): 68-79.

Yang J F, Shu H, Mccandliss B D, et al. 2013. Orthographic influences on division of labor in learning to read Chinese and English: insights from computational modeling. Bilingualism: Language and Cognition, 16(02): 354-366.

Yin W G & Weekes B S. 2003. Dyslexia in Chinese: Clues from cognitive neuropsychology. Annuals of Dyslexia 53 (1): 255-279.

Yu H B, Gong L Y, Qiu Y C, et al. 2011. Seeing Chinese characters in action: an fMRI study of the perception of writing sequences. Brain & Language, 119(2): 60-67.

Yum Y N, Midgley K J, Holcomb P J, et al. 2014. An ERP study on initial second language vocabulary learning. Psychophysiology, 51(4): 364-373.

Zhang Q F, Feng C. 2017. The interaction between central and peripheral processing in Chinese handwritten production: evidence from the effect of lexicality and radical complexity. Frontier in Psychology, 8(334): 1-12.

Zhang X, Qin F, Chen Z L, et al. 2020. Fast screening for children's developmental language disorders via comprehensive speech ability evaluation—using a novel deep learning framework. Annals of Translational Medicine, 8(11): 707.

Zhang Y P, Li J, Tardif T, et al. 2012. Association of the DYX1C1 dyslexia susceptibility gene with orthography in the Chinese population. Plos One, 7(9): 1-7.

Zhou L, Fong C M, Minett J W, et al. 2014. Pre-lexical phonological processing in reading chinese characters: an ERP study. Journal of Neurolinguistics, 30(1): 14-26.

Zou L, Chen W, Shao S S, et al. 2012. Genetic variant in KIAA0319, but not in DYX1C1, is associated with risk of dyslexia: an integrated meta-analysis. American Journal of Medical Genetics Part B Neuropsychiatric Genetics, 159B(8): 970-976.